30のケーススタディから学ぶ！
多様な診療アプローチ

実況カンファレンス

胆膵診療エキスパートの"勘"どころ

編集
中井 陽介
東京女子医科大学消化器内科 教授

木暮 宏史
日本大学医学部内科学系消化器肝臓内科学分野 主任教授

文光堂

執筆者一覧・プロフィール

■ 編　集

中井　陽介　東京女子医科大学消化器内科 教授

1998年東京大学卒業後，神経内科医を目指すはずが，研修医時代の指導医だった大塚基之先生（現 岡山大学教授）にお声がけいただいて（騙されて？），東京大学消化器内科に入局．やる気さえあれば，どの分野でもやりがいはついてくると信じて，"はい"と"Yes"と言い続けて，25年余り胆膵診療に従事．2024年から東京女子医科大学赴任，胆道・膵臓学の旅を共に歩む仲間を募っています．

木暮　宏史　日本大学医学部内科学系消化器肝臓内科学分野 主任教授

2001年，東京大学医学部卒業．学生時代に小松裕先生に憧れ，迷うことなく胆膵の道へ．東大では伊佐山浩通先生，中井陽介先生のもとで修練を積み，2022年から日本大学に．胆膵内視鏡の「Three Pillars」—— Technique, Idea, Passion ——を，若い先生方に伝えていくのが自分の使命だと思っています．趣味はサッカーとグルメ．そして，胆膵フットサル部はいつでも部員募集中！　胆膵に興味がある方も，フットサル好きの方も，ぜひご一緒に．

■ 執　筆（執筆順）

岩下　拓司　滋賀医科大学内科学講座消化器内科 教授

2001年岐阜大学卒業後，岐阜大学第一内科に入局．大学院入学をきっかけに，胆膵内視鏡の道へ．胆膵疾患に対するERCP・EUS関連処置を専門とし，その臨床・研究・教育に精力的に取り組んでいます．2025年から滋賀医科大学赴任，共に消化器道を歩んでくれる仲間を募集中です．

齋藤　圭　日本大学医学部内科学系消化器肝臓内科学分野 准教授

2007年新潟大学卒業後，東京大学消化器内科入局．2022年から日本大学医学部消化器肝臓内科学分野に所属しています．東京大学所属時から癌の薬物療法と内視鏡診療を中心に臨床・研究をしてきました．日本大学ではこれまでの経験と胆膵内科医の魅力を若手に伝えられるよう頑張っています．仕事が終われば，故郷新潟の米・日本酒・アルビレックス新潟を応援しています．アイシテルニイガタ！

中原　一有　聖マリアンナ医科大学消化器内科 准教授

2002年聖マリアンナ医科大学卒業です．このたび，いろいろな先生方との対話形式という斬新な企画で原稿を執筆させていただき，対話のなかで自分にとっても「再確認」と「新たな気づき」がたくさんあり，非常に楽しく勉強になりました．やっぱり対話って大事だな，と再認識させていただきました．今年は大好きな飲みニケーションを継続しつつ，γ-GT正常化を目標に頑張りたいと思います．

金　俊文　手稲渓仁会病院消化器内科 部長

2004年京都大学卒業後，2006年から手稲渓仁会病院に所属しています．赴任当初は胆道疾患・膵疾患のことは何もわかっていませんでしたが，当院で数多くの症例を経験するにつれて，胆膵診療の奥深さや内視鏡処置の面白さに惹かれていきました．現在では若手医師の教育に従事することが多くなってきましたが，私が感じた胆膵疾患診療の楽しさを少しでも共有してもらえるよう取り組んでいます．本書でのクロストークを通じて，その片鱗が伝わると幸いです．

菅野　良秀　仙台市医療センター仙台オープン病院消化管・肝胆膵内科 部長

2005年東北大学卒業後，仙台市医療センター仙台オープン病院で初期研修を行い，以後一貫して同院に勤務．診療を通して市中病院としての役割を果たしつつ，診療から得られた知見を社会に還元していくように教えられて育ちました．最近は，後進の教育や非専門医の先生方への情報提供も社会還元の一つだと感じるようになり，僭越ながらできる範囲で取り組んでいます．

白田　龍之介　東京女子医科大学消化器内科 講師

2008年東京大学卒業後，日本赤十字社医療センターの初期・後期研修を経て，東大病院消化器内科胆膵グループに所属しました．胆膵内視鏡診療に従事しており，終日，内視鏡室や透視室にいるような生活を送っています．研修医の先生や，医大生にも胆膵診療の魅力を伝えていきたいと思っています．最近のマイブームはサウナで"ととのう"ことです．

藤森　尚　九州大学病院肝臓・膵臓・胆道内科 講師

2003年九州大学卒業後，同第三内科（現 病態制御内科学）に入局．2005年以降，胆膵疾患診療に従事．大学院で基礎研究の傍ら胆膵内視鏡の奥深さに目覚め，九州医療センターでの勤務を経て，2017年に九州大学へ帰学，現在に至ります．大学では胆膵内視鏡診療をはじめとして，膵癌・胆道癌・NETの薬物療法，膵炎診療など幅広く対応しています．本書編集の木暮先生と一緒に胆膵フットサル部を立ち上げ，若手部員を募集しています．

塩見　英之　兵庫医科大学消化器内科学肝・胆・膵内科 准教授

2000年近畿大学を卒業後，京都第一赤十字病院，医仁会武田総合病院，神戸大学を経て，2021年から現職と，さまざまな環境で経験を積んできました．その間，2016年にはフィリピンのセントルークス病院で胆膵内視鏡治療の指導医として1年間活動し，この海外での経験は，医師としても人としても大きな財産となっています．
一つの手技にこだわることなく，患者さんの病態に応じて柔軟に対応できる「オールラウンドプレーヤー」をモットーとしています．

土井　晋平　帝京大学医学部附属溝口病院消化器内科 教授

2002年長崎大学卒業後，神戸大学，岐阜大学での研鑽を経て，2014年より帝京大学医学部附属溝口病院消化器内科に着任．胆膵内視鏡診療，特にERCPやEUSを用いた診断・治療に注力してきました．同じく「晋」の字を持つ幕末の志士・高杉晋作の辞世の句「おもしろきこともなき世をおもしろく（世の中を面白くするのは自分の気持ち次第）」を座右の銘とし，常に新しいことにチャレンジし続けることを心がけています．

iii

土屋　貴愛　東京医科大学臨床医学系消化器内科学分野 准教授

2002 年に東京医科大学を卒業し，2007 年から 1 年半，札幌の手稲渓仁会病院で胆膵内視鏡を勉強しに国内留学しました．胆膵内視鏡をこよなく愛しています！忙しい毎日ですが，胆膵治療の成功のためには，チーム力が必須ですので，多くの職種の方々とコミュニケーションを取ることを大切にしています．またこの書籍を執筆している先生方とも，夜な夜な情報交換に努め，最新の知識のアップデートに努めています．

岩崎　栄典　東海大学医学部消化器内科 教授

2001 年に慶應義塾大学を卒業．済生会中央病院勤務後に 2014 年より慶應義塾大学，2025 年より東海大学に異動して胆膵班の責任者として，胆膵臨床に従事しています．超音波内視鏡，十二指腸乳頭部腫瘍，急性膵炎の診断治療に興味があり，臨床研究を通じて医学の進歩に貢献できればと考えています．

谷坂　優樹　埼玉医科大学国際医療センター消化器内科 准教授

2007 年愛媛大学卒業．地元の市立宇和島病院で 3 年間勤務したのちに，昭和大学横浜市北部病院で 4 年間大腸内視鏡を学び，2014 年より埼玉医科大学国際医療センターで胆膵内視鏡に関する診療・研究に取り組んでいます．趣味は，プロレス観戦で，年 4〜5 回は会場へ足を運び生観戦しています．

高原　楠昊　東京大学消化器内科 特任講師

2005 年に福島県立医科大学を卒業後，2011 年より東京大学消化器内科胆膵グループに入隊．これまで諸先輩方に胆膵疾患に対する内視鏡診療のみならず，悪性腫瘍に対する薬物療法についても熱い指導を受けてきました．現在は野心的なグループのメンバーらと共に診療に従事しながら，"直接診療することが叶わない患者さんも happy にする" ことを目指して，臨床研究および若手教育にも力を入れています．

竹中　完　近畿大学医学部消化器内科 特命准教授

2001 年に近畿大学卒業後，淀川キリスト教病院，神戸大学を経て，2016 年より近畿大学胆膵グループの責任者となり「患者ファースト」をモットーに日々胆膵臨床・研究・教育に従事しています．教育は私の重要なテーマであり，今回とても教育的なプロジェクトに参加できたことを誇りに思います．趣味はゴルフで（ベストスコア 77），状況判断し，デバイス選択し，神様お願い！と祈り，ベストを尽くすところは胆膵内視鏡に通ずるものがあると思っています．

藤澤　聡郎　順天堂大学医学部消化器内科学講座 先任准教授

2001 年横浜市立大学卒業．聖路加国際病院で内科研修後，大学院博士課程，米国 FDA，NTT 東日本関東病院を経て現職．胆膵内視鏡診療の傍ら，ライフワークである膵癌に対する免疫治療の基礎研究も行っています．モットーは「健全なる精神は健全なる身体に宿る」で，趣味のテニスで心身をリフレッシュしながら，日々の臨床と研究に全力を注いでいます．

序　文

　本書「実況カンファレンス 胆膵診療エキスパートの"勘どころ"」は，2022年6月に東京大学消化器内科 藤城光弘教授のご紹介でその企画が始まり，約3年をかけて発刊に至りました．企画段階から既存の教科書・内視鏡手技の解説本とは異なるものにしたい，という思いを強く持っていました．企画会議のなかで話題になったのが，院内カンファレンスでの多様な胆膵疾患の症例検討における"暗黙知"でした．多岐にわたる胆膵疾患を効率よく診療するためには，毎日同じことを繰り返し説明しなくてもいいように，どうしても診療グループ内でのコンセンサスが必要になってきます．この"暗黙知"というのは，つまり"文化"と言い換えることもできると思いますが，それぞれの施設で長年の経験により培われたもので，トレーニングを始めたばかりの若手医師には一から説明・指導しないといけないのですが，1年も経たずに体に染みついていくものです．この"文化"は，実際にはそれぞれの専門施設で少しずつ異なるというのは，学会で起こる議論でも日々感じているところではあります．しかし，逆に専門施設以外の若手医師たちは，この"文化"を感じる機会が少ないために診療方針に迷うことがあるのではないか，ということに気づきました．

　この胆膵診療の"文化"の共有というコンセプトのもと，本書では多くの施設の胆膵診療エキスパートの先生方にお願いして，症例をベースに，できるだけ普段のカンファレンスでの症例検討の雰囲気で，診療の進め方を議論してもらいました．どの医師も患者さんに最適な診断・治療を提供するというゴールは同じですが，そこに到達するアプローチはそれぞれの"文化"により若干異なることを感じていただけると思います．そしてそのなかで読者の皆様自身の"文化"の醸成に少しでも役立てていただければ，本書の目的は達成できたといえます．

　最後になりましたが，多忙ななか，これまでにない企画に賛同，尽力いただきました多くの執筆者の先生方，また筆が進まない編者である私と木暮宏史先生の2人になかば呆れながらも，最後まで叱咤激励いただいた文光堂 黒添勢津子氏，照屋綾乃氏に心より感謝申し上げます．

　2025年3月

中井　陽介

東京女子医科大学消化器内科 教授

Contents

I 胆道・良性疾患

1 症候性胆管結石 　　　（回答者）岩下拓司・齋藤　圭 　（症例提示・解説）木暮宏史 …… 2

2 胆管結石胆管炎 　　　（回答者）中原一有・金　俊文 　（症例提示・解説）木暮宏史 …… 9

3 無症候性胆管結石 　　（回答者）菅野良秀・白田龍之介 （症例提示・解説）木暮宏史 …… 17

4 胆石性膵炎 　　　　　（回答者）藤森　尚・塩見英之 　（症例提示・解説）木暮宏史 …… 26

5 抗血栓薬内服中の急性胆嚢炎
　　　　　　　　　　　　（回答者）中原一有・土井晋平 　（症例提示・解説）木暮宏史 …… 34

6 肝胆道系酵素上昇を伴う急性胆嚢炎
　　　　　　　　　　　　（回答者）土屋貴愛・岩崎栄典 　（症例提示・解説）木暮宏史 …… 40

7 黄色肉芽腫性胆嚢炎 　（回答者）谷坂優樹・高原楠昊 　（症例提示・解説）木暮宏史 …… 48

II 膵臓・良性疾患

8 重症急性膵炎 　　　　（回答者）竹中　完・岩下拓司 　（症例提示・解説）中井陽介 …… 55

9 急性膵炎 　　　　　　（回答者）谷坂優樹・金　俊文 　（症例提示・解説）中井陽介 …… 64

10 慢性膵炎 　　　　　　（回答者）岩崎栄典・藤澤聡郎 　（症例提示・解説）中井陽介 …… 70

11 慢性膵炎・膵石・膵管狭窄（回答者）竹中　完・土井晋平 （症例提示・解説）中井陽介 …… 77

12 慢性膵炎・胆管狭窄 　（回答者）藤澤聡郎・菅野良秀 　（症例提示・解説）中井陽介 …… 84

13 自己免疫性膵炎 　　　（回答者）塩見英之・中原一有 　（症例提示・解説）中井陽介 …… 90

III 胆道・腫瘍性疾患

14 胆嚢壁肥厚 　　　　　（回答者）塩見英之・土屋貴愛 　（症例提示・解説）木暮宏史 …… 97

15 肝門部胆管癌（切除可能性あり）
　　　　　　　　　　　　（回答者）菅野良秀・藤森　尚 　（症例提示・解説）木暮宏史 …… 104

16 肝門部胆管癌（非切除）初回ドレナージ＆ re-intervention
　　　　　　　　　　　　（回答者）高原楠昊・藤澤聡郎 　（症例提示・解説）木暮宏史 …… 112

Ⅳ 膵臓・腫瘍性疾患

17 膵頭部癌閉塞性黄疸 　（回答者）齋藤　圭・高原楠昊 　（症例提示・解説）中井陽介 …… 120

18 膵体尾部早期膵癌疑い 　（回答者）岩崎栄典・岩下拓司 　（症例提示・解説）中井陽介 …… 127

19 膵頭部癌十二指腸浸潤 　（回答者）高原楠昊・土屋貴愛 　（症例提示・解説）中井陽介 …… 133

20 膵嚢胞性腫瘍 　（回答者）土井晋平・齋藤　圭 　（症例提示・解説）中井陽介 …… 140

21 主膵管拡張を伴う IPMN 　（回答者）金　俊文・菅野良秀 　（症例提示・解説）中井陽介 …… 145

Ⅴ 術後再建腸管

22 胃切除 Roux-en-Y 再建術後総胆管結石
（回答者）藤澤聡郎・白田龍之介 　（症例提示・解説）木暮宏史 … 152

23 胆管空腸吻合術後肝内結石 　（回答者）谷坂優樹・齋藤　圭 　（症例提示・解説）木暮宏史 … 159

Ⅵ トラブルシューティング

24 胆管挿管困難 　（回答者）竹中　完・藤森　尚 　（症例提示）中井陽介 ………… 167

25 十二指腸鏡挿入困難 　（回答者）岩崎栄典・竹中　完 　（症例提示）中井陽介 ………… 175

26 EST 出血・穿孔 　（回答者）土屋貴愛・金　俊文 　（症例提示）中井陽介 ………… 181

27 総胆管結石バスケット嵌頓 　（回答者）土井晋平・白田龍之介 　（症例提示）木暮宏史 ………… 189

28 ステント迷入・逸脱 　（回答者）谷坂優樹・藤森　尚 　（症例提示）木暮宏史 ………… 194

29 SEMS 留置後胆嚢炎 　（回答者）岩下拓司・中原一有 　（症例提示）中井陽介 ………… 203

30 胆管損傷・胆汁漏 　（回答者）白田龍之介・塩見英之 　（症例提示）木暮宏史 ………… 208

索引 ……………………………………………………………………………… 214

略語一覧

EBD	endoscopic biliary drainage　内視鏡的胆管ドレナージ
EBS	endoscopic biliary stenting　内視鏡的胆道ステント留置術
EGBS	endoscopic gallbladder stenting　内視鏡的胆嚢ステント留置術
EHL	electrohydraulic lithotripsy　電気水圧衝撃波結石破砕術
EML	endoscopic mechanical lithotriptor　内視鏡的機械的砕石具
ENBD	endoscopic nasobiliary drainage　内視鏡的経鼻胆道（胆管）ドレナージ
ENGBD	endoscopic nasogallbladder drainage　内視鏡的経鼻胆嚢ドレナージ
ENPD	endoscopic nasopancreaic drainage　内視鏡的経鼻膵管ドレナージ
EPBD	endoscopic papillary balloon dilation　内視鏡的乳頭バルーン拡張術
EPLBD	endoscopic papillary large balloon dilation　内視鏡的乳頭大口径バルーン拡張術／内視鏡的ラージバルーン拡張術
EPS	endoscopic pancreatic stenting
ERCP	endoscopic retrograde cholangiopancreatography　内視鏡的逆行性胆管膵管造影
ERP	endoscopic retrograde pancreatography　内視鏡的逆行性膵管造影
ESBD	endoscopic sphincterotomy with balloon dilation
EST	endoscopic sphincterotomy　内視鏡的乳頭括約筋切開術
ESWL	extracorporeal shock wave lithotripsy　体外衝撃波結石破砕術
ETGBD	endoscopic transpapillary gallbladder drainage　内視鏡的経乳頭的胆嚢ドレナージ
EUS	endoscopic ultrasonography　超音波内視鏡
EUS-BD	endoscopic ultrasonography-guided biliary drainage　超音波内視鏡下胆道ドレナージ
EUS-FNA	endoscopic ultrasonography-guided fine needle aspiration　超音波内視鏡下穿刺吸引法
EUS-GBD	endoscopic ultrasonography-guided gallbladder drainage　超音波内視鏡下胆嚢ドレナージ
EUS-HGS	endoscopic ultrasonography-guided hepaticogastrostomy　超音波内視鏡下肝胃吻合術
EUS-PDD	endoscopic ultrasonography-guided pancreatic duct drainage　超音波内視鏡下膵管ドレナージ
EUS-PFD	endoscopic ultrasonography-guided peripancreatic fluid drainage　超音波内視鏡下膵周囲液体貯留ドレナージ
FCSEMS	fully covered self-expandable metal stent
IDUS	intraductal ultrasonography　管腔内超音波検査
LAMS	lumen-apposing metal stent
MRCP	magnetic resonance cholangiopancreatography　MR胆管膵管撮影
NKP	needle knife precut sphincterotomy
PBD	preoperative biliary drainage　術前胆道ドレナージ
POCS	peroral cholangioscopy　経口胆道鏡
POPS	peroral pancreatoscopy　経口膵管鏡
PTBD	percutaneous transhepatic biliary drainage　経皮経肝胆道（管）ドレナージ
PTGBA	percutaneous transhepatic gallbladder aspiration　経皮経肝胆嚢穿刺吸引法
PTGBD	percutaneous transhepatic gallbladder drainage　経皮経肝胆嚢ドレナージ
SEMS	self-expandable metal stent
TPS	transpancreatic sphincterotomy
UCSEMS	uncovered self-expandable metal stent

INDEX

Ⅰ. 胆道・良性疾患 ································· 2

Ⅱ. 膵臓・良性疾患 ································· 55

Ⅲ. 胆道・腫瘍性疾患 ····························· 97

Ⅳ. 膵臓・腫瘍性疾患 ····························· 120

Ⅴ. 術後再建腸管 ································· 152

Ⅵ. トラブルシューティング ······················· 167

I．胆道・良性疾患

1 症候性胆管結石

回答者　岩下拓司・齋藤　圭

> **症例** 腹痛，肝胆道系酵素上昇を認めた83歳男性
>
> 腹痛で救急受診．発熱は認めない．血液検査では，WBC 7,000/μL, Hb 12.4 g/dL, Plt 25万/μL, AST 67 U/L, ALT 77 U/L, ALP 314 U/L, γ-GT 165 U/L, T.Bil 2.0 mg/dL, D.Bil 1.2 mg/dL, Amy 90 U/L, CRP 0.74 mg/dL, PT% 85%, PT-INR 1.1.
> 腹部エコーで胆嚢結石と胆管拡張を指摘．心房細動でリバーロキサバン内服中．

Q1　次に行う検査は？

岩下　腹痛を主訴に受診した高齢男性だけど，血液検査で肝胆道系酵素が上昇していて胆道系疾患の可能性が高そうですね．

齋藤　腹部エコーでは，胆管拡張と胆嚢結石が指摘されています．胆道閉塞がありそうですが，原因がはっきりしないです．結石性胆管炎でしょうか？

岩下　そうかもしれないけど，追加の検査が必要ですね．

齋藤　CTならすぐにできそうですが，結石が疑われるのでMRCPのほうがいいでしょうか？

岩下　CTは純コレステロール結石を描出できないから，MRCPのほうが結石の診断感度は高いよね[1]．可能であればMRCPにしましょうか？

齋藤　MRI室に聞いてみましょう．

岩下　MRIが難しければ，単純CTを行って，それでも診断がつかないようであればEUSとERCPを検討しましょう．

齋藤　そうですね．ERCPの直前にEUSを行うのが，**不必要なERCPを減らすことができて，ERCP関連の偶発症を減らせる**[1]とされていますので，EUS±ERCPを予定しましょう．

1 症候性胆管結石

> **経過 1**
>
> MRCP では，胆嚢結石および総胆管下端に多数の小結石を認めた（図1）．

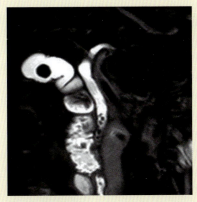

図1 MRCP

Q2 乳頭処置はどう選ぶ？〔EST，EPBD，ESBD（EST＋EPBD）〕

齋藤　MRCP が施行可能でした．MRCP で複数の小結石が下部胆管に認めます．先生であれば乳頭処置はどのように行いますか？

岩下　基本的な治療方針は，**5 mm 以下・数個の結石であれば EST 単独で治療するけど，それより数や結石径が大きい結石の場合には確実に開口部を開大できる ESBD を選択しています**[2,3]．**出血リスクが高くなるような透析，アスピリン・チエノピリジン以外や多剤の抗血栓薬内服症例では EPBD を行うかな．**

齋藤　完全結石除去成功率が向上するので ESBD を選択します．
　　　この症例のように抗血栓薬1剤であれば EST することは問題ないですか？

岩下　抗血小板・凝固薬の内服理由を確認して，待機的に治療可能であれば，内服を中止して内視鏡処置をするかな．難しければ**「抗血栓薬服用者に対する消化器内視鏡診療ガイドライン」**[4]**に従って**，アスピリン単剤であれば休薬せずに EST・ESBD をするし，出血リスクが高ければ EPBD もしくはステント留置のみなど出血リスクが低い処置にします．

齋藤　最近は直接作用型経口抗凝固薬（direct oral anticoagulant：DOAC）を内服した血栓塞栓症の症例でもヘパリン置換は出血のリスクをあげるといわれているので，当日休薬のうえ，翌日の採血で貧血がないことを確認して内服を再開としています．

岩下　リバーロキサバン内服中で，炎症も軽度だから，保存的な治療を行いながらリバーロキサバン内服を中止して ERCP を予定しましょう．

齋藤　乳頭処置は結石の数も多いですし ESBD でしょうか？

岩下　そうしましょう．

I. 胆道・良性疾患

> 経過2

待機的に ERCP 施行．ESBD（EST+EPBD）施行（図2）．

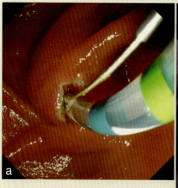
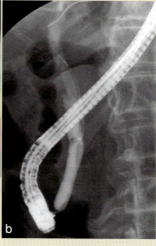

図2 ERCP（初回）①

Q3 結石除去はバスケット？ バルーン？ バスケットカテーテルの使い分けは？

岩下　ESBD は無事にできましたね．

齋藤　結石除去はどうしましょう．

岩下　10 mm 以下の結石では，採石バスケットとバルーンが使用されるけど，基本的にはどちらを使用してもよいとされているよね．

齋藤　**バスケットはワイヤーの間隙より小さな結石の除去が難しい**ですし，**バルーンは胆管下端のポケットに入り込むと除去が難しい**ですよね．あとは，採石バスケットは乳頭部でバスケット嵌頓のリスクがあるので，その点は注意が必要ですよね．

岩下　そうだね．それぞれの特徴を考えながらデバイス選択をする必要がありますね．

齋藤　この症例だと，5 mm 程度の結石が数個で，バスケット嵌頓のリスクもなさそうですし，ちょうど良い適応かもしれません．

岩下　最近では，**スパイラル形状の採石バスケットが多く開発されていて〔RASEN®2（カネカメディックス社），VorticCatch V（オリンパス社），Medi-Globe® 8-Wire Nitinol Basket（メディコスヒラタ社），Memory Basket®（Cook Medical 社）〕，採石能が高い**とされているから，バスケットを使用してみましょう．

> **経過 3**
>
> バスケットカテーテルで結石除去（図 3）．
>
>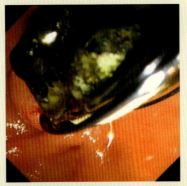
>
> 図 3 ERCP（初回）②

Q4 胆嚢摘出術は行う？　胆嚢摘出術待機中に胆管ステントは入れる？

齋藤　この症例は有石胆嚢があります．胆摘術は勧めますか？

岩下　**基本的に胆摘術を勧めています．落下結石を疑う症例なので，結石除去しても再発率が 1 年で 10% 程度ありますし胆摘術が望ましい**です．

齋藤　同感です．高齢で，心房細動の既往がありますがほかに併存疾患がなければ胆摘術をお勧めしています．胆摘予定だった場合，結石除去後に胆管ステントを留置しておきますか？

岩下　胆管結石除去後の胆管ステント留置が胆管結石再発予防になるかのランダム比較試験（RCT）が出ましたね[5]．その結果では**ステント留置は偶発症発生率を高める一方で，胆管結石再発予防の有用性はない**という結果でした．

齋藤　私の施設では外科と相談し，胆摘予定症例に対しては胆管ステントを入れることにしています．胆摘後にもう一度 ERCP を施行して，胆管ステントを抜去しています．その際に胆管造影すると，ときどき胆摘時に落下した胆石が見つかるので再度結石除去をしています．RCT の結果ではステントの有無にかかわらず，胆摘前に緊急 ERCP を要した症例はなかったとのことですので，考えているほど胆管ステントは必要ない可能性もあります．

岩下　外科医の希望もありますし，施設間で方針が異なる点かもしれません．日本で同じような RCT を施行してみたいですね．

Ⅰ. 胆道・良性疾患

> 経過 4

プラスチックステントを留置（図 4）．

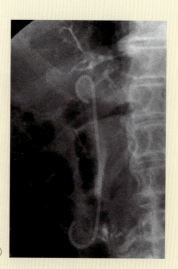

図 4　ERCP（初回）③

> 経過 5

胆嚢摘出術の 2 週間後，2 回目の ERCP を施行．胆管ステントを抜去し胆管造影を行ったところ複数の小結石を認めた（図 5a）．バスケットカテーテルで結石除去（図 5b, c）．

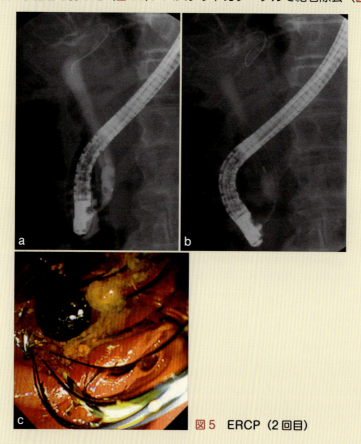

図 5　ERCP（2 回目）

文　献

1) 日本消化器病学会：胆石症診療ガイドライン2021（改訂第3版）．南江堂，2021
2) Teoh AYB, Cheung FKY, Hu B, et al：Randomized trial of endoscopic sphincterotomy with balloon dilation versus endoscopic sphincterotomy alone for removal of bile duct stones. Gastroenterology 144：341-345, 2013
3) 良沢昭銘，糸井隆夫，潟沼朗生，他：EST診療ガイドライン．Gastroenterol Endosc 57：2721-2759, 2015
4) 藤本一眞，藤城光弘，加藤元嗣，他：抗血栓薬服用者に対する消化器内視鏡診療ガイドライン．Gastroenterol Endosc 54：2073-2102, 2012
5) Sasani A, Mandavdhare HS, Sharma V, et al：Role of biliary stent in recurrence of biliary stones and complications after stone clearance in patients awaiting cholecystectomy：A randomized trial. Am J Gastroenterol 118：1864-1870, 2023

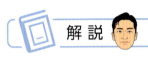

解　説

　総胆管結石治療の第一選択はERCPです．ERCPによる治療では，まず乳頭処置を行う必要があり，ESTが長年にわたり標準治療として行われてきました．ESTの代替手技としてEPBDがあり，ESTと比較して乳頭括約筋機能が温存されることが報告されています．近年では，EST後にEPBDを行うESBD（EST＋EPBD）や，大口径バルーンを用いたEPLBDも行われています（表1）．また，ESTナイフとEPLBD・EPBDバルーンを組み合わせた2 in 1デバイスのStoneMaster V（オリンパス社）も登場しています．

　小結石に対する乳頭処置としては，ESTとEPBDの多施設共同無作為化試験が日本で実施されており[a,b]，短期的な完全結石除去成功率は両者で同等とされています．長期的には，胆管結石の再発や胆嚢炎などの胆道イベントは，乳頭機能が温存されるEPBDのほうが有意に少ないことが示されています．しかし，EPBDではERCP後膵炎の発生率が有意に高いことから，現在もESTが標準治療とされており，EPBDは出血傾向がある症例に限定して選択されているのが現状です．乳頭処置後の結石除去デバイスとしては，バスケットカテーテルとバルーンカテーテルが使用されます．胆管径や結石径が小さく，結石数が少ない症例では，バルーンカテーテルによる結石除去成功率が高いと報告されています[c,d]．しかし，近年Medi-Globe® 8-Wire Nitinol Basket（メディコスヒラタ社），RASEN® 2（カネカメディックス社），VorticCatch V（オリンパス社）などの8線スパイラルバスケットが登場し，バルーンを上回る採石能を有する可能性が指摘されています．

表1　胆管結石治療における乳頭処置の比較

	長　所	短　所
EST	・標準的な方法であり，確立された手技 ・結石除去率が高い	・出血，穿孔のリスク ・乳頭括約筋機能の喪失による胆道感染・結石再発リスクの増加
EPBD	・括約筋機能を温存し，胆道感染リスクが低い ・出血や穿孔のリスクが低い	・膵炎のリスクが高い ・大結石の除去が困難
ESBD	・結石除去率が向上 ・膵炎リスクがEPBD単独に比べ低減 ・出血リスクがEST単独より低い	・手技が煩雑
EPLBD	・大結石の除去が容易 ・ESTよりも出血リスクが低い	・胆管損傷，穿孔のリスクがある

Ⅰ．胆道・良性疾患

　大結石に対する治療としては，従来から EML が用いられてきました．一方，近年では EPLBD や POCS を用いた直視下での砕石術の報告が増えています．EPLBD は，遠位胆管径が十分に大きい症例に適応され，12～20 mm 程度の大口径バルーンで乳頭を拡張することで，バルーン径より小さい胆管結石を破砕することなく除去できます．EST と比較しても良好な治療成績が報告されており，初回治療での結石除去成功率が高く，EML の使用率が低下するとされています[e]．POCS を用いた EHL（electrohydraulic lithotripsy）や LL（laser lithotripsy）の有効性も報告されており[f,g]，EPLBD や EML と比較しても高い結石治療成功率が示されています．特に遠位胆管の径が結石径と比較して小さい症例では，EPLBD よりも有用である可能性があります．

　総胆管結石は，胆嚢結石を合併することが多いとされています．胆嚢結石を放置した場合，内視鏡的総胆管結石治療後の胆道イベントの発生率が有意に高いことから，胆嚢摘出術が推奨されます．胆嚢摘出術と総胆管結石治療を腹腔鏡で一期的に行うことで入院期間の短縮につながることも報告されていますが，実臨床では ERCP による総胆管結石治療後に胆嚢摘出術が行われることが多いのが現状です．

（症例提示・解説：木暮宏史）

文　献

a) Fujita N, Maguchi H, Komatsu Y, et al：Endoscopic sphincterotomy and endoscopic papillary balloon dilatation for bile duct stones：A prospective randomized controlled multicenter trial. Gastrointest Endosc 57：151-155, 2003

b) Yasuda I, Fujita N, Maguchi H, et al：Long-term outcomes after endoscopic sphincterotomy versus endoscopic papillary balloon dilation for bile duct stones. Gastrointest Endosc 72：1185-1191, 2010

c) Ishiwatari H, Kawakami H, Hisai H, et al：Balloon catheter versus basket catheter for endoscopic bile duct stone extraction：a multicenter randomized trial. Endoscopy 48：350-357, 2016

d) Ozawa N, Yasuda I, Doi S, et al：Prospective randomized study of endoscopic biliary stone extraction using either a basket or a balloon catheter：the BasketBall study. J Gastroenterol 52：623-630, 2017

e) Itoi T, Ryozawa S, Katanuma A, et al：Japan Gastroenterological Endoscopy Society guidelines for endoscopic papillary large balloon dilation. Dig Endosc 30：293-309, 2018

f) Angsuwatcharakon P, Kulpatcharapong S, Ridtitid W, et al：Digital cholangioscopy-guided laser versus mechanical lithotripsy for large bile duct stone removal after failed papillary large-balloon dilation：a randomized study. Endoscopy 51：1066-1073, 2019

g) Bang JY, Sutton B, Navaneethan U, et al：Efficacy of single-operator cholangioscopy-guided lithotripsy compared with large balloon sphincteroplasty in management of difficult bile duct stones in a randomized trial. Clin Gastroenterol Hepatol 18：2349-2356. e3, 2020

Ⅰ. 胆道・良性疾患

2 胆管結石胆管炎

回答者　中原一有・金　俊文

> **症例** 総胆管結石性胆管炎の 78 歳男性

心窩部痛，発熱，尿の濃染認め，金曜日夕方に救急外来受診．体温 38.5℃，血圧 125/84 mmHg，脈拍 128 回/分，SpO₂ 97%．血液検査では，WBC 11,000/μL, Hb 14.7 g/dL, Plt 15.8 万/μL, Alb 3.7 g/dL, T.Bil 10.7 mg/dL, D.Bil 7.6 mg/dL, AST 112 U/L, ALT 251 U/L, ALP 246 U/L, γ-GT 733 U/L, Amy 53 U/L, BUN 22.6 mg/dL, Cre 0.93 mg/dL, CRP 9.9 mg/dL, Glu 180 mg/dL, HbA1c 7.5%, PT% 94%, PT-INR 1.02.

糖尿病で内服治療中．抗血栓薬内服なし．

CT で胆嚢結石を認めた（図 1a）．総胆管〜肝内胆管に拡張はみられず，総胆管内に小結石が疑われた（図 1b 矢印）．

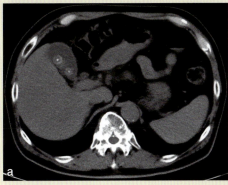
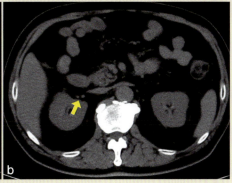

図1　CT

Q1　重症度をどう評価するか？

中原：急性胆管炎の重症度判定は，「**急性胆管炎・胆嚢炎診療ガイドライン**」[1]，いわゆる Tokyo Guideline 2018（TG18）に則って行うのが基本ですよね．TG18 に急性胆管炎の重症度判定基準が示されています（表1）．では，この症例の重症度はどうでしょうか？

金：まず，臨床上は**重症かどうかということが重要**かと思います．この症例は，血圧は保たれていますし，意識障害や呼吸障害もなさそうです．また，血液検査でも腎機能，肝機能，凝固能は問題なさそうですので，臓器障害はきたしておらず，重症ではなさそうですね．

表1 急性胆管炎の重症度判定基準

重症急性胆管炎（Grade Ⅲ）
急性胆管炎のうち，以下のいずれかを伴う場合は「重症」である． ・循環障害（ドーパミン≧5μg/kg/min，もしくはノルアドレナリンの使用） ・中枢神経障害（意識障害） ・呼吸機能障害（PaO_2/FiO_2比＜300） ・腎機能障害（乏尿，もしくは Cr＞2.0 mg/dL） ・肝機能障害（PT-INR＞1.5） ・血液凝固異常（血小板＜10万/mm^3）
中等症急性胆管炎（Grade Ⅱ）
初診時に，以下の5項目のうち2つ該当するものがある場合には「中等症」とする． ・WBC＞12,000，or＜4,000/mm^3 ・発熱（体温≧39℃） ・年齢（75歳以上） ・黄疸（総ビリルビン≧5 mg/dL） ・アルブミン（＜標準値×0.73 g/dL） 上記の項目に該当しないが，初期治療に反応しなかった急性胆管炎も「中等症」とする．
軽症急性胆管炎（Grade Ⅰ）
急性胆管炎のうち，「中等症」，「重症」の基準を満たさないものを「軽症」とする．
注1）肝硬変，慢性腎不全，抗凝固療法中の患者については別途参照． 注2）急性胆管炎と診断後，診断から24時間以内，および24～48時間のそれぞれの時間帯で，重症度判定基準を用いて重症度を繰り返し評価する．（*Cholangitis Bundle* #3）

(Kiriyama S, Kozaka K, Takada T, et al.：Tokyo Guidelines 2018：diagnostic criteria and severity grading of acute cholangitis (with videos). J Hepatobiliary Pancreat Sci 2018； 25(1)：17-30 より和訳引用)

〔高田忠敬 編：急性胆管炎・胆囊炎診療ガイドライン 2018（第3版），p.74，医学図書出版，2018 より〕

中原 そうですね．では，中等症かどうかという点ではどうでしょうか？

金 体温（≧39℃），白血球数（＞12,000, or＜4,000/mm^3），アルブミン値（＜標準値×0.73 g/dL）は当てはまりませんが，年齢（＞75）と黄疸（総ビリルビン≧5 mg/dL）の2項目が該当しているので，中等症と診断できます．

中原 そうですね，中等症の診断でよさそうですね．

Q2　ERCPはいつ行うか？抗菌薬の選択は？

中原 まず，ERCPはいつ行うかということですが，この症例は金曜夕方の受診ですね…．TG18では，中等症の場合，抗菌薬投与などの初期治療とともに早期の胆管ドレナージが推奨されていますが，受診された時間帯や休日かどうかということも影響しますかね？

金 そうですね．夜間や休日で内視鏡治療に携わるスタッフが確保できなければ，中等症であれば基本的には翌日に十分な体制のもとで施行することが多いです．夜間休日に人手が少ないなか脱抑制や偶発症などのトラブルがあると対応が難しく，**安全面からも体制を整えて施行することは重要**だと思います．

中原 そのとおりですね．当院でも，重症の場合にはなんとかスタッフを確保して緊急で

行いますが，中等症だとスタッフが十分でなければ翌日にしています．ただ，この症例のように夕方だとなんだかんだで人が集まって，緊急でやってしまうことが多いです．しかも，この症例は金曜の夕方ということで，土日が休みということを考慮するとまず当日に緊急でやってしまいますね．

金　そうですね．38.5℃の発熱があり，黄疸も総ビリルビンが 10.7 mg/dL と高値なので，週明けまで待つというのはリスクが高いですね．患者さんの状態と医療者側の状況を考慮し，安全に行うということが大事だと思います．
抗菌薬に関してですが，まず当院では緊急で ERCP を行う場合，胆汁培養を提出するまでは抗菌薬の投与は行っていません．受診から緊急 ERCP まで 1 時間以内でできることが多いので，胆汁培養に提出してから抗菌薬を投与します．ただし，ERCP までに時間がかかる場合にはその前に投与したほうがよいと思います．

中原　当院では抗菌薬は ERCP の前に投与する場合が多いですかね…．診察，血液検査，CT，インフォームドコンセント，準備などを合わせると，ERCP までに 2 時間以上はかかってしまうことが多いので，ERCP 前に薬剤の準備ができれば先に投与しています．もちろん，中等症以上の場合には，抗菌薬投与前に血液培養は必ず行っています．また，抗菌薬が先に投与されている場合でも胆汁培養も行っています．抗菌薬投与の影響は不明ですが…．

金　ERCP までに要する時間にもよりますね．抗菌薬の種類はどうしていますか？

中原　**TG18 では，重症度に応じて推奨薬が提示**されていますね．中等症の場合，初期治療としてはペニシリン系薬やセフェム系薬を基本として使用することが多いかと思います．具体的には，タゾバクタム／ピペラシリンやスルバクタム／セフォペラゾンなどです．

金　そうですね．ただ，**培養の感受性結果が判明した後には，原因菌を標的とした最適治療薬に適宜変更する**必要がありますし，患者の状態や治療反応性を見ながら柔軟に対応する必要がありますね．

> 📝 **経過 1**
>
> 重症度は中等症．血液培養を採取後，タゾバクタム／ピペラシリンを投与開始．

Q3　CT，MRI で胆管結石が明らかでない場合，直接 ERCP を行うか，EUS を先行するか？

金　当院では，**胆管炎の成因が明らかでない場合には積極的に EUS を行います**[2]．その理由は，悪性胆道狭窄などを ERCP 前に診断しておくためです．特に，下部胆管にわずかな隆起を形成する乳頭型胆管癌のような症例においては，ERCP 単独で

あればその診断機会が失われてしまいます．本症例も 78 歳と悪性腫瘍に対して根治を目指せる年齢でもありますので，可能であれば EUS による併存癌の確認は ERCP 前に行ったほうがよいように思います．

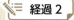
中原　本症例では胆管結石を疑う所見を CT で認めていますが，胆管結石併存例でも EUS は行うべきですか？

金　単純 CT のみの撮像となっており，胆道の評価が不十分ですので ERCP 前に EUS を先行すべきと考えます．一方，造影 CT などで膵・胆道がある程度評価できている場合には，スクリーニング EUS は必須ではありません．また，ERCP の時間帯や患者さんの全身状態も考慮する必要はあります．例えば，高齢あるいは高度胆管炎などにより全身状態が良くない症例や，深夜に緊急ドレナージを行う必要がある場合などでは EUS を行う余裕がありませんので，胆道ドレナージあるいは結石治療を直接行っても問題ないと考えます．

中原　当院では，EUS は胆管結石が明らかでない場合に行います．これは腫瘍の検出というよりは，EUS で結石を認めない場合に ERCP を回避するということが主な目的になります．従って，自然排石が疑われる場合（症状・肝障害の改善やアミラーゼの軽度上昇など）には積極的に EUS を行います．一方，胆管炎が高度であり結石の有無にかかわらずドレナージを行う場合には EUS は行いません．

金　私もやみくもに EUS を行うことは推奨しません．しかし，このような胆管炎の成因の 1 つとして悪性胆管閉塞を念頭に置いておくことは重要かと思いますね．本症例では肝内胆管拡張をほとんど認めないにもかかわらず総ビリルビンが 10 mg/dL ときわめて高値です．今回は単純 CT で胆管結石を強く疑う所見を認めており EUS が必須とは考えませんが，このような症例で胆管炎の成因がはっきりしていない場合に，腫瘍などの可能性も考慮して EUS を行うことは重要と考えます．

経過 2

緊急 EUS 施行したところ，総胆管内に 3 mm 程度の結石を認めた（図 2）．

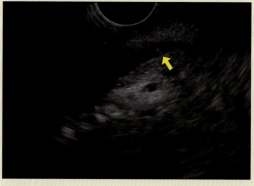

図 2　EUS

2　胆管結石胆管炎

> 経過 3

　EUS に引き続き ERCP 施行し，胆管造影でも複数の小結石を認めた（図 3a）．EST 小切開し，バスケットカテーテルで結石を除去（図 3b）．ENBD を留置して終了（図 3c）．炎症所見の改善，肝胆道系酵素の低下を確認し，2 日後に ENBD を抜去．

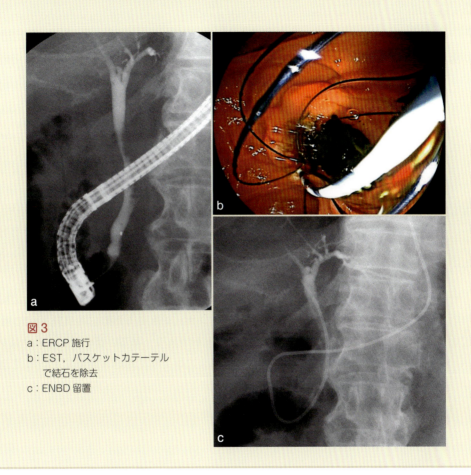

図 3
a：ERCP 施行
b：EST，バスケットカテーテルで結石を除去
c：ENBD 留置

Q4　胆管ドレナージのみにするか，一期的に胆管結石も治療するか？

 中　原　当院では，**中等症以下で抗血栓薬の内服がなければ，EST を行い一期的に結石除去を行います**．

 金　　当院も基本的には一期的な結石を目指しますね．

中　原　一期的治療を行うか否かはどのように判断していますか？

 金　　**胆管炎の重症度は判断材料の 1 つですが，それ以外に結石の大きさや個数も加味して考えます**．例えば，積み上げ結石など結石除去に難渋することが予想される場合には，中等症であってもドレナージのみとしています．同様に，結石が小さく胆

13

Ⅰ. 胆道・良性疾患

管炎も軽度であったとしても，胆管挿管に難渋し時間がかかってしまった場合には無理に結石除去まで行いません．

中原 緊急内視鏡時に EPLBD は行いますか？

金 EPLBD も必要に応じて行います．例えば，大結石が1～2個で結石除去がそれほど難しくなさそうであれば，EPLBD による一期的治療を目指します．

中原 当院も同様です．無理なく一期的治療が可能であれば EPLBD 含めた乳頭処置の後に結石除去を行いますし，そうでなければ胆管ステントを留置します．

金 重症の場合などでは，ショックや意識障害など，長時間の内視鏡が好ましくない状況下にありますので，そのような場合に無理に結石除去に向かうのは控えるべきですね．

ちなみに，本症例では EST が小切開にとどまっていることもあり，術後の乳頭浮腫による胆管炎を予防する目的で ENBD が留置されたと推測しますが，治療後の胆管ドレナージについてはどうでしょうか？例えば，EST の切開範囲によって胆道ドレナージの追加を検討したりはしますか？

中原 当院では，完全結石除去ができたと判断した症例であれば，原則胆管ドレナージは行いません．EST の切開範囲に関しては中切開を基本としており，本症例のように小結石であれば小切開にとどめることがあるかもしれませんが，その場合でも治療後の ENBD 留置は行いませんね．

金 当院でも治療後の胆道ドレナージは原則行っていません．しかし，膿性など胆汁の粘稠度が高い場合には，確実な胆管ドレナージを得るために数日間 ENBD を留置することがあります．また，穿孔の可能性がある，あるいは術後出血のリスクが高いなどの偶発症の発生が懸念される場合には，早期対処を兼ねて ENBD を念のため留置することがあります．

文　献

1) 急性胆管炎・胆嚢炎診療ガイドライン改訂出版委員会：急性胆管炎・胆嚢炎診療ガイドライン 2018. 医学図書出版，2018
2) ASGE Standards of Practice Committee；Maple JT, Ben-Menachem T, et al：The role of endoscopy in the evaluation of suspected choledocholithiasis. Gastrointest Endosc 71：1-9, 2010

解説

　急性胆管炎に対する胆管ドレナージの緊急性は，重症度に基づいて判断します（図4）．臓器不全を伴う重症例では，適切な臓器サポートや呼吸循環管理と並行して緊急ドレナージを行います．中等症例では，抗菌薬投与などの初期治療を行いつつ，早期に胆管ドレナージを行います．日本と台湾の多施設共同研究では，中等症例において24時間以内にドレナージを施行した例は，24時間以降の施行例または未施行例と比較して死亡率が有意に低いことが示されています[a]．

　軽症例では，初期治療開始後24時間以内に症状の改善がみられない場合にドレナージを検討します．重症度判定は24～48時間ごとに再評価を行い，症状の進行を注意深く観察する必要があります．入院時に軽症と判断された症例でも，重症化の可能性を考慮した対応が求められます．敗血症マーカーである血清プロカルシトニンが，胆管炎の重症度判定および緊急ドレナージの必要性の判断に有用な可能性が示されています[b,c]．

　軽症および中等症の胆管炎を伴う胆管結石の治療において，一期的な内視鏡的胆管結石除去は，二期的治療と比較して技術的・臨床的成功率に差はなく，入院期間を短縮できる利点があります[d]．また，早期偶発症の発生率も同等であり，特にERCP後膵炎のリスクは低いとされています．一方で，胆管結石の再発率は高く，その要因として，急性期に十分な胆管造影が行えないことや，胆管ドレナージを省略するケースが影響していると考えられます．

　軽症および中等症例では，一期的に胆管結石を除去することで胆管炎の軽快が期待できます．また，完全に結石を除去し，ESTによる乳頭浮腫などがなければ，術後の胆管炎リスクは低く，ドレナージの留置も不要と考えられます．ただし，胆管結石の再発リスクを考慮し，適切なフォローアップが重要です．さらに，凝固異常を伴う症例では，ESTによる出血リスクを考慮しドレナー

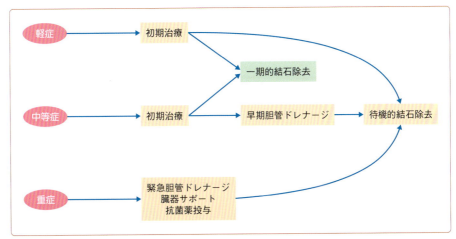

図4　総胆管結石性急性胆管炎の診療フローチャート（一期的結石除去の位置付け）
〔急性胆管炎・胆嚢炎の診療ガイドライン2018（TG18）フローチャートを改変・引用〕
軽症，中等症では一期的結石除去は患者負担軽減，入院期間短縮，医療コスト軽減に貢献する．

（露口利夫：Gastroenterol Endosc 64：143-152, 2022 より）

ジのみ施行し，胆管炎が改善した後に二期的に結石を除去することが推奨されます．播種性血管内凝固（disseminated intravascular coagulation：DIC）を伴う重症胆管炎において，遺伝子組み換え型ヒト可溶性トロンボモデュリンの投与が生存率を改善させることが示されています[e]．

（症例提示・解説：木暮宏史）

文 献

a) Kiriyama S, Takada T, Hwang TL, et al：Clinical application and verification of the TG13 diagnostic and severity grading criteria for acute cholangitis: an international multicenter observational study. J Hepatobiliary Pancreat Sci 24：329-337, 2017

b) Umefune G, Kogure H, Hamada T, et al：Procalcitonin is a useful biomarker to predict severe acute cholangitis：a single-center prospective study. J Gastroenterol 52:734-745, 2017

c) Lee YS, Cho KB, Park KS, et al：Procalcitonin as a decision-supporting marker of urgent biliary decompression in acute cholangitis. Dig Dis Sci 63：2474-2479, 2018

d) Maruta A, Iwashita T, Yoshida K, et al：One-stage versus two-stage endoscopic management for acute cholangitis caused by common bile duct stones：A retrospective multicenter cohort study. J Hepatobiliary Pancreat Sci 2024 Mar 18. doi：10.1002/jhbp.1431. Online ahead of print.

e) Ogura T, Eguchi T, Nakahara K, et al：Clinical impact of recombinant thrombomodulin administration on disseminated intravascular coagulation due to severe acute cholangitis（Recover-AC study）. J Hepatobiliary Pancreat Sci 30：221-228, 2023

Ⅰ．胆道・良性疾患

3 無症候性胆管結石

回答者 菅野良秀・白田龍之介

症例 無症候性胆管結石の80歳女性

　膵管内乳頭粘液性腫瘍（intraductal papillary mucinous neoplasm：IPMN）経過観察中．フォローアップのMRCPで偶発的に胆管結石を認めた（図1矢印）．血液検査では，WBC 7,230/μL, Hb 12.6 g/dL, Plt 26.7万/μL, AST 29 U/L, ALT 33 U/L, ALP 93 U/L, γ-GT 39 U/L, T.Bil 0.7 mg/dL, D.Bil 0.3 mg/dL, Amy 83 U/L, CRP 0.2 mg/dLと異常を認めず．

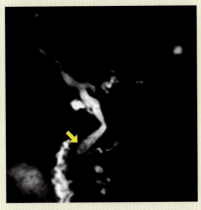
図1　MRCP

経過1

　EUSでも6 mm大の総胆管結石を認めた（図2矢印）．

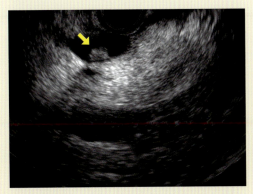
図2　EUS

Ⅰ. 胆道・良性疾患

Q1 無症候性胆管結石は治療適応？

菅野　偶発的に発見された無症候性総胆管結石の症例ですね．結石除去を行うべきかどうかについて，日常診療で迷われる先生は多いと思います．「胆石症診療ガイドライン2021」[1]では，「無症候性総胆管結石では胆管炎などを発症するリスクがあり，結石除去を行うことを提案する」と記載されていますが，強いエビデンスがなく結石除去には偶発症リスクもあることから，弱い推奨にとどめられています．

白田　無症候性胆管結石の長期予後を検討した報告は限られています．以前われわれは，症状や肝胆道系酵素上昇などのデータ異常を伴わずに偶発的に画像検査で診断された胆管結石を対象とし，無症候性胆管結石の自然史を検討したところ，**胆管炎などの胆道イベントの累積発症率は5年で17％**でした[2]．またわれわれの研究では**22％に無症候性の結石の自然排出も確認**できましたが，結石径＜6 mmの小結石では，自然排出される確率が高くなるとする報告もあります[3]．

菅野　経過観察すると，ある程度の確率で自然に結石が排出されることもあるのですね．短期成績はどうでしょうか？

白田　われわれの検討では，無症候性胆管結石に対するERCPで，完全結石除去率は95％と高率でしたが，早期偶発症を32％に認めました．そのなかでも特に，ERCP後膵炎を21％と高率に発症しています．無症候性胆管結石の治療は，結石除去によるリスクとベネフィットを踏まえて検討しなければいけないと考えています．

菅野　やらなければいけないとも，やってはいけないとも，どちらともいえないのが現状ですね．**患者さんの年齢や全身状態を評価したうえでご本人に十分な情報提供を行って，どちらを希望されるか相談して決定することが重要**ですね．医学的な情報のほかに，遠方であるために急性胆管炎をきたした場合に胆管炎診療を行える医療施設にアクセスしにくいとか，直近の治療関連有害事象リスクと将来の突発的発病リスクのどちらを避けたいかに関する患者の希望なども重視する必要があるかもしれません．

3 無症候性胆管結石

> **経過 2**
>
> ERCP 施行したが，胆管カニュレーション不成功（図 3）．

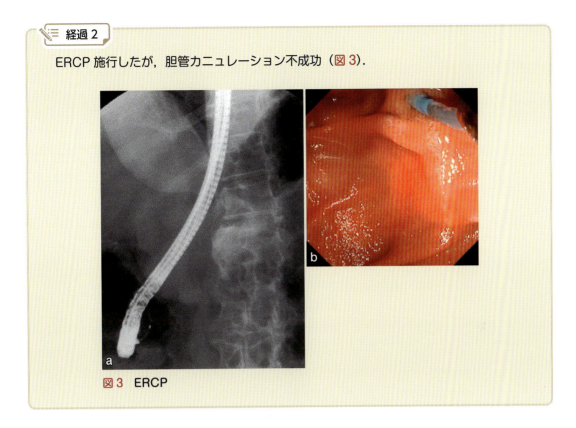

図 3　ERCP

Q2　無症候性胆管結石に ERCP を行う際の留意点は？

白田　実はわれわれの研究でも**カニュレーションの成功率は高くなく，初回挿管成功率は 88%** にとどまりました．

菅野　なるほど．結石が嵌頓していないので胆管内圧は低いでしょうし，胆管拡張もないからですかね．

白田　そうかと思います．**無症候性胆管結石の治療で最も留意すべき点は，ERCP 後膵炎のリスクである**と考えています．私たちの研究では EPBD が 51% で行われていたことも関係している可能性があるものの，21% で ERCP 後膵炎を発症し，中でも重症 ERCP 後膵炎が 5.3% でした[2]．さらに，出血が 3.9%，胆管炎が 5.2%，穿孔が 1.3% で，全早期偶発症発生率が 32% と，無視できない割合であったことは注目すべきと考えています．

菅野　齊藤先生の多施設研究でも，無症候性と症候性の胆管結石除去を比較して，無症候性で有意に ERCP 後膵炎が多かったと報告されていますね（14.6% vs. 3.0%，$p<0.001$，オッズ比 5.6）[4]．つまり無症候性胆管結石の除去は，技術的に難度が高いうえに ERCP 後膵炎リスクが高い状況と考えてよさそうですね．

白田　そのとおりだと思います．ですから，**できるだけ十分に ERCP に習熟した先生に**

19

行っていただきたいですし，**予防的 NSAIDs（非ステロイド性抗炎症薬）投与，膵管ステント留置などが施行できる状況で行うことが望ましい**と思います.

菅野 そうですね. ただ, 膵管ステントに関しては, 予防的留置には保険の適用がない点と, この患者さんは IPMN があるので ERCP 後膵炎リスクを上昇させる可能性がある点に注意が必要ですね[5].

ところで, 結石除去にあたっての乳頭処置は, EST と EPBD とどちらがよいでしょうか? EST と EPBD を比較した多施設無作為化比較試験（RCT）では, EST 群で胆管結石再発が多かったと報告されています[6]ので, 無症候性の方に EST を行うことには若干抵抗を感じる先生もいらっしゃるかもしれませんが….

白田 そのとおりですが, **症候性と比較して明らかに ERCP 後膵炎発症率が高い点を考慮すると, EPBD は避けて EST とすべき**だと考えられます.

菅野 賛成です. もちろん, 出血傾向や中止しにくい抗血栓薬の服用など, EST を避けたい状況があれば総合的な判断が重要ですね.

白田 そういった患者さんでは結石除去を行わない選択肢が濃厚となると思いますが, 確かに, 行わざるをえない状況も実際にはありますよね. 例えば肝硬変で出血傾向がある患者さんで, 肝癌治療開始後に急性胆管炎を発症したら致命的になる可能性があるので, 予防的に無症候性結石除去をしておきたい, など. そのような場合にも, 慎重な適応の検討と, 十分な準備が重要ですね.

菅野 この患者さんは結局カニュレーション不成功だったわけですが, この後どんな方針とすべきでしょうか?

白田 不成功の場合どうすべきかについてのエビデンスは乏しいと思いますが, 今述べたような特段の理由がなければ結石除去を行わずに経過観察とするのが妥当ではないでしょうか.

菅野 そうですね. 経皮ルートや EUS 下穿刺ルートからアクセスしたり, 胆嚢摘出を行わないのに外科的に胆管結石のみ除去する, といったことまでは行わないのが一般的といってよいでしょう.

3 無症候性胆管結石

> 経過3
>
> ERCP翌日，腹痛と膵酵素上昇を認め，CT施行（図4）．膵頭部腫大と周囲脂肪織濃度上昇を認め，ERCP後膵炎の診断．総胆管結石残存（矢印），胆囊結石あり．

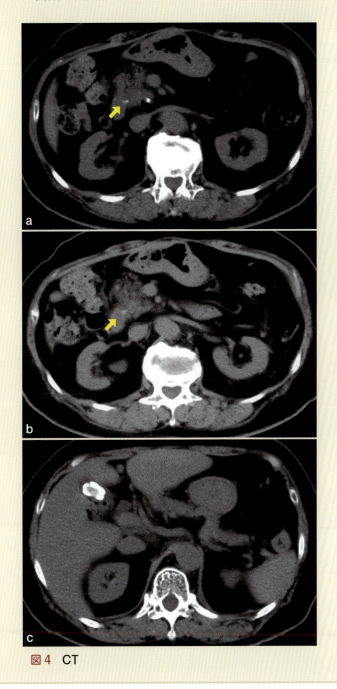

図4 CT

> **経過 4**
>
> 膵炎改善後，再度 ERCP 施行（図 5）．EUS-assisted biliary rendezvous technique を用いて胆管カニュレーションに成功．ESBD（EST＋EPBD）施行後にバスケットカテーテルで結石除去．

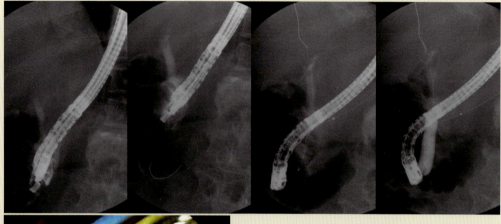

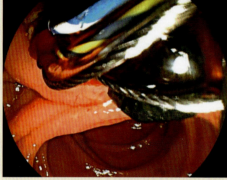

図 5
上：EUS-assisted rendezvous
下：ESBD 後に，バスケットカテーテルで結石除去

Q3 以前から胆嚢結石も指摘されているが，胆嚢摘出術まで行う？

 菅野　「胆石症診療ガイドライン 2021」[1] には「総胆管結石に対する内視鏡的結石除去後の胆嚢摘出術は経過観察よりも推奨されるか？」というクリニカルクエスチョンに対して，「胆嚢結石合併総胆管結石においては，内視鏡的結石除去後に胆嚢摘出術を行うことを推奨する（推奨の強さ：強，エビデンスレベル：B）」と記載されています．これは，多くの RCT とメタ解析で，胆摘出（胆摘）を行わないで経過観察した場合，胆道痛発症率，黄疸・胆管炎再発率，死亡率のいずれもが高いと示されているためですね．
　これは主に症候性胆管結石を扱ったデータと思われますが，無症候ということに限定するとどう考えればよいでしょうか？

白田　無症候性胆管結石も同じように考えてよいと思います．付け加えるとすると，**無症候性胆管結石を除去するというリスクをとったのであれば，きちんと胆摘まで行うほうがバランスがよい**と思われます．その理由は，われわれの研究で無症候性胆管結石を除去した群と経過観察した群を比較すると，total の胆道イベント発生率が長期で変わらなかったからです．特に内訳に注目すると，結石除去群は急性胆嚢炎，非除去群は急性胆管炎が多く発生していました．これを鑑みれば，胆管結石を除去するなら胆摘まで行わないと意味がないし，逆にいえば胆摘を行わないつもりなら胆管結石除去のリスクを冒しにいくのはバランスが悪いと考えられるのです．

菅野　貴重なデータですね．**胆管結石だけ除去しても，胆嚢炎リスクの上昇によって将来の胆道イベントリスクが相殺されてしまう**わけですね．もちろん，予定外のイベントが起こった場合には別ですね．例えば重症 ERCP 後膵炎が起きてしまった場合とか，胆摘までの間に重篤なほかの疾患を患ってしまう場合とか．胆摘自体にもリスクはあるわけですからね[7]．

白田　そのとおりで，実際には個別に検討する必要があります．胆管炎と胆嚢炎のリスク因子が同じかどうかについても明らかになっていないので，それが異なるとすると診療方針を層別化できる可能性があって，将来的にはエビデンスが変わっていく可能性もあります．現状では，**将来の胆道リスクを減らしたいなら「胆管結石除去＋胆摘」，直近のリスクを減らしたいなら経過観察**，ということになると思います．どちらとするかは患者さんの希望も大事です．

文　献

1) 日本消化器病学会 編：胆石症診療ガイドライン 2021（改訂第 3 版）．南江堂，2021
2) Hakuta R, Hamada T, Nakai Y, et al：Natural history of asymptomatic bile duct stones and association of endoscopic treatment with clinical outcomes. J Gastroenterol 55：78-85, 2020
3) Saito H, Iwasaki H, Itoshima H, et al：Unnecessary endoscopic retrograde cholangiopancreatography associated with the spontaneous passage of common bile duct stones into the duodenum: a multicenter retrospective study. Surg Endosc 37：4585-4593, 2023
4) Saito H, Koga T, Sakaguchi M, et al：Post-endoscopic retrograde cholangiopancreatography pancreatitis in patients with asymptomatic common bile duct stones. J Gastroenterol Hepatol 34：1153-1159, 2019
5) Ito K, Fujita N, Kanno A, et al：Risk factors for post-ERCP pancreatitis in high risk patients who have undergone prophylactic pancreatic duct stenting: a multicenter retrospective study. Int Med 50：2927-2932, 2011
6) Yasuda I, Fujita N, Maguchi H, et al：Long-term outcomes after endoscopic sphincterotomy versus endoscopic papillary balloon dilation for bile duct stones. Gastrointest Endosc 72：1185-1191, 2010
7) 医療事故調査・支援センター：医療事故の再発防止に向けた提言 第 5 号．2018

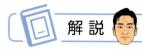
解説

　無症候性胆管結石に対する治療方針については，現在も議論の余地が残されています．現行のガイドラインでは，症状の有無にかかわらず ERCP による内視鏡治療が推奨されていますが[a]，この推奨の根拠となるエビデンスは必ずしも十分ではありません．

　過去の研究では，経過観察された無症候性胆管結石の一定割合が胆道偶発症を発症することが報告されています．しかし，すべての無症候性胆管結石が治療を要するとは限らず，自然排石が確認されたケースも存在します．CT や MRI で偶発的に発見された無症候性胆管結石 191 例を対象とした後ろ向き研究によると[b]，経過観察群における累積胆道偶発症発症率は 1 年で 6.1％，3 年で 11％，5 年で 17％ でした．また，経過観察群の約 20％ で自然排石が確認されています．胆道偶発症の内訳は胆管炎 14.0％，胆囊炎 0.9％，胆汁うっ滞 3.5％ であり，胆石性膵炎は認められませんでした．

　一方，複数の研究により，無症候性胆管結石患者における ERCP 関連の偶発症リスクは，症候性患者と比較して高いことが報告されています[c〜e]．特に ERCP 後膵炎の発症率は，無症候性患者で約 12〜21％，症候性患者で約 2〜7％ と顕著な差がみられます．この理由として，無症候性胆管結石患者では胆汁うっ滞が少なく，ERCP 後膵炎のリスク因子（血清ビリルビン正常値，総胆管非拡張，胆管挿管困難など）が多いためと考えられます．

　このような状況を踏まえると，無症候性胆管結石に対する ERCP の適応は慎重に判断する必要があります．ERCP を実施する場合は，熟練した内視鏡医が担当し，ERCP 後膵炎予防のための NSAIDs 投与や予防的膵管ステント留置，周術期の大量補液などの対策を十分に行うことが重要です．実際，熟練した内視鏡医が実施した場合，無症候性患者でも ERCP 関連偶発症の発症率を症候性患者と同程度にまで低下させられることが報告されています[f]．

　また，経過観察を選択する場合，定期的な血液検査や画像検査によるフォローアップが必要ですが，その具体的な方法や頻度については確立されておらず，通院自体が困難な高齢者の管理など課題も多くあります．

　無症候性胆管結石に対する最適な治療方針を確立するためには，治療群と経過観察群の長期的な偶発症リスクを比較検討する大規模な多施設共同研究が必要です．特に，ERCP による治療が経過観察よりも良好な結果をもたらすかどうかを検討した前向き研究はなく，ERCP 関連偶発症を誘発するリスクと，治療を行わずに経過観察した場合の偶発症のリスクを比較検討することが重要な課題となっています．現在，日本胆道学会主導で「無症候性胆管結石に対する内視鏡治療と経過観察を比較する多施設共同前向き研究」が行われており，その結果が待たれるところです．

（症例提示・解説：木暮宏史）

文　献

a) Tazuma S, Unno M, Igarashi Y, et al：Evidence-based clinical practice guidelines for cholelithiasis 2016. J Gastroenterol 52：276-300, 2017
b) Hakuta R, Hamada T, Nakai Y, et al：Natural history of asymptomatic bile duct stones and association of endoscopic treatment with clinical outcomes. J Gastroenterol 55：78-85, 2020
c) Kim SB, Kim KH, Kim TN：Comparison of outcomes and complications of endoscopic common bile duct stone removal between asymptomatic and symptomatic patients. Dig Dis Sci 61：1172-1177, 2016

d）Xu XD, Qian JQ, Dai JJ, et al：Endoscopic treatment for choledocholithiasis in asymptomatic patients. J Gastroenterol Hepatol 35：165-169, 2020

e）Saito H, Kadono Y, Shono T, et al：Endoscopic retrograde cholangiopancreatography-related complications for bile duct stones in asymptomatic and symptomatic patients. JGH Open 5：1382-1390, 2021

f）Xiao L, Geng C, Li X, et al：Comparable safety of ERCP in symptomatic and asymptomatic patients with common bile duct stones：a propensity-matched analysis. Scand J Gastroenterol 56：111-117, 2021

Ⅰ．胆道・良性疾患

4　胆石性膵炎

回答者　藤森　尚・塩見英之

> **症例**　胆石性膵炎の 74 歳女性
>
> 腹痛で救急受診．身長 154 cm，体重 61 kg，血圧 142/87 mmHg．体温 37.8℃，脈拍 92 回/分，呼吸数 22 回/分．WBC 15,230/μL, Hb 11.8 g/dL, Plt 26.7万/μL, AST 57 U/L, ALT 62 U/L, ALP 228 U/L, γ-GT 178 U/L, LDH 345 U/L, T.Bil 2.1 mg/dL, D.Bil 1.2 mg/dL, TG 193 mg/dL, T-Chol 238 mg/dL, Amy 312 U/L, Lip 845 U/L, BUN 20 mg/dL, Cre 1.2 mg/dL, Ca 8.9 mg/dL, CRP 14.7 mg/dL.
> 既往歴：高血圧，脂質異常症．

経過 1

造影 CT（図 1）では膵頭部腫大を認め，胆管拡張はないが胆管壁の造影効果増強を認めた．胆囊結石を認めるが，明らかな胆管結石は認めなかった．

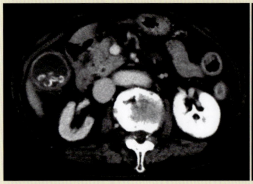
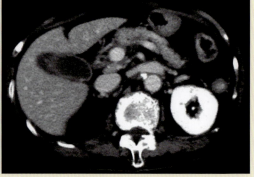

図 1　造影 CT

Q1　膵炎と胆管炎の重症度をどう考えるか？

藤森　膵炎の重症度は，画像・検査データからも軽症膵炎ですよね．

塩見　そうだよね．炎症反応が結構高いけど，胆管炎はどうですか？
藤森　CT で明らかな胆管結石がないので，石だとしても，すでに流れている（パスしてる）かもしれないですね．この場合の炎症は，膵炎の炎症か，胆管炎の炎症か悩みますよね．

塩見　両方かもしれないね．

藤森　この症例では，画像から膵臓の炎症は強くなさそうですね．胆管壁の肥厚があり，胆管炎はありそうです．印象としては，胆管炎がメインで，軽症膵炎を合併しているという感じですかね．

塩見　バイタルは落ち着いているし，データもそこまで悪くないので，胆管炎も軽症でしょうね．でも胆石性膵炎として ERCP 適応かな．

藤森　そうですね．ERCP を前提として，次の検査や処置の手順を考えていくべきでしょうね．

Q2 次の検査は MRCP？ EUS？ ERCP？

塩見　ERCP 前に石の有無をチェックしたいよね．どうしますか？

藤森　うちは大学病院ということもあって，緊急の MRCP は難しいことが多いので，石が流れたかわからない症例では，ERCP スタンバイで EUS を先にしてますね．

塩見　うちもすぐには MRCP を撮ることは難しいかな．**救急外来ではエコーも見ておきたいね．胆嚢が張っているかすぐにわかるし，痛みが続いて，胆嚢や胆管拡張もあれば嵌頓の可能性も考えられる**しね．もし MRCP が撮れる状態ならどうしますか？

藤森　MRCP は検査そのものにも時間がかかりますよね．状態が落ち着いていれば MR を検討しますが，5 mm 以下など小さい石は見えないことも多いですしね…．もちろん MRCP で胆管や結石の情報があるにこしたことはないですが．先生のところはどうですか？

塩見　私も可能なら MRCP の情報を入手するくらいな感じかな．EUS の所見を大事にしてるので，先生の施設と同じように透視室で ERCP をすぐできる状態で EUS をしています．

藤森　EUS のときに気をつけることはありますか？どこから見てますか？スコープの形はプルかプッシュ，どちらから見ますか？

塩見　主に球部からプッシュ，末端の小さい石はプルでしっかりチェックするといいよね．ただし，あまり時間をかけないようにしてます．EUS の利点としては石の数がわかることもいいし，事前に数がわかれば ERCP のときに石を取りきれたかどうかわかるよね．

藤森　EUS はやはり有用ですね．

塩見　EUS で石がなかったらどうしますか？私はそのまま様子を見てるかな　胆石性膵炎では，乳頭をあまり触りたくないしね．

藤森　全く同じ意見です．**不要な ERCP を回避するための EUS** でもあるので，EUS で石がなければ，passed stone と考えて保存的治療にします．

Ⅰ. 胆道・良性疾患

> 経過 2

EUS 施行したところ，5 mm 大の総胆管結石を認めた（図 2 矢印）．

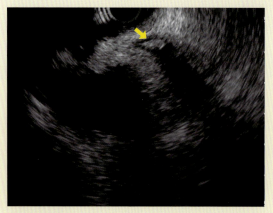

図 2　EUS

> 経過 3

EUS に引き続き ERCP 施行（図 3a）．EST を施行後（図 3b），胆管にプラスチックステントを留置（図 3c）．

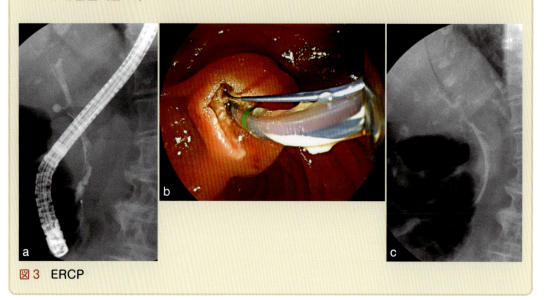

図 3　ERCP

28

Q3 ERCP で胆管結石を認めなかった場合，乳頭処置は行う？ 胆管ドレナージは？
ERCP で胆管結石を認めた場合，結石治療まで行うか？

藤森 ERCP（透視）で，特に小さな石ではわかりにくいことがありますよね．EUS で石を指摘されているので，基本は乳頭処置と胆管ドレナージまで行うと思います．乳頭処置の基本は EST，そのうえでプラスチックステントによる胆管ドレナージをします．石は一期的に取りますか？

塩見 石の大きさ，数，バイタルによりますね．石が小さくて少数かつバイタルが安定していれば切開してそのまま石を取りにいくかな．石を取ってしまえばドレナージは不要だし，もしくは ENBD を入れておいて後日 ENBD 造影で残石確認を行ったうえで抜去すれば ERCP の回数も少なくて済むしね．

藤森 自分は胆管炎の際は一期的に石まで取らず，ほとんどドレナージのみで終わってますね．あとは膵管にガイドワイヤー（GW）が入ったら膵管ステントを入れてますね．脱落型でないステントを入れて，後日の結石除去の時に一緒に抜去しています．

塩見 なるべく短時間で処置を終わらせる感じですね．こういう緊急症例では抗血栓薬を飲んでいることが多いけど EST はどうしていますか？私はバイアスピリン単剤なら EST しています．

藤森 自分も同じ方針ですね．バイアスピリン単剤なら EST すると思います．ただし，抗血小板薬 2 剤併用療法（dual anti-platelet therapy：DAPT）や抗凝固療法中の場合は，ステントのみ（胆管と膵管）にしますかね．EST なしで胆管ステントを入れる場合，特に乳頭が小さければなるべく膵管にもステントを入れておきたいです．ERCP 後膵炎も怖いですし．

塩見 5Fr の胆管ステントのみ，などが安全かもしれないです．あえて膵管を狙いにいくと，ERCP 後膵炎のリスクがあがるしね．膵管にたまたま GW が入った場合は膵管ステントを入れるけど．

藤森 すでに膵炎を生じている状況では，無理に膵管ステントを入れにはいかないけど，処置の状況次第では膵管ステントを入れる場合もある，という考え方が良さそうですね．膵管ステントにより膵炎の改善が期待できるというメリットがある一方で，ERCP 後膵炎などによりかえって膵炎を増悪させるデメリットもあると思います．そのほかの注意点としては処置時間ですね．最初は軽症でも，その後重症化する患者さんもいるので，処置はなるべく短時間で終わりたいです．

塩見 処置の時間帯にもよるよね．夜間はマンパワーに限りがあるので，なるべくシンプルな処置がいいですね．

藤森 自分なりのフローチャートを作ってみました（図 4）．すべて当てはまるわけではないですが，基本的な方針はこんな感じですね．

塩見 私の施設の方針は図 5 のとおりです．結石が小さく，少数であれば一期的に結石

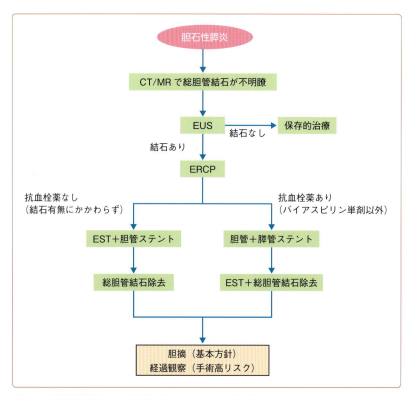

図4 胆石性膵炎に対する治療ストラテジー①（藤森，九州大学）

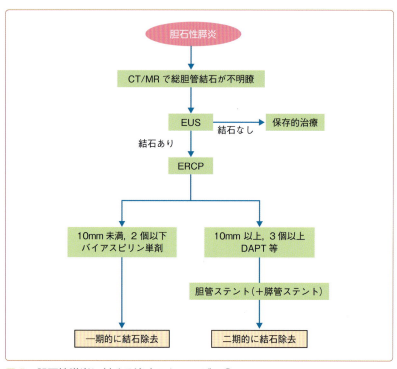

図5 胆石性膵炎に対する治療ストラテジー②（塩見，兵庫医科大学）

除去をすることが多いです．膵管ステントは，膵管が造影された場合のみ留置しており，積極的には入れていません．

藤森 膵炎の程度によって胆管ドレナージのみにするか，結石除去まで行うか，方針は変わりますか？

塩見 軽症例であれば当院の基準を満たした場合は一期的に結石除去を試みるけど，重症例では，なるべく早く処置を終わらせたいので，胆管ステント留置によるドレナージのみにしますね．

Q4 胆嚢摘出術は推奨するか？ いつ行う？

塩見 私は推奨しますね．胆摘しないと胆嚢炎も起こりやすいしね．

藤森 自分も同じ意見です．「急性膵炎診療ガイドライン」[1]でも胆摘を推奨されていますよね．そのままにしておくと，また胆管へ落ちてきそうですし，いつ胆摘を勧めますか？

塩見 一旦退院して，膵炎・胆管炎の状況が落ち着いてからかな．この症例は軽症だから早期でもいいけど，被包化膵壊死（walled-off necrosis：WON）ができていたりしたら複雑ですよね．WONが落ち着いてからの胆摘かな．

藤森 うちもそうですね．基本的には一旦退院して仕切り直しですね．ガイドラインでは，軽症胆石性膵炎の場合，早期の胆摘を推奨していますけど，膵炎後にWONができるかどうか，など膵炎発症時には予測できないことも多いですよね．胆摘までの間は胆管ステントを入れてますか？

塩見 症例にもよるけど，基本的には胆摘推奨の患者さんには入れています．手術待機中に落石してまた同じイベント（胆管炎）が起こる可能性があるしね．

藤森 手術待機期間にもよりますよね．胆摘の場合は，手術枠にもよりますが，1～2ヵ月後に手術になることが多いですかね．

塩見 高齢とか基礎疾患のある患者さんは胆摘をどうしますか？

藤森 難しいですけど，無理には胆摘にいかないでしょうね．経過観察して，石が落ちたらまたそのときに取る．その際はステントフリーにしておく．そういう患者さんも実際にはたくさんいますよね．

塩見 そうですね．私も定期的に画像フォローをして，落石が見つかったらその時点で内視鏡治療とするでしょうね．

文献
1) 急性膵炎診療ガイドライン2021改訂出版委員会 編：急性膵炎診療ガイドライン2021（第5版），金原出版，2021

解 説

　胆石性膵炎は，胆管結石が十二指腸乳頭部に嵌頓し，胆管と膵管の共通管を閉塞することで発症する膵炎です．ほかの成因による急性膵炎とは診療方針が異なるため，速やかな成因診断と治療方針の決定が重要となります（図6）．「急性膵炎診療ガイドライン 2021」では，胆管炎の合併，または黄疸や胆管拡張などの胆汁うっ滞所見があり胆管結石や胆泥が診断された場合に，早期のERCP/EST が推奨されています[a]．ただし，これらの処置は膵炎を悪化させる可能性があるため，適応判断には慎重を要します．特に重要なのは，胆管結石や胆泥が乳頭部共通管に嵌頓しているのか，すでに自然排出されているのかの診断です．

　画像診断においては，CT が第一選択となりますが，CT 陰性結石の存在に留意が必要です．CT 所見が不明確な場合は MRCP や EUS による評価が推奨されます．しかし，多くの施設では緊急MRCP の実施が困難なため，EUS が施行可能な施設においては ERCP スタンバイ下での EUS が現実的な選択肢となります．EUS で胆管結石・胆泥を認めない場合は自然排出と判断でき，不要

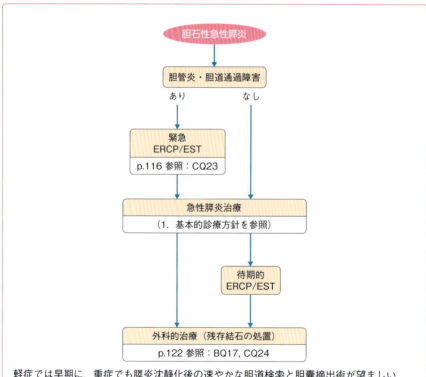

図6　胆石性膵炎の診療方針
〔高田忠敬 編：急性膵炎診療ガイドライン 2021（第5版）．p.25，金原出版，2021 より〕
図中の頁数は当該ガイドラインの頁に対応するものである．

な ERCP を回避できることから，偶発症発生率の低下につながります．特に，結石の自然排石が疑われる症例での早期 ERCP/EST の有用性は限定的です．

近年，抗血栓薬を内服している患者が増加しており，また急性膵炎では凝固異常を合併することも多いため，EST による出血リスクが懸念されます．このような状況下での EST 施行については，現時点で確立された方針がありません．また，胆石性膵炎における膵管ステント留置の有用性については十分なエビデンスがありませんが，EST が施行できない特定の状況下では選択肢となりえます．

胆嚢摘出術を施行しない場合，胆石関連偶発症や膵炎再発による再入院率が上昇します．ERCP/EST のみでは膵炎再発予防効果はあるものの，胆石関連偶発症への効果は限定的です．ガイドラインでは，軽症の胆石性膵炎に対する早期胆嚢摘出術を推奨しています[a]．重症膵炎において膵周囲液体貯留や膵壊死を伴う場合は，液体貯留が消失する時期，あるいは液体貯留が持続する場合は発症から 4～6 週以降での待機的手術を考慮します．

（症例提示・解説：木暮宏史）

文　献

1) 高田忠敬 編：急性膵炎診療ガイドライン 2021（第 5 版）．金原出版，2021

Ⅰ. 胆道・良性疾患

5 抗血栓薬内服中の急性胆嚢炎

回答者 中原一有・土井晋平

> **症例** 抗血栓薬2剤内服中の急性胆嚢炎の80歳女性
>
> 3日前から右季肋部痛が出現し，救急外来を受診．体温 38.5℃，血圧 145/85 mmHg，脈拍 88 回/分，Murphy's sign 陽性．WBC 18,730/μL，Hb 11.8g/dL，Plt 19.7万/μL，AST 47 U/L，ALT 53 U/L，ALP 312 U/L，γ-GT 189 U/L，T.Bil 1.6 mg/dL，D.Bil 0.8 mg/dL，Amy 165 U/L，BUN 29 mg/dL，Cre 1.09 mg/dL，CRP 9.8 mg/dL，PT% 75%，PT-INR 1.3．
>
> 狭心症でアスピリン，心房細動でエドキサバン内服中．
>
> CT では著明な胆嚢腫大を認め，総胆管は軽度拡張しているが巨大な傍乳頭憩室の影響と思われた（図1）．

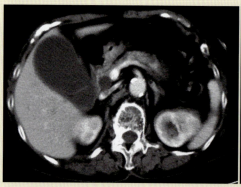
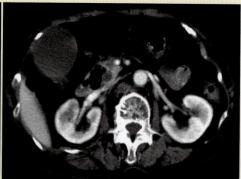

図1 造影CT

Q1 治療方針決定のための重症度判定はどう行う？

中原 重症度判定は，**まず Tokyo Guidelines 2018（TG18）[1] に則って行うのが基本**ですね．この症例では，どのように判定しますか？

土井 まず白血球数から見ていきます．18,730/μL なので，少なくとも中等症以上だと判断できます．

中原 確かに．**中等症の基準である 18,000/μL 以上**を満たしていますね．3日前からの右季肋部痛も中等症の基準の1つですね．画像的にはどうですか？

土井 CT では著明な胆嚢腫大を認めていますが，壊死性胆嚢炎を示唆するような膿瘍形成や気腫性変化はなさそうです．周囲への炎症の波及も明らかではなさそうですね．胆管が軽度拡張しているのが気にはなりますが．

中原　重症と中等症の鑑別はどうしますか？
土井　**重症の判定には臓器障害の有無を確認する必要**があります．この症例では，播種性血管内凝固（disseminated intravascular coagulation：DIC）はなさそうです．PT-INR も 1.3 と軽度上昇にとどまっています．腎機能は軽度低下していますが，クレアチニン 2 mg/dL 以上という重症の基準は満たしていません．
中原　血圧も保たれていますし，意識障害もなさそうですね．
土井　白血球数上昇と右季肋部痛，72 時間以上の症状持続，という中等症の基準は満たしているものの，重症の基準は満たしていないということですね．
中原　ただし，80 歳という高齢であることと，抗血栓薬 2 剤を内服中という点は治療方針を決めるうえで重要な要素になりますね．
土井　確かに．**年齢と抗血栓薬内服は手術リスクをあげる要因**になります．
中原　そうですね．この症例では手術リスクが高いと判断し，まずは保存的治療から開始するのが妥当だと思いますが，早期に治療効果を判定しドレナージの適応を判断する必要がありますね．

> **経過 1**
> 重症度は中等症．手術リスクが高く，保存的治療の方針とした．

Q2　抗菌薬は何を使う？

土井　次に抗菌薬の選択ですが，一般的にはガイドラインに沿って選択しますよね．中等症の場合，どのような抗菌薬を選択しますか？

中原　TG18 では中等症の場合，ペニシリン系薬やセフェム系薬を基本として使用することが推奨されています．具体的には，**タゾバクタム / ピペラシリン**や**スルバクタム / セフォペラゾン**などがあげられています．
土井　そうですね．ただ，この症例では 80 歳という高齢で，抗血栓薬 2 剤内服中という点が気になります．ドレナージの方法が限られる可能性がありますよね．
中原　おっしゃるとおりです．**抗血栓薬の影響で，経皮的ドレナージや手術のリスクが高くなります．そのため，抗菌薬治療の重要性が増します**ね．
土井　その場合，やや強めの抗菌薬を選択するほうがよいかもしれません．例えばカルバペネム系とか．
中原　確かに，ドレナージが難しい場合は抗菌薬治療に頼らざるをえないので，**カルバペネム系の使用も選択肢の 1 つ**ですね．ただ，耐性菌の観点から，まずはタゾバクタム / ピペラシリンなどから開始し，効果不十分な場合にカルバペネム系に変更す

I. 胆道・良性疾患

るという段階的なアプローチも考えられます．もちろん，**血液培養などの結果が出れば，感受性に応じて変更する**ことも重要だと思います．

土井　そうですね．抗菌薬の選択は，患者の状態や治療反応性を見ながら柔軟に対応する必要がありそうです．また，抗血栓薬の管理について処方医と相談し，**可能であれば一時的な減量や中止**も検討する必要がありますね．

📝 経過2

　タゾバクタム / ピペラシリンを投与開始．しかしながら，腹痛と炎症所見の増悪あり，胆嚢ドレナージの方針とした．

Q3 ドレナージ経路は，経皮？ 経乳頭？ 経消化管？ 抗血栓薬はどうする？

土井　抗血栓薬2剤が休薬できるかどうかでプランが変わりますよね．抗血栓薬が処方されている状況や減薬可能かといったことを処方医に確認することが必要ですね．

中原　そうですね．抗血栓薬2剤が中止できないとなると，穿刺系の手技は出血のリスクが高いので，当院では**ETGBDをまず試みる**と思います．

土井　当院もそうですね．もしアスピリン1剤まで減薬できればPTGBDも選択肢になってきますが，ただこの症例では胆管拡張があるので，胆管結石などの胆管病変の精査としてまずEUSを行うか，胆管造影も兼ねて経乳頭ドレナージを行うという選択もありますね．

中原　確かに．この症例ではCTで胆嚢結石がはっきりしていませんし，CT陰性の総胆管結石も完全には否定できませんね．ちなみに，無石胆嚢炎ではドレナージ法の選択は変わりますか？

土井　CTなどの画像所見で腫瘍性病変がはっきり写っていなければ，PTGBDを行う場合もありますが，もちろん，腫瘍が潜んでいる場合には，穿刺による胆汁漏からの腹膜播種に注意が必要ですので，慎重に適応を考慮する必要がありますね．

中原　そうですね．当院では，CT，USで胆嚢結石がはっきりしなければ，なるべくENGBDを選択して，胆嚢内胆汁細胞診も行うようにしています．

土井　ETGBDは胆嚢管を経由する必要があるため，手技成功率が低いことが問題かと思われます．ETGBDを成功に導くために術前や術中の工夫などはありますか？

中原　術前には，なるべく造影CTのcoronal画像やMRCPで胆嚢管の分岐位置や走行を確認するよう心がけています．ただし，当院では緊急例ではMRCPを行うことが困難な場合が多く，CTでも腫大した胆嚢のせいで胆嚢管の走行が認識困難な場

36

合が少なくありません．術中には適宜胆管造影を行い胆嚢管の走行を確認して胆嚢管穿孔に注意しながら，軟らかく選択性に優れた親水性のガイドワイヤーを用いて胆嚢管をシーキングするようにしています．
　それでは，経消化管の EUS-GBD を行うのはどんな場面でしょうか？

土井 基本的には初回からはあまりやっていなくて，PTGBD 施行後に抜去が困難で内瘻化が必要な場合などですかね．そのほかには，今後の手術が見込めない耐術不能例や経乳頭が困難な一部の症例でも行っていますが，入院してすぐには耐術能や手術希望が不明なことも多いです．

中原 EUS-GBD の位置づけは，当院も先生方とほぼ同じですね．あとは，すでに胆管金属ステント留置後で，経胆嚢管のアプローチが困難な場合にも EUS-GBD を行うことがあります．

土井 そうですね．抗血栓薬内服例に対するドレナージのおおまかなストラテジーとしては，第一選択は経乳頭，経乳頭が手技的に難しく保存治療で改善がなければ（可能なら減薬後に）PTGBD，そして EUS-GBD は前述のような限られた状況で考慮，といったところでしょうか．

中原 そのとおりだと思います．

経過3

　抗血栓薬は 2 剤とも中止できないため，ENGBD の方針で ERCP を施行した．胆管造影で胆嚢管は描出されず，Mirizzi 症候群により総肝管狭窄（矢印）もきたしており，ガイドワイヤーを胆嚢管に誘導できず，胆管ステント留置のみ行い（図2），PTGBD に切り替えた（図3）．

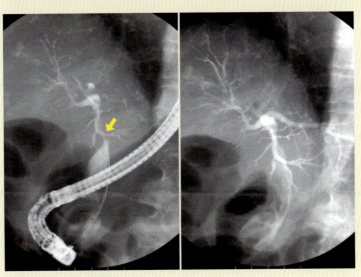

図2　ENGBD 不成功

Ⅰ．胆道・良性疾患

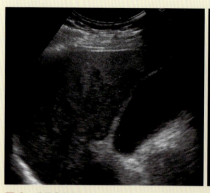
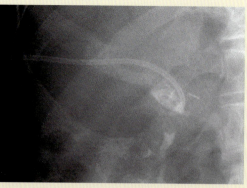

図3　PTGBD
抗血栓薬は2剤とも継続していたが，出血などの偶発症は認められず，胆嚢炎は順調に改善した．

文献
1) 急性胆管炎・胆嚢炎診療ガイドライン改訂出版委員会：急性胆管炎・胆嚢炎診療ガイドライン2018．医学図書出版，2018

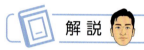

表1　急性胆嚢炎の重症度判定基準

重症急性胆嚢炎（Grade Ⅲ）
急性胆嚢炎のうち，以下のいずれかを伴う場合は「重症」である． ・循環障害（ドーパミン≧5μg/kg/min，もしくはノルアドレナリンの使用） ・中枢神経障害（意識障害） ・呼吸機能障害（PaO_2/FiO_2比<300） ・腎機能障害（乏尿，もしくはCr>2.0 mg/dL） ・肝機能障害（PT-INR>1.5） ・血液凝固異常（血小板<10万/mm^3）
中等症急性胆嚢炎（Grade Ⅱ）
急性胆嚢炎のうち，以下のいずれかを伴う場合は「中等症」である． ・白血球数>18,000/mm^3 ・右季肋部の有痛性腫瘤触知 ・症状出現後72時間以上の症状の持続 ・顕著な局所炎症所見（壊疽性胆嚢炎，胆嚢周囲膿瘍，肝膿瘍，胆汁性腹膜炎，気腫性胆嚢炎などを示唆する所見）
軽症急性胆嚢炎（Grade Ⅰ）
急性胆嚢炎のうち，「中等症」，「重症」の基準を満たさないものを「軽症」とする．

（文献a）より）

急性胆嚢炎はTG18（**表1**）に基づいて重症度判定を行います[a]．中等症胆嚢炎では，急性胆嚢炎手術に熟練した内視鏡外科医がいれば，早期の腹腔鏡下胆嚢摘出術が第一選択となります．ただし，CCI（Charlson Comorbidity Index）6点以上またはASA-PS（American Society of Anesthesiologists physical status classification system）3点以上で手術高リスクの場合や，抗血栓薬を多剤併用している場合は，早期の胆嚢摘出術は行わず，保存的治療で改善しない際には，胆嚢ドレナージを要することが多いのが実情です．胆嚢ドレナージには，PTGBD，ETGBD，EUS-GBDがあります（**表2**）．

TG18では「抗血小板薬服用中の急性胆嚢炎に対する手術は，多くの場合休薬を必要としない．ただし，抗凝固薬服用，抗血小板薬の多剤併用，両者の併用例では術前検査での全血凝固時間やプロトロンビン時間などの検査値に応じて，休薬後に手術を行うことが望ましい」と記載されています[a]．

表2 急性胆嚢炎のドレナージ法の比較

	長 所	短 所
PTGBD	・確立された手技 ・手技的・臨床的成功率が高い	・QOL・ADL の低下 ・疼痛 ・出血傾向や有腹水例では施行困難 ・癌の播種のリスク ・胸膜炎のリスク ・チューブトラブル ・チューブ抜去に長期間を要し，抜去困難例もある
ETGBD	・胆管結石合併例に有用 ・出血傾向や有腹水例で施行可能 ・癌の播種リスクがない ・瘻孔形成を待たずに抜去可能 ・一期的内瘻化が可能	・ERCP 後膵炎・胆嚢管穿孔のリスク ・手技的成功率がやや低い
EUS-GBD	・手技的・臨床的成功率が高い ・疼痛が少ない ・ERCP 後膵炎がない ・一期的内瘻化が可能	・手技が未確立 ・限られた施設でしか施行できない ・胆汁性腹膜炎のリスク ・出血傾向や有腹水例では施行困難

しかし，根拠となるエビデンスは乏しく，今後の知見の蓄積が待たれます．

PTBD や PTGBD 施行後の重篤な出血と抗血栓薬の関連を DPC データベースを用いて調査した研究[b] では，抗血小板薬を継続した場合，非使用時と比較して有意に出血リスクが増加することが明らかになりました．一方，抗凝固薬の継続・中止は，出血リスクに有意な影響を及ぼしませんでした．

急性胆嚢炎患者に対する ETGBD の出血リスクを検討した多施設後ろ向き研究では，抗血栓療法の有無で，出血による偶発症に有意差は認められませんでした[c]．

胆嚢摘出術，PTGBD，ETGBD，EUS-GBD の安全性を出血リスクの観点から検討したシステマティックレビュー[d] では，胆嚢摘出術を受けた抗血栓療法施行患者では，出血率が有意に高値でした（6.5% vs. 1.2%，p＜0.001）．しかし，抗血栓療法施行患者における胆嚢摘出術と PTGBD の出血リスクについては，十分なエビデンスが得られておらず，議論の余地があります．ETGBD と EUS-GBD の手技的成功率はそれぞれ84%，96%（p＜0.001），臨床的成功率は92%，97%（p＜0.001）でした．出血偶発症率は ETGBD が 0.65%，EUS-GBD が 2.1%（p＝0.005）であり，ETGBD 施行例では 191 例中 1 例のみ出血が認められました．これらの結果から，出血リスクの観点では，ETGBD は抗血栓療法施行患者に適したドレナージ法と考えられ，EUS-GBD も有効な選択肢となりえます．

（症例提示・解説：木暮宏史）

文 献

a) 急性胆管炎・胆嚢炎診療ガイドライン改訂出版委員会：急性胆管炎・胆嚢炎診療ガイドライン 2018．医学図書出版，2018

b) Hamada T, Yasunaga H, Nakai Y, et al：Severe bleeding after percutaneous transhepatic drainage of the biliary system：effect of antithrombotic agents—analysis of 34 606 cases from a Japanese nationwide administrative database. Radiology 274：605-613, 2015

c) Sagami R, Hayasaka K, Ujihara T, et al：Endoscopic transpapillary gallbladder drainage for acute cholecystitis is feasible for patients receiving antithrombotic therapy. Dig Endosc 32：1092-1099, 2020

d) Sagami R, Hayasaka K, Nishikiori H, et al：Current status in the treatment of acute cholecystitis patients receiving antithrombotic therapy：Is endoscopic drainage feasible?—A systematic review. Clin Endosc 53：176-188, 2020

I. 胆道・良性疾患

6 肝胆道系酵素上昇を伴う急性胆囊炎

回答者　土屋貴愛・岩崎栄典

> **症例** 肝胆道系酵素上昇を伴う胆囊炎の 78 歳女性

　心窩部〜右上腹部痛出現，嘔吐もあり，救急外来受診．意識清明，体温 37.8℃，血圧 168/82 mmHg，脈拍 90 回/分，SpO₂ 95%，Murphy's sign 陽性．血液検査で WBC 16,800/μL, Hb 13.1 g/dL, Plt 11.8万/μL, T.Bil 3.1 mg/dL, D.Bil 1.5 mg/dL, AST 252 U/L, ALT 226 U/L, ALP 133 U/L, γ-GT 213 U/L, Amy 140 U/L, CRP 8.5 mg/dL．

　CT で胆囊腫大，胆囊周囲脂肪織混濁，胆囊結石を認めたが（図1），胆管結石は明らかでない．心房細動でアピキサバン内服中．

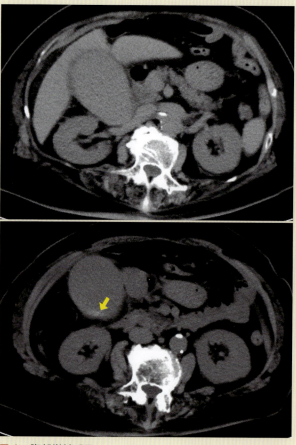

図1　腹部単純 CT

6 肝胆道系酵素上昇を伴う急性胆嚢炎

Q1 肝胆道系酵素上昇を伴う胆嚢炎でCTで明らかな胆管結石を認めない場合に次に行うのは？ MRCP，EUS，ERCP？

土屋　これはよくあるケースですよね．急性胆嚢炎単独では肝胆道系酵素は上昇しませんが小さな胆石あるいは胆泥が総胆管に落下した場合，あるいは胆嚢炎がひどくなって胆管狭窄を伴う場合に肝胆道系酵素があがります．この症例は症状のある胆汁うっ滞を認めますので，私どもの施設ではドレナージが必要と考えてERCPを行います．胆管結石の有無はERCP中にIDUSで確認するか，余裕があればERCP前にEUSで確認します[1]．緊急でMRCPは難しいので行わないと思います．

岩崎　CT陰性の胆石はたびたび経験します．このような肝胆道系酵素上昇をする胆嚢炎をみた場合は，私は第一に**CT陰性のコレステロール結石などが胆管へ落石したことによる閉塞性黄疸**を考えます．CT陰性結石をCTで予想する方法として胆管拡張，胆管周囲脂肪織の混濁，十二指腸乳頭部の炎症などがあげられます[2]．鑑別としては，**嵌頓した結石が流れた通過結石の可能性**も1つの選択肢です．土屋先生のおっしゃるとおり，MRIを検査室にお願いして調整しながら，まず腹部エコーを行い胆嚢炎の状況と，胆石が存在することを確認します．肝胆道系酵素が高く，胆道ドレナージを前提にしているときはEUSを省いてERCPにいきますが，この症例は通過結石の可能性もありますし私ならEUSを次に選択しますね．

土屋　CT陰性胆管結石では胆管閉塞による二次性の胆嚢腫大もあるので，胆管の評価は重要ですよね．さらにこの症例はCTで胆石のような高吸収域を認めるので胆石胆嚢炎あるいは胆管結石による胆嚢腫大を考えますが，胆石を体外式USやCTで認めない場合は，無石胆嚢炎ですので，EUSでの胆嚢管と胆嚢頸部に癌がないか確認が必須になります．

岩崎　土屋先生のおっしゃるとおりかと思います．Murphy's sign陽性ですし，基本的には急性胆嚢炎が主体な疾患なのだと思います．この症例はCTで胆石も指摘されていますし，胆管も拡張していませんね．EUSをしてみたら胆嚢管に腫瘤を発見することもあります．ERCPをする前に，MRI，EUSをしておくことが強く推奨されています[1]．

Ⅰ．胆道・良性疾患

> **経過 1**

　ERCP 施行．胆管造影では明らかな結石は認めず．胆嚢管をガイドワイヤーで探り，胆嚢まで進めた（図 2a, b）．EST 小切開施行し，胆管に 7Fr 7 cm プラスチックステントを留置，引き続き 5Fr ピッグテイル ENGBD を留置（図 2c）．

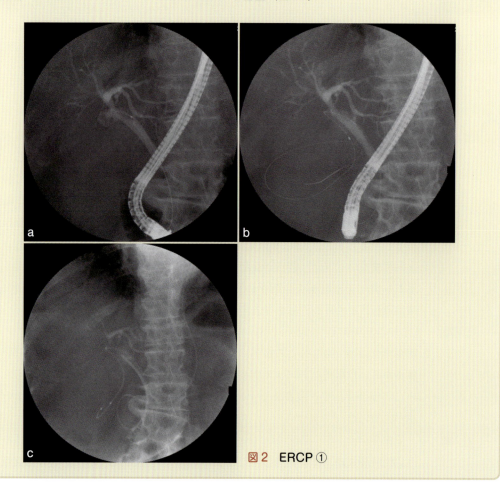

図 2　ERCP ①

Q2　経乳頭的胆嚢ドレナージの際，ENGBD と EGBS のどちらを選択する？ 乳頭処置はどうする？

岩　崎　経乳頭的胆嚢ドレナージ処置の際は乳頭部がナイーブなため，**相対的に膵炎リスクが高いと考えて EST を置くことが一般的**と考えています．本症例のように抗凝固薬を使っていると悩むところですが，アピキサバン（エリキュース®）であれば半減期は短めなので，必要に応じて処置をしてしまうかと思います．

土　屋　私も同意見です．アピキサバンを朝内服し同日午前中に EST はしないかもしれませんが，嘔吐がある場合，当日の薬は飲めていないことが多いので，最終内服が前

日であれば EST は普通に行います．特にこの症例では ENGBD と EBD の 2 本留置ですので，ナイーブ乳頭に 2 本は置けないと思います．胆管結石がなければ，EST をして胆汁流出が良好であれば EBD は置かないこともあります．胆汁が膿汁様など胆管炎がひどそうであれば ENGBD と ENBD とするかもしれません．

岩崎　ENGBD か EGBS かという話になると，それぞれの施設の方針によると思いますが，論文的には成功率は同様ですが，**短期的な改善効果は ENGBD のほうが確実で早く，長期留置の観点からは EGBS が推奨されています**[3]．また，**ENGBD を挿入して初期治療が安定した場合には，EGBS に交換することが一般的です**．より簡便に ENGBD をカットして内瘻化することも行われます[4]．

土屋　**ENGBD か EGBS かは自己抜去の可能性を考慮し決定します**．認知症があり，抜かれてしまうことが予想される際には，胆嚢内の感染胆汁を十分吸引し生理食塩水で洗浄した後に EGBS（7Fr ダブルピッグテイル）とします．

岩崎　胆嚢内を洗浄するときには洗浄しやすいカテーテルを用いると時間が短縮されてよいですよね．SHOREN®（カネカメディックス社）や G カニューラ（ガデリウス・メディカル社）などを挿入して，ガイドワイヤーは留置したままで，生理食塩水を10 mL ほど注入して吸引を繰り返すと徐々に感染胆汁がきれいになる印象があります．ステントはさまざまな形状がありますが，私たちは乳頭部の負荷がなるべく少なくなるように 5Fr のものを利用しています．IYO-stent™（ガデリウス・メディカル社）か先端を 0.025 inch に合わせて胆嚢内のピッグテイルを大きめのピッグテイルにした専用デバイス（ハナコメディカル社）を作成して利用しています．ENGBD の場合は，先端ピッグテイルの 5Fr（オリンパス社）を利用しています．

Q3　明らかな胆管結石を認めない場合，胆嚢ドレナージのみ？胆管ステントも留置する？

岩崎　当院では胆嚢ドレナージは 5Fr を用いており乳頭部にそれほど負荷はかからないので，EST もできて胆管結石がないときは胆管にステントは入れません．ただ，胆管径が細い症例や乳頭部の EST が十分できないときは EGBS 留置で胆管閉塞が心配なので，胆管ステントを留置するようにしています．もちろん，2 本ステントを入れると乳頭に負荷がかかり，膵炎リスクは高くなるので，必要性を鑑みて膵管ステントは留置すると思います．最近は ERCP 後膵炎リスクのある患者さんへ意図的に膵管ステント留置を試みることの有用性を示した報告もあります[5]．

土屋　繰り返しになりますが，EST が可能で胆汁流出が良好であればステントはあえて入れないことが多いと思います．むしろ胆管炎が心配な症状や血液データであれば，ENBD として胆管炎が良くなったらベッドサイドで抜いてしまうという手もあるかと思います．

岩崎　先生のおっしゃるとおりですね．EST せずにステント留置により重症 ERCP 後膵炎を発症したこともあるので，可能な限り EST 処置をするようにしています．もう1つ注意する点としては，この症例は肝胆道系酵素が上昇している点ですよね．EGBS，ENGBD ともに，ドレナージホールは通常は胆嚢内のみにしかありません．そのため，下部胆管はドレナージはされないことになります．明らかな総胆管結石がなくとも，やはり胆管内圧を下げるために胆管ステントを入れることは理にかなっていると思います．個人的には，ENGBD，EGBS ドレナージ両方ともチューブのドレナージ経路にたくさんホールを作製して，胆管も胆嚢も両方ドレナージできるようにするのがよいのではと考えており，メーカーに新しいステントを検討してもらっています．

経過 2

胆嚢炎改善後，内瘻化目的に ERCP 施行．胆管ステントは残したまま ENGBD を抜去し，7Fr 18 cm ダブルピッグテイルステントを胆嚢に留置（図 3）．

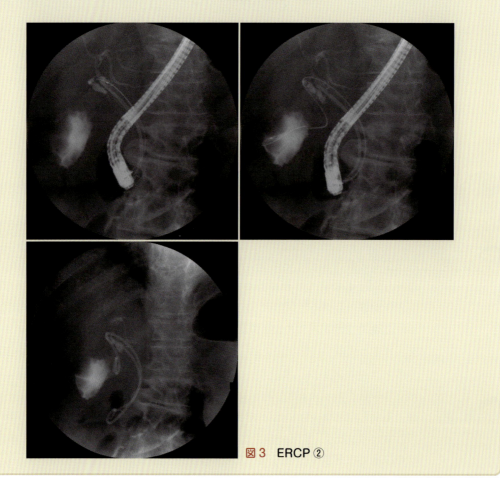

図 3　ERCP ②

Q4 胆嚢摘出術待機中に EGBS に交換するか？ ENGBD 抜去のみにするか？

土屋　胆摘が予定されていれば，ENGBD チューブを胃でカットし（留置スネアを切断するループカッターを用います），つっかえ棒として胆嚢炎再発予防としています．

岩崎　土屋先生と同じですね．胆嚢摘出がすぐ行える環境であれば長期留置用の EGBS への入れ替えをせずにそのままカットするようにしています[4]．手術困難症例ということであれば長期留置を狙って本症例にように EGBS に交換をします．EGBS 交換時は ENGBD の脇を通して胆嚢内ワイヤーを留置しますがどうしても難しいときは ENGBD を十二指腸内でカットして，中にワイヤーを通して胆嚢へのルートを確保してから ENGBD をスネアで除去します．

土屋　ちなみに小ネタですが，ループカッターはアルミホイルを何回か切ると，切れ味が良くなります！

岩崎　次回その技を試して使ってみます．具体的には，直視鏡を前庭部で反転して胃角部を正面視します．その状態で ENGBD を微調整して胃角のまんなかにくるようにして，ループカッターで胃角に押し付けるようにして切るようにしています．5Fr のチューブを利用しているとすぐに切断することが可能です．

あとは，この質問にある交換か抜去かということですが，このあたりは以前からいわれている抜去するかどうかです．幸い EGBS にすれば患者さんの負担はほとんどありませんし，留置しておいたほうが胆嚢炎再発も晩期偶発症も有意に低下することが報告されています[6]．PTGBD を抜去する研究のほとんどが完全に胆嚢炎が改善してから抜去するため 3〜6 週で設定されています[7,8]．さすがに ENGBD をそこまで長期留置しませんので，明らかな胆嚢炎症例で ENGBD を抜去することは現実的ではないかなと思います．当院では結局 ENGBD を全例 EGBS に交換していますが，将来的に ENGBD を抜去する戦略を取ることとなった場合には，PTGBD 同様に少なくとも 24〜48 時間のクランプテストに耐えられることを確認して抜去することになるかなと考えています．先生はどう思いますか？

土屋　基本的には ENGBD をステントに交換して EGBS としています．ただし，胆嚢炎の再発は少ないものの，1〜2 年で胆管炎やステントの周りに結石ができてしまうことがあります．当院や関連病院でフォローできる方は EGBS としてよいかもしれませんが，フォローできなければ ENGBD を抜いてしまうのも手かなと考えています．

岩崎　EGBS の専用チューブですがいまだにベストのものがないような気がします．胆嚢管で屈曲して胆嚢内に入っていくことを考えると，中央で少し屈曲があるほうがよいかなと思いますし，前述したように，胆管内の胆汁も一緒にドレナージしたいのでチューブの乳頭側にもホールがほしいですね．あとは逸脱しないためにも胆嚢内での形状は重要かなと思います．中原先生たちが報告したステント形状はとても理

Ⅰ．胆道・良性疾患

にかなっているように思います[9]．そして，細かったり屈曲した胆囊管に通したワイヤーに追従する先端形状ですかね．乳頭部への負担などを考えると 5Fr がベストかと思って私も作ってみました[10]が，そのあたりも含めて，先生の意見もいただけますか？

土 屋 確かにベストなものはないですよね．胆囊内のピッグテイルが胆囊管のほうにずり落ちてきてしまう症例も少なくない気がします．おさまりのよいステントを作っていくのも，これからの課題ですね！

📝 **経過 3**

胆囊摘出術後，再度 ERCP 施行．胆管ステント抜去，胆管クリーニングを行ったが結石の排出を認めず，終了とした．

文　献

1) Williams E, Beckingham I, El Sayed G, et al：Updated guideline on the management of common bile duct stones（CBDS）. Gut 66：765-782, 2017

2) Min JH, Shin KS, Lee JE, et al：Combination of CT findings can reliably predict radiolucent common bile duct stones：a novel approach using a CT-based nomogram. Eur Radiol 29：6447-6457, 2019

3) Kim TH, Park DE, Chon HK：Endoscopic transpapillary gallbladder drainage for the management of acute calculus cholecystitis patients unfit for urgent cholecystectomy. PLoS One 15：e0240219, 2020

4) Maruta A, Iwashita T, Yoshida K, et al：Endoscopic internalization by cutting the endoscopic transpapillary nasogallbladder drainage tube in management of acute cholecystitis: A retrospective multicenter cohort study. J Clin Med 11：7415, 2022

5) Elmunzer BJ, Zhang J, Coté GA, et al；on behalf of the SVI Study Group：Technical factors associated with the benefit of prophylactic pancreatic stent placement during high-risk ERCP：a secondary analysis of the SVI trial dataset. Am J Gastroenterol 2024 Aug 27（Epub ahead of print）

6) Maruta A, Iwashita T, Iwata K, et al：Permanent endoscopic gallbladder stenting versus removal of gallbladder drainage, long-term outcomes after management of acute cholecystitis in high-risk surgical patients for cholecystectomy: Multi-center retrospective cohort study. J Hepatobiliary Pancreat Sci 28：1138-1146, 2021

7) Lee R, Ha H, Han YS, et al：Percutaneous transhepatic gallbladder drainage followed by elective laparoscopic cholecystectomy for patients with moderate to severe acute cholecystitis. Medicine（Baltimore）96：e8533, 2017

8) Picus D, Hicks ME, Darcy MD, et al：Percutaneous cholecystolithotomy: analysis of results and complications in 58 consecutive patients. Radiology 183：779-784, 1992

9) Sato J, Nakahara K, Michikawa Y, et al：Long-term outcomes of endoscopic transpapillary gallbladder drainage using a novel spiral plastic stent in acute calculus cholecystitis. BMC Gastroenterol 22：539, 2022

10) Hayakawa T, Iwasaki E, Okada H, et al：Efficacy of a novel ultra-tapered endoscopic nasobiliary drainage tube in gallbladder drainage. VideoGIE 9：208-210, 2024

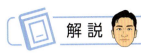

解説

　肝胆道系酵素上昇を伴う急性胆嚢炎では，胆管結石の合併，胆管炎からの波及，Mirizzi症候群などを念頭に置いて診断・治療を進めていく必要があります．Mirizzi症候群は，胆嚢頸部や胆嚢管の結石による圧排や炎症性変化が近接する総胆管の狭窄を引き起こす病態です．腹部エコー，CT，可能であればMRIやEUSも行い，病態を正確に評価することが望ましいです．肝胆道系酵素上昇を伴う急性胆嚢炎の治療において，胆管結石や急性胆管炎を合併している症例では，結石除去や胆管ドレナージなどの経乳頭的治療が同時に可能であり，ETGBDが良い適応となります．

　ETGBDには，EGBSとENGBDの2つの方法があります．これまでに報告されたランダム化比較試験の結果では，両者の有効性および安全性に有意な差は認められていません[a, b]．そのため，EGBSとENGBDの選択は，それぞれの特徴を考慮し，症例ごとに適切に判断する必要があります．ENGBDは胆嚢内の吸引・洗浄，排液のモニタリング，吸引胆汁による細胞診，胆嚢造影が可能という利点がありますが，ドレナージチューブの自己抜去やQOLの低下が問題となります．一方，EGBSは吸引・洗浄や排液モニタリング，造影は行えませんが，QOLに優れ，長期留置に適しています．近年では，EGBSにおけるステントの長期・永久留置の良好な成績が報告されており，全身状態や併存疾患などの理由から手術が見込めない症例には，EGBSが適していると考えられます．ETGBDが不成功となる主な要因としては，胆嚢管結石によるガイドワイヤー挿入困難，総胆管拡張による胆嚢管へのワイヤー誘導困難，胆嚢管の近位分岐や尾側分岐などの解剖学的変異，胆嚢管のらせん状走行によるワイヤー通過困難，手技中の胆嚢管損傷などが挙げられます[c, d]．

　肝胆道系酵素上昇を伴う急性胆嚢炎に対するETGBDでは，ESTの施行や，EBDやENBDの併用，側孔付きステントの使用は，抗血栓薬の使用状況，胆管結石や胆管狭窄の有無，胆管炎の程度に応じて個別に判断します．例えば，胆管結石を合併していても胆管炎が軽度な場合は，ESTを施行して一期的に結石除去を行い，胆管ステントを留置しないこともあります．一方，胆管結石がなくても胆管炎が重度な場合には，ETGBDに加え胆管ドレナージを行います．Mirizzi症候群では胆管狭窄を伴うため，ETGBDに加え胆管ステント留置が必要です．また，胆管炎から波及した胆嚢炎で胆嚢管が開通している場合には，胆管ドレナージのみで管理可能なこともあります．ETGBD単独で7Fr以下のステントやENBDチューブを使用する場合，必ずしもESTは必要ありません．ESTや側孔付きステントが胆汁うっ滞による偶発症を低減する可能性が示唆されていますが[e]，現時点では全例への積極的適応を支持する明確なエビデンスはなく，今後のさらなる検証が必要です．

（症例提示・解説：木暮宏史）

文献

a) Itoi T, Kawakami H, Katanuma A, et al：Endoscopic nasogallbladder tube or stent placement in acute cholecystitis: a preliminary prospective randomized trial in Japan（with videos）. Gastrointest Endosc 81：111-118, 2015
b) Yang MJ, Yoo BM, Kim JH, et al：Endoscopic naso-gallbladder drainage versus gallbladder stenting before cholecystectomy in patients with acute cholecystitis and a high suspicion of choledocholithiasis：a prospective randomised preliminary study. Scand J Gastroenterol 51：472-478, 2016
c) Maruta A, Iwata K, Iwashita T, et al：Factors affecting technical success of endoscopic transpapillary gallbladder drainage for acute cholecystitis. J Hepatobiliary Pancreat Sci 27：429-436, 2020
d) Hirakawa N, Yamamoto K, Sofuni A, et al：Factors predicting technical failure of endoscopic transpapillary gallbladder drainage for acute cholecystitis. DEN Open 4：e308, 2023
e) Maekawa S, Nomura R, Murase T, et al：Endoscopic gallbladder stenting for acute cholecystitis: a retrospective study of 46 elderly patients aged 65 years or older. BMC Gastroenterology 13：65, 2013

Ⅰ. 胆道・良性疾患

7 黄色肉芽腫性胆嚢炎

回答者 谷坂優樹・高原楠昊

> **症例** 黄色肉芽腫性胆嚢炎の 81 歳男性

胃癌に対し，2 年前に幽門側胃切除 Roux-en-Y 再建術施行．フォローアップの CT で胆嚢癌肝浸潤疑い（図1）．腹痛や発熱のエピソードはなし．CEA 1.9 ng/mL, CA19-9 42.8 U/mL, WBC 8,400/μL, Hb 14.0 g/dL, Plt 21.2万/μL, TP 6.6 g/dL, Alb 4.0 g/dL, T.Bil 0.3 mg/dL, D.Bil 0.1 mg/dL, AST 12 U/L, ALT 8 U/L, ALP 79 U/L, γ-GT 25 U/L, Amy 92 U/L, CRP 0.45 mg/dL．

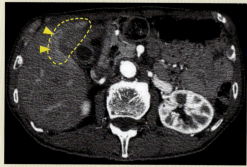
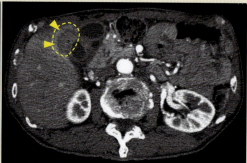

図1 造影 CT

Q1 胆嚢癌と黄色肉芽腫性胆嚢炎の鑑別のために行う画像検査は？

谷坂 まず，本造影 CT 所見ですが，胆嚢壁に関しては，造影効果を有する**胆嚢粘膜層の連続性が保たれております．**また，この外側の漿膜下層は，肥厚した低吸収域が認められます．そして，肝床側には，肝実質よりも低吸収な腫瘤の浸潤様所見が見受けられます．やはり胆嚢癌との鑑別が重要になります．

胆嚢癌と黄色肉芽腫性胆嚢炎（xanthogranulomatous cholecystitis：XGC）の鑑別のために行う画像検査としては，**CT 検査のほかに，腹部エコー検査・MRI 検査・EUS** があげられます[1]．

XGC の腹部エコー所見としては，びまん性の壁肥厚や壁内膿瘍を示唆する低エコー域が特徴的です．CT は上記所見のように，粘膜層の連続性が保たれていることや，壁内膿瘍を反映した壁内の低吸収域が特徴的です[2]．MRI は，肥厚した胆嚢壁内に Rokitansky-Ashoff sinus（RAS）内の液体貯留である囊胞状変化が T1 強調像では低信号で，T2 強調像で高信号として描出されます[3]．

高原　そうだね．XGCでは，漿膜下層を中心とする壁肥厚像と粘膜層の連続性が保たれていることが特徴的とされています．これはXGCの発生メカニズムを理解するとわかりやすい．つまり，①胆嚢結石の嵌頓などによる胆嚢内圧の上昇，②漿膜下層に存在するRASが破綻し胆嚢壁内への胆汁漏出や壁内膿瘍形成，③これを貪食した組織球を中心とした肉芽腫形成という，XGCの病態を反映していますね．
一方で，**胆嚢癌は胆嚢粘膜から生じるので粘膜層に変化をきたすことが多い．この点は両者の鑑別において，重要なポイント**になるね．
それと胆嚢結石の有無もチェックしておきたいですね．XGCの発症には胆嚢結石が関与することが多いといわれています．もちろん，それだけで胆嚢癌を否定することはできないけど，頸部に嵌頓する結石と胆嚢壁肥厚を見た場合はXGCも鑑別診断にあげるべきかな．
ところで，XGCではこの症例のように，肝臓などの周囲臓器にあたかも浸潤するような画像所見を呈することがあるけど，癌の浸潤なのか，XGCの炎症波及なのかを区別するポイントは何かありますか？

谷坂　造影CTやMRIに加えて，造影USが肝実質への浸潤あるいは炎症波及の評価に有用かもしれないという報告[4]があります．
造影USの門脈相において，XGCではバブルのwash-outがみられる一方で，胆嚢癌では肥厚した壁内から肝実質に向かってバブルが流入する様子が観察されるので，鑑別の一助になるかもしれませんね．

高原　なるほど．それじゃあ，炎症と癌の鑑別という意味で，PET-CTの可能性はどうですか？

谷坂　PET-CTによるXGCの診断精度はCTやMRIと比べて若干劣るとする報告もあるので（感度55%，特異度90%，陽性的中率90%，陰性的中率73%）[4]，PET-CT単独での区別は難しいかもしれません．

高原　XGCでは，炎症の消退と線維化が生じて，経時的に画像所見に変化が加わるという点も特徴とされるけど，画像診断の診断精度は十分とはいえないから，組織学的なconfirmationがないと，自信を持って経過観察を選択するのは難しいかもしれないですね．

I. 胆道・良性疾患

> **経過 1**
>
> EUS では消化管再建術後のため胆嚢を観察できず，腹部エコー検査では胆嚢底部の胆嚢壁はびまん性に肥厚しており，肝実質への浸潤様所見を認める（図2）．

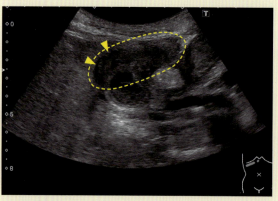

図2　腹部エコー

Q2　胆嚢癌と黄色肉芽腫性胆嚢炎の鑑別のために EUS-FNA や経皮的肝生検を行うか？

高原　前述のように画像診断での XGC と胆嚢癌の鑑別には限界があるので，治療方針の決定のためには組織学的な根拠が欲しいですね．とくに肝門部への浸潤あるいは炎症波及がみられる場合には，肝門部領域胆管癌との鑑別が問題になるので，過大な手術侵襲を回避できるかどうかは，非常に重要だね．加えてこの患者さんでは胃癌の既往があるので，胃癌の再発の可能性も頭の片隅には置いておく必要がありますね．

谷坂　そのとおりですね．XGC と胆管癌では，手術侵襲（切除範囲・リンパ節郭清など）が大きく変わるので，組織学的根拠は術前に可能な限り得たいですね．
実際，組織診断の手段として，ERCP・EUS-FNA・経皮的生検がありますが，どのように使い分けましょうか？

高原　胆管狭窄が疑われる場合，ERCP による経乳頭的胆管生検や擦過細胞診が第一選択になります．でも，十分量の検体が採取できないなどの理由もあって診断精度は十分ではないから，EUS-FNA あるいは経皮的生検を検討する必要があるよね．EUS-FNA が XGC と胆嚢癌の鑑別において安全かつ有用であることが報告されているけど[5]，この患者さんのように**術後再建腸管の影響で EUS-FNA が難しい場合には，経皮的生検が望ましい**ですね．

谷坂　もし今回の状況で ERCP を行うとすると，胆嚢内までアプローチして，胆汁細胞診や ENGBD を留置して連続細胞診を行うという選択もありますが，実際は，結

石が頸部に嵌頓していたり，胆嚢が萎縮気味になっていることもあって，なかなか難しそうですよね．
EUS-FNA では，本症例のような幽門側胃切除 Roux-en-Y 再建だと，EUS スコープを輸入脚へ挿入して十二指腸まで行かないと胆嚢の描出はできませんよね．私も，この状況なら経皮的生検ですね．
穿刺にあたって，注意事項はありますか？

高　原　経皮的生検施行に際しては胆嚢内腔を介さずに壁肥厚部から組織採取することを心がけて，穿刺に伴う胆汁性腹膜炎および播種のリスク回避に細心の注意を払うべきだと思います．

谷　坂　そうですね．図2の腹部エコー検査所見ですと，十分胆嚢内内腔を避けて穿刺が可能そうですよね．

経過2

肝床浸潤が疑われる部位より経皮的肝生検施行．病理組織所見（図3）：組織学的に多数の組織球，泡沫組織球，リンパ球，形質細胞を混じた著明な炎症細胞浸潤とともに線維芽細胞や αSMA 陽性の筋線維芽細胞の増生を認める．癌を疑うような異型上皮は含まれていない．

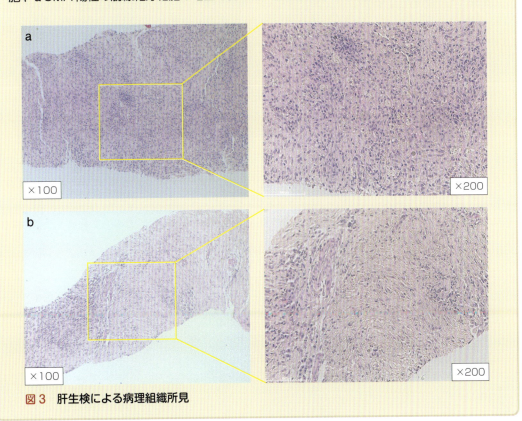

図3　肝生検による病理組織所見

I. 胆道・良性疾患

Q3 胆囊摘出術をするか？ するならいつ？

谷坂　肝生検では，胆囊癌を疑う所見がなく，泡沫組織球を認めることから XGC を考えます．しかしながら，肝生検はあくまでも穿刺経路の組織しか評価できないのでサンプリングエラーの可能性もありますし，XGC の 10% 程度に潜在胆囊癌が存在するといわれていますので[6]，**基本的には手術を前提に病状説明し，患者さんの意見も考慮すると思います**．手術するにしても XGC として胆摘＋胆囊床切除を行うので，胆囊癌の手術ほどの侵襲にはならないと思います．

高原　もちろん潜在的な胆囊癌合併のリスクがあることは説明する必要があるけど，病理所見上は典型的な XGC の所見が得られていて，肝浸潤を伴う胆囊癌の可能性は低いと考えられます．無症候かつ高齢の患者さんなので，併存疾患や今後の胃癌再発リスク次第では，胆摘をせずに経過観察という選択肢もありうると思います．

ただ，この患者さんは胆管狭窄を合併していないから，胆管空腸吻合や広範な肝切除は不要で，術中迅速病理で癌が検出されるようなことがなければ，比較的低侵襲な手術で済む可能性が高いですよね？　総合的に考えると，やっぱり胆摘をお勧めするべきかな．

谷坂　そうですね．ところで，この患者さんの場合，もし手術をするとしたらいつ頃をお勧めします？

高原　病院によっては外科手術枠の制限という現実的な問題もあるので，なかなか早期の胆摘が難しいこともあるよね．この患者さんの場合，胆囊癌よりも XGC の可能性が高く，炎症の自然消退の期待もあるので，少なくとも 2～3ヵ月は待って，画像再検査のうえで，手術時期を外科の先生と相談したいですね．

谷坂　われわれも **2～3ヵ月後に CT などで再評価して，炎症が鎮静化した時期に行うのがよい**かと思います．肝床への炎症の波及が消失した場合は，胆囊摘出のみでいける可能性もあります．

ただ，年齢が 81 歳で，胃癌手術で R-Y 再建もしているので，手術が大変になる可能性もあり，外科の先生への相談が必要です．大変なようなら，closed follow-up（最初は 3ヵ月後．そこで悪化しなければ以後は 6ヵ月ごとの CT 検査や MRI 検査）を行っていくかなと思います．

> **経過3**
>
> 1年後のフォローアップCTで胆嚢壁肥厚と肝実質への浸潤様所見は自然軽快していた（図4）．
>
>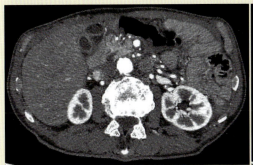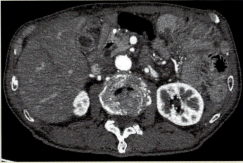
>
> **図4** 造影CT

文献

1) 豊川秀吉，權　雅憲：黄色肉芽腫性胆嚢炎の診断と治療．胆道 23：649-653, 2009
2) Uchiyama K, Ozawa S, Ueno M, et al：Xanthogranulomatous cholecystitis: the use of preoperative CT findings to differentiate it from gallbladder carcinoma. J Hepatobiliary Pancreat Surg 16：333-338, 2009
3) Furuta A, Ishibashi T, Takahashi S, et al：MRI imaging of xantogranulomatous cholecystitis. Radiat Med 14：315-319, 1996
4) Bo X, Chen E, Wang J, et al：Diagnostic accuracy of imaging modalities in differentiating xanthogranulomatous cholecystitis from gallbladder cancer. Ann Transl Med 7：627, 2019
5) Hijioka S, Mekky MA, Bhatia V, et al：Can EUS-guided FNA distinguish between gallbladder cancer and xanthogranulomatous cholecystectomy? Gastrointest Endosc 72：622-627, 2010
6) 遠藤　格，森隆太郎，松山隆生，他：黄色肉芽腫性胆嚢炎の診断と治療戦略—過大な手術を回避するための術前・術中の方策．胆道 27：712-719, 2013

解説

　XGCは，慢性胆嚢炎の一種で，胆嚢壁の肥厚や炎症を特徴とする疾患です．主な原因は，胆石の嵌頓による胆嚢内圧上昇が粘膜損傷を引き起こし，胆汁成分が胆嚢壁内へ漏出することで，組織球が貪食し，肉芽腫性炎症が進行することとされています．この過程で線維化が進み，びまん性または限局性の胆嚢壁肥厚が生じます．XGCの臨床症状は慢性胆嚢炎と類似しており，右上腹部痛，発熱，悪心・嘔吐などがみられます．しかし，胆嚢癌との鑑別を要する場合があり，特にCA19-9などの腫瘍マーカーが上昇するケースでは，癌との識別が困難になることがあります．

　診断には，腹部エコー，造影CT，MRI，EUSなどの画像診断が用いられます．腹部エコーでは，壁内の黄色肉芽腫や膿瘍を反映して，肝実質よりも高エコーの壁肥厚がみられ，壁内に低エコー領域を認めることが多いです．造影CTでは，粘膜面の連続性が保たれ，均一に造影されることが多く，肥厚した壁内に結節性またはびまん性の低吸収域を認めます．MRIでは，T1強調像で胆嚢壁

が低信号を示し，T2強調像では壁内膿瘍がスポット状の高信号として描出されます．肥厚した壁内に胆汁成分を貪食したマクロファージを反映する脂肪が検出される場合もあります．拡散能低下は胆囊癌に特徴的な所見とされていますが，XGCでも壁内膿瘍を反映して拡散強調像で高信号を呈することがあるため，注意が必要です．EUSでは，胆囊壁の不均一な肥厚，低エコー領域の存在，小囊胞構造を認めます．特に，胆囊壁の層構造が部分的に保持される点が特徴的です．

　胆囊癌との鑑別が重要な課題となります．CTにおいて，びまん性胆囊壁肥厚，粘膜面の連続性の保持，胆囊壁内の低吸収結節，肝内胆管拡張の欠如，肝浸潤の欠如という5つの項目のうち3つ以上を満たす場合，XGCの診断感度は83.3%，特異度は100%とされています[a]．EUS-FNAによる病理組織学的確定診断も可能ですが，悪性病変の場合は穿刺による播種のリスクがあるため，その実施には慎重な判断が必要です．

　XGCは一般的に胆囊癌との鑑別が困難なため，多くの場合で胆囊摘出術が推奨されます．ただし，画像所見でXGCの特徴が明確で，症状がないか軽度である場合，あるいは手術リスクが高い患者では，経過観察が選択されることもあります．一方，胆囊癌との鑑別が困難な場合は，術前診断でXGCが疑われる場合でも手術を行うことが推奨されます．最終的な確定診断は術後の病理組織診断によってなされることも少なくありません．

（症例提示・解説：木暮宏史）

文　献

a) Goshima S, Chang S, Wang JH, et al：Xanthogranulomatous cholecystitis：Diagnostic performance of CT to differentiate from gallbladder cancer. Eur J Radiol 74：E79-E83, 2010

Ⅱ. 膵臓・良性疾患

8 重症急性膵炎

回答者 竹中 完・岩下拓司

症例 腹痛で救急外来を受診したアルコール（200 g/日）常飲している 30 歳男性

飲酒後の激しい上腹部痛で救急外来受診．既往歴はなし．受診時体温 38.5℃，血圧 110/60 mmHg，脈拍 100 回/分，WBC 13,000/μL，Hb 13 g/dL，Plt 8.5 万/μL，LDH 650 U/L，CRP 25 mg/dL，Amy 2,500 U/L．

造影 CT では，膵全体の腫大（矢頭）と左腎下極以遠まで液体貯留（矢印）を認めた（図1）．

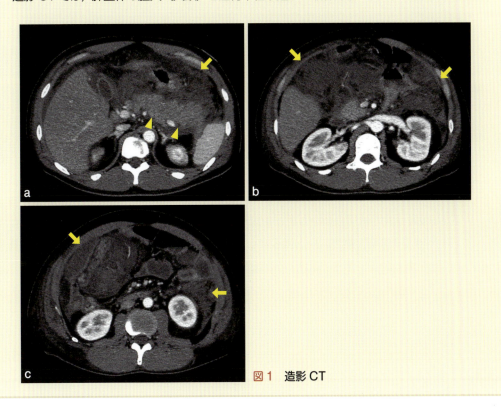

図1 造影 CT

Q1 重症度判定はどのように行うか？

竹中　急性膵炎と診断された症例は Pancreatitis Bundles 2021（p.62，図6）[1]にも記載があるように，とにもかくにもまず重症度判定（p.62，表1）を行う必要があります．「重症膵炎と判定→数時間以内の搬送」が重症膵炎死亡率を 0% に近づける最大重要徹底必須ポイントであり，重症かそうでないかでその後の流れが大きく変わるため，急いで判定を行う必要があります．

この症例は，**造影CTで膵全体の腫大と左腎下極以遠まで液体貯留を認めています**ね．（→ハイ，この時点で「重症」です．やばいです！）

重症度判定は「予後因子」と「造影CT Grade」を用いて判定され，予後因子が3点以上，もしくは造影CT Grade 2以上であれば重症と判定されますが，この症例では造影CTで左腎下極以遠まで液体貯留が認められますのでその時点で「造影CT Grade」における炎症の膵外進展度2点になり，膵の造影不領域があるかどうかを評価する以前にこの時点で重症膵炎であると判定されます．

岩下：やばいですね！ちなみに予後因子はどうですか？

竹中：予後因子ですか？ えーと，この症例は体温38℃以上，脈拍90回/分以上，WBC 12,000/μL以上なので全身性炎症反応症候群（systemic inflammatory response syndrome：SIRS）と診断され1点，LDH 650 U/Lで1点（施設基準上限を220として2倍以上），血小板10万/μL以下で1点，CRP 15 mg/dL以上で1点，計4点ですので呼吸状態，BUN値，Ca値が不明ですがそれらの評価を待たずしてこちらも「重症」と判定されますね！ますますやばい！

岩下：施設によってはこの時点で，急ぎ搬送準備を進めないといけないですね．予後因子評価に関して何かコツというかポイントはありますか？

竹中：そうですね，予後因子評価で大事なポイントと思っているのはいくつかあり，まず**「年齢が70歳以上ならすでに1点」**があります．70歳以上の膵炎症例はすでに1点，と念頭に置いて判定を始めます．次に「**採血にCaを忘れずに追加する**」ことが重要です．定期採血にCaが入っていないことが多く，一刻を争う重症度判定においてCa値を追加することを忘れていた，は致命的なミスになります．次に「**血液ガス分析（血ガス）を測らなくてもショック，呼吸不全ならそれだけでそれぞれ1点**」があります．血ガスを測定できない施設でも重症度判定を速やかに行えるようにBE，PaO₂の欄に，またはショック，または呼吸不全と記載されています．ここを知らない先生も多いので重要なポイントですね．

岩下：確かにそこは重要なポイントですよね．

Q2 初期治療は何を行う？ 栄養は？

岩下：膵炎の初期治療として，まずは輸液，疼痛コントロールを行っていこう．**炎症が広範に及ぶことで，血管透過性が亢進して血管内脱水をきたし，循環不全から臓器障害をきたしやすいから，積極的に輸液量をして脱水を予防する必要があります**よね．

竹中：この症例は重症膵炎ですが，特に気をつけないといけない点はどこになりますか？

岩下：**最初の4時間で細胞外液を1,000 mL程度投与して，その後18時間で3,000 mL投与**するのでどうだろう．その後も，尿量を見ながら1日に4,000 mL程度を基準に投与したほうがいいけど，循環・呼吸不全はモニタリングしながら注意していきましょう．

竹中：疼痛管理はどうしますか？

岩　下　アセトアミノフェンの点滴でまずはコントロールできるのであればいいけど，炎症の波及範囲が大きく難しそうかな．先生ならどうしますか？

竹　中　アセトアミノフェン（500 mg 1日3～4回投与）で難しければ，ブプレノルフィン（4～6μg/kg（体重）を1日3～4回筋肉注射）を間欠的・持続的に使用するのでどうかな．ところで栄養はどうしますか？

岩　下　腸管壊死や穿孔はなさそうだけど，重症膵炎で消化管機能がどうかわからないから，まずは成分栄養の経口摂取を試してみよう．難しそうであれば経鼻胃管から成分栄養を持続的に投与しましょう．

竹　中　Pancreatitis Bundles 2021にも前回には記載がなかった「重症急性膵炎では，禁忌がない場合には診断後48時間以内に経腸栄養（経胃でも可）を少量から開始する」という文言が追加されているもんね．

経過 1

初期治療開始後も発熱が持続，WBC，CRPも高値が遷延．血液培養は陰性．

Q3　抗菌薬投与はどうする？

岩　下　抗菌薬はどうしましょうか？私の以前の勤務先では全例に第3世代セフェム系を使用していました．使用したほうがいい症例などありますか？

竹　中　うちも昔は無条件に抗菌薬投与をしていたけどPancreatitis Bundles 2021には「軽症急性膵炎では，予防的抗菌薬投与はしない」と記載があるよね．
重症膵炎でも予防的投与の明らかな改善効果は証明されていないけど，特にプロカルシトニンが高値のような症例では投与してるなあ．胆石性膵炎などで胆管炎を合併している場合はもちろん投与しています．

岩　下　特に重症膵炎例で感染を合併しているかどうか判断が難しいですよね．それ以外に使用したほうがいい薬剤はありますか？

竹　中　トロンボモデュリンは今後の検証が必要だけど有用性が期待されるね．ただ播種性血管内凝固（disseminated intravascular coagulation：DIC）じゃないと使えないですよねえ．．

岩　下　確かにそうなんだけど意外にDICの症例がDICと診断されてないんですよね．特にFDPが重要で25μg/mL以上なら3点だからね．以外にFDPが採血されていないことが多いからここは強調しておきたいところです．

竹　中　あと呼吸回数も適宜チェックしてSIRSを拾い上げるのも大事ですよね．

II. 膵臓・良性疾患

> **経過2**
>
> 急性膵炎発症3週間後，CTで膵周囲液体貯留は増大傾向，被包化（図2）．発熱が持続．

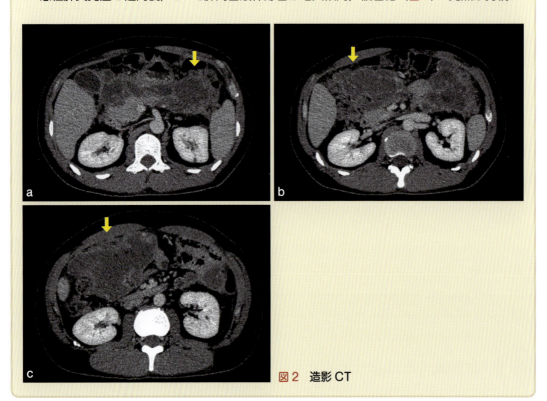

図2　造影CT

Q4　ドレナージの適応，タイミングはどう考える？

 岩下　膵壊死を伴う重症急性膵炎発症後3週間だけど発熱が継続していますね．CTで熱源検索をしたけど膵臓以外には明らかな熱源がなさそうです．

 竹中　膵壊死部位に感染を合併してる可能性がありますね．

岩下　そうだね．**改訂アトランタ分類では発症後4週以内で「急性壊死性貯留」だけど**，画像上は**膵壊死領域は被包化されているようにみえるし「被包化壊死（walled-off necrosis：WON）」と考えてもよさそうだね．できるだけ成熟した状態で内視鏡的局所治療を行いたいけど，感染性膵壊死が疑われるし，抗菌薬治療に抵抗性だからEUS-PFD を行うのはどうでしょうか．**

竹中　いいと思います．外瘻にする？内瘻にする？ステントはLAMSをいきなり入れる？

岩下　**まずは，経鼻嚢胞ドレナージチューブからの持続洗浄で効果をみてみましょう．**ただ，将来的にネクロセクトミーが必要になる可能性があるからLAMSを使用して，その内腔を介して経鼻ドレナージを留置しましょう．

竹中　この症例は発症4週以内だけど，臨床経過から先生の言うようにLAMS留置でい

いと思います．

> **経過3**
>
> EUS-PFDを施行．EUSでは固形成分が充満しており，LAMS留置後に複数のプラスチックステントと経鼻嚢胞ドレナージを留置した．発熱は依然として持続，炎症反応の改善も乏しい（図3）．
>
>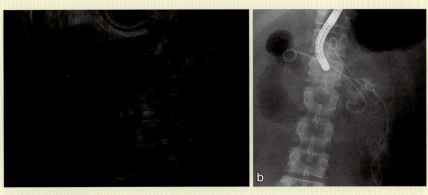
>
> 図3 EUS-PFD

Q5 内視鏡的ネクロセクトミーの適応，タイミングは？ multigatewayを優先するか？

竹中 経鼻嚢胞ドレナージチューブからの持続洗浄のみでは残念ながら炎症反応の改善が認められない．内視鏡的ネクロセクトミーの適応と思うんだけどどうかな．先生は何日ぐらい様子をみますか？ われわれは"1～2週間ぐらい"がおおよその目安です．

岩下 うちはもう少し早くて数日で判断するな．結局のところ壊死物質を除去しないと感染はコントロールできないと思います．この症例はもちろんネクロセクトミーの適応だと思うよ．

竹中 multigatewayを行わずいきなりにネクロセクトミーしますか？

岩下 そうですね．頭側と尾側に分かれて壊死腔があるけど，single gateでどちらもドレナージできてるから，multigatewayは必要ないんじゃないかな．

竹中 ネクロセクトミーをする際に注意しないといけないことって何かな？

岩下 **必ず造影CTで動脈瘤が出現していないかをチェック**しています．どうしても盲目

的になってしまう部分もあるもんね.

竹中　大事な点だね.

> 経過 4
>
> multigateway として膵頭部側の病変にドレナージを追加（図 4a, b），その後に内視鏡的ネクロセクトミーを 3 回施行（図 4c, d）したところ，壊死物質はほぼ除去され，発熱，炎症反応の改善も認めた（図 5）.

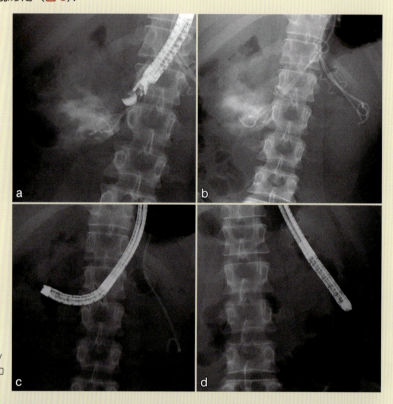

図 4
a, b：multigateway
c, d：内視鏡的ネクロセクトミー

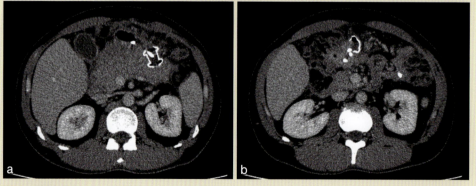

図 5　造影 CT

Q6 EUS-PFD の抜去のタイミングは？ DPDS の評価はいつ行うか？

岩下　ネクロセクトミーで壊死物質もほぼなくなって，炎症反応も落ち着いてきましたね．

竹中　LAMS を抜去しましょうか？**長く留置すると出血のリスクが増える**っていいますし….

岩下　壊死性膵炎だから，主膵管は大丈夫かな？主膵管破綻症候群（disconnected pancreatic duct syndrome：DPDS）の評価は必要ですよね．

竹中　ERCP での膵管造影が確実に DPDS を評価できるけど，MRCP にしますか？

岩下　**ERCP は膵炎のリスクがあるので，MRCP で DPDS がないかどうかは確認**しましょう．どのタイミングで評価しましょうか？

竹中　一旦プラスチックステントに入れ替えて，のちに MRCP で評価でどうでしょうか？もし，**DPDS がありそうであれば，LAMS 抜去後ステントフリーにするのは再発リスクが増える**からプラスチックステントを長期で留置しましょう．

岩下　それでいきましょう．無事退院できそうで，よかったです．

解説

　急性膵炎は特に重症膵炎では死亡率が依然として高い疾患の1つです．発症からの時期に応じて「急性膵炎診療ガイドライン」[a]，特に臨床現場で重要な点をまとめた Pancreatitis Bundles 2021（**図6**）を遵守することが予後改善には重要であり，まずは重症度の把握（**表1**）が最も重要です．

　治療時期については提示症例の Q1～3 に示される急性期と，Q4～6 の後期の局所合併症に対する治療に分けられます．

　急性期治療では循環動態を保つために十分な補液量を行いつつ，早期に経腸栄養を開始するという2点が重要です．重症膵炎では適切な初期治療が何よりも重要であり，必要に応じて高次医療施設への搬送を考慮します．南大阪地域での膵炎の病期別の搬送先リストである「南大阪膵炎 MAP」のように，各地域での連携体制を確立することも重要です．急性膵炎に対する予防的抗菌薬投与の有用性は証明されていないものの，重症例での早期抗菌薬投与は死亡率，感染性合併症を低下させる可能性があり，プロカルシトニン上昇例に抗菌薬投与を行うというストラテジーも提案されています[b,c]．また急性膵炎後早期に経消化管的に栄養を開始することで感染，臓器不全が減ることから，消化管閉塞がない場合には積極的に経消化管的な栄養を開始します．

　急性期を乗り切った後に考慮すべきは，仮性嚢胞・被包化壊死という局所合併症です．急性膵炎およびその後の局所合併症に対する治療の基本方針は，可能な限り保存的治療を優先し，仮性嚢胞・被包化壊死が被包化される急性膵炎発症後3～4週後までは特にドレナージは待ったほうがよいと

Ⅱ. 膵臓・良性疾患

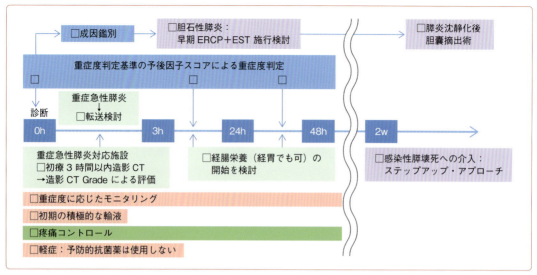

図6 Pancreatitis Bundles 2021 チェックフロー
〔高田忠敬 編：急性膵炎診療ガイドライン 2021（第5版），p.30，金原出版，2021 より〕

表1 急性膵炎の重症度判定基準（厚生労働省難治性膵疾患に関する調査研究班 2008 年）

A. 予後因子（予後因子は各1点とする）

① Base Excess ≦－3 mEq/L，またはショック（収縮期血圧≦ 80 mmHg）
② PaO_2 ≦ 60 mmHg（room air），または呼吸不全（人工呼吸管理が必要）
③ BUN ≧ 40 mg/dL（or Cr ≧ 2 mg/dL），または乏尿（輸液後も1日尿量が 400 mL 以下）
④ LDH ≧基準値上限の2倍
⑤ 血小板数≦ 10 万 /mm³
⑥ 総 Ca ≦ 7.5 mg/dL
⑦ CRP ≧ 15 mg/dL
⑧ SIRS 診断基準※における陽性項目数≧ 3
⑨ 年齢≧ 70 歳

※ SIRS 診断基準項目：(1) 体温＞ 38℃または＜ 36℃，(2) 脈拍＞ 90 回 / 分，(3) 呼吸数＞ 20 回 / 分または $PaCO_2$ ＜ 32 torr，(4) 白血球数＞ 12,000/mm³ か＜ 4,000 mm³ または 10％幼若球出現

B. 造影 CT Grade

① 炎症の膵外進展度

前腎傍腔	0 点
結腸間膜根部	1 点
腎下極以遠	2 点

② 膵の造影不良域
膵を便宜的に3つの区域（膵頭部，膵体部，膵尾部）に分け判定する．

各区域に限局している場合，または膵の周辺のみの場合	0 点
2つの区域にかかる場合	1 点
2つの区域全体を占める，またはそれ以上の場合	2 点

①+② 合計スコア

1 点以下	Grade 1
2 点	Grade 2
3 点以上	Grade 3

重症の判定
① 予後因子が 3 点以上，または② 造影 CT Grade 2 以上の場合は重症とする．

されています[e]. 被包化壊死ではドレナージだけで改善しない場合にネクロセクトミーを行う step-up approach が行われます. 20 年前にはドレナージ, ネクロセクトミーともに経皮的・外科的アプローチが主流でしたが, 最近ではより低侵襲な EUS-PFD が選択される機会が増えています. 大口径 LAMS の導入により, 手技時間も短縮され, その後のネクロセクトミーも比較的容易に行える状況となりましたが, 出血や空気塞栓など重篤な偶発症もあり[d], ドレナージ後早期から積極的にネクロセクトミーを行うべきかどうかは議論されるところです.

　最後に急性膵炎の治療成績が改善したことで, その長期予後が近年注目されています. 特に膵壊死により主膵管が分断される DPDS では, 膵局所合併症の再燃のリスクが高いため, 仮性嚢胞や被包化壊死に対するドレナージの長期留置が必要となることも多く, また長期的に糖尿病や膵外分泌機能不全などの膵機能低下が多い可能性が示されています[e].

（症例提示・解説：中井陽介）

文　献

a) 急性膵炎診療ガイドライン 2021 改訂出版委員会 編：急性膵炎診療ガイドライン 2021（第 5 版）. 金原出版, 2021

b) Ukai T, Shikata S, Inoue M, et al：Early prophylactic antibiotics administration for acute necrotizing pancreatitis：a meta-analysis of randomized controlled trials. J Hepatobiliary Pancreat Sci 22：316-321, 2015

c) Siriwardena AK, Jegatheeswaran S, Mason JM, et al：A procalcitonin-based algorithm to guide antibiotic use in patients with acute pancreatitis（PROCAP）：a single-centre, patient-blinded, randomised controlled trial. Lancet Gastroenterol Hepatol 7：913-921, 2022

d) Baron TH, DiMaio CJ, Wang AY, et al：American Gastroenterological Association Clinical Practice Update：Management of Pancreatic Necrosis. Gastroenterology 158：67-75, 2020

e) Yasuda I, Nakashima M, Iwai T, et al：Japanese multicenter experience of endoscopic necrosectomy for infected walled-off pancreatic necrosis：The JENIPaN study. Endoscopy 45：627-634, 2013

f) Hamada T, Iwashita T, Saito T, et al：Disconnected pancreatic duct syndrome and outcomes of endoscopic ultrasound-guided treatment of pancreatic fluid collections：Systematic review and meta-analysis. Dig Endosc 34：676-686, 2022

II. 膵臓・良性疾患

9 急性膵炎

回答者 谷坂優樹・金 俊文

> **症例** 腹痛で救急外来受診した急性膵炎の既往がある46歳男性

1年前に急性膵炎で入院歴あり．アルコール80 g/日を毎日摂取．前日飲酒後より腹痛あり近医を受診．鎮痛薬処方されたが改善ないため，救急外来受診．バイタルサインに異常なく，心窩部に圧痛を認める．

血液検査では，WBC 16,500/μL, Plt 34.5万/μL, AST 58 U/L, ALT 36 U/L, γ-GT 236 U/L, ALP 120 U/L, T. Bil 1.3 mg/dL, LDH 190 U/L, Ca 9.8 mg/dL, BUN 19.3 mg/dL, Cre 0.92 mg/dL, Amy 254 U/L, p-Amy 230 U/L, CRP 1.27 mg/dL.

造影CT検査では，膵臓に造影不良域は認めず，膵頭部周囲の脂肪織濃度上昇を認める．炎症の範囲は両側前腎傍腔と横行結腸間膜に及んでいる（図1）．

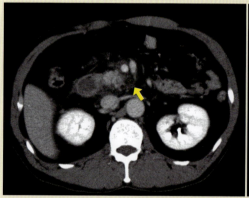
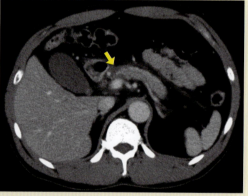

図1 造影CT

Q1 膵炎の重症度判定とその後の治療方針は？ 補液の内容と量，蛋白分解酵素阻害薬，抗菌薬の使用は？

谷坂 「急性膵炎診療ガイドライン2021」[1]に則って診断・治療にあたっていくのがよいと思います．ガイドライン内には，Pancreatitis Bundles 2021があり，急性膵炎症例への対応が的確にまとめられています．そのなかでも，**まず重症度判定を行う必要がある**とされています（p.62, 図6, 表1）．重症度判定は，「**予後因子**」と「**造影CT Grade**」の合計スコアで判定します．

この症例は，上記**血液検査で予後因子項目はすべて0点**，バイタルサインが異常なく，白血球数 16,500/μLで，全身性炎症反応症候群（systemic inflammatory response syndrome：SIRS）の陽性項目は1つだけなので，**SIRSについても0点**になります．造影CT所見では，**結腸間膜に炎症が及んでいますので，1点**になります．造影不良域は認めませんので，**造影不良域のスコアについては0点**になります．以上より合計1点ですので，**Grade 1（軽症）膵炎**となります．

金 初診時だけではなく治療翌日，2日後にも適宜重症度判定を行うことも重要ですよね．症例によっては初診時には軽症であったが経時的に増悪し重症化することもあります．もちろんそのような場合には，重症度の都度評価に加えて現在の治療が適正か否かを吟味することが重要です．

ちなみに，本症例であれば谷坂先生はどのような治療を行うでしょうか？

谷坂 急性膵炎ですので，**最初の治療としては，絶食・十分な初期輸液・十分な除痛**になります．膵炎は脱水・循環不全を伴いますので，**積極的輸液が必要**です．輸液を行う際には必ず尿量をモニタリングします．この患者さんは軽症でトイレまで歩けそうですので，尿カテーテルは挿入しなくてもよさそうですが，重症例では，尿カテーテルを挿入したほうがよいでしょう．

具体的な輸液量はガイドラインでも記載されておりませんが，4,000 mL以上を積極的輸液の1つの目安としています．輸液内容としては，**晶質液，そのなかでも緩衝液（乳酸化リンゲル液：ラクテック®，ヴィーン®F）が推奨**されています．この症例は元気そうな若い男性なのであまり心配ありませんが，**高齢・心不全・腎不全の患者さんには，過剰輸液にならないようにする必要があります**．

金 積極的輸液に関しては重症度にかかわらず急性膵炎の治療の基本ですよね．ただし，漫然と大量輸液を行っていると溢水から肺水腫・心不全などを併発し，呼吸状態の悪化につながることがありますので注意が必要です．本症例では若年であること，および血液性化学検査にてBUN 19.3 mg/dL, Cre 0.92 mg/dLと腎障害を合併していないことから大量輸液にも耐えうると考えますが，谷坂先生のおっしゃるとおり尿量や体液量による調整は必要です．

ただし，**高度の脱水を伴う場合に輸液が不十分であれば膵炎は急速に増悪**します．このような場合には，腎障害の程度にかかわらず大量の輸液が必要となりますし，それによる呼吸状態の悪化などを引き起こした場合には人工呼吸器管理下とすることも躊躇してはいけません．

輸液以外の治療に関しては，どうでしょうか？

谷坂 蛋白分解酵素阻害薬については，以前は投与してましたが，メタアナリシス[2]では，**膵炎の致命率や，局所合併症発生率に影響を与えないと報告されていますので，使用しなくてもよい**かと思います．

抗菌薬についても，**ガイドラインでも軽症膵炎に対して予防的抗菌薬の投与は行わないことを推奨**していますので，投与しません（重症膵炎ですら，抗菌薬使用のメリットは証明されていません）．

金 本症例に関しては，アルコール性膵炎であると推測されますが，アルコール依存がある症例では入院後に離脱せん妄を引き起こすことがあります．過去の飲酒量や飲

Ⅱ．膵臓・良性疾患

　　　酒歴から離脱せん妄のリスクが高いと判断する場合には，ベンゾジアゼピン系の薬剤を使用することも治療を円滑に進めるためのコツの1つです．

> **経過 1**
>
> 乳酸化リンゲル液 200 mL/時で治療を開始．翌日には腹部症状は軽快．血液検査では，WBC 13,400/μL, Plt 25.5万/μL, AST 30 U/L, ALT 32 U/L, γ-GT 184 U/L, ALP 102 U/L, T. Bil 1.0 mg/dL, LDH 176 U/L, Ca 9.5 mg/dL, BUN 12.5 mg/dL, Cre 0.90 mg/dL, Amy 202 U/L, p-Amy 120 U/L, CRP 4.50 mg/dL．

Q2 経口摂取の再開時期と内容は？

金　膵炎の経口摂取再開時期については，従来では血清アミラーゼやリパーゼ値の正常化や腹痛の消失を待って再開することが多かったです．しかし近年，経口摂取再開時期に関する研究も進んでおり，経口摂取の早期再開が在院期間の短縮につながるという報告もあります．これらを受けて，「急性膵炎診療ガイドライン」[1]でも軽症膵炎では腸蠕動が回復すれば経口摂取を再開することができることが提案されております．私の施設でも，鎮痛薬などにより症状がコントロールされていれば経口摂取を励行しています．

谷坂　私も以前は，腹痛の消失を待ってから食事を再開することが多かったのですが，金先生が言うとおり「急性膵炎診療ガイドライン」において，**早期の経口摂取再開が推奨**されています．経腸栄養を早期に開始することで，感染性合併症発生や在院日数の短縮，さらには致命率の低下にも貢献すると報告されています．

　実際に経口摂取を再開するにあたって，注意しなければならないことはありますか？

金　膵炎による十二指腸狭窄や麻痺性イレウスを併発していることがあり，この場合に経口摂取を再開すると嘔吐による誤嚥性肺炎などを合併することがあります．従って，経口摂取再開後には，腹部膨満感の増悪や排便・排ガスの有無に注意することが必要です．

谷坂　これは重要なポイントですね．膵炎の急性期では，炎症の影響で腸管蠕動が落ちていますよね．食事再開を判断するには，腹部の触診だけでなく，聴診を行う必要があります．

　食事内容はどのようにしていますか？

金　食事内容に関しましては，ペプチーノ®（ニュートリー社），アイソカル®クリア（ネスレ社），エプチッドドリンクすいすい（フードケア社）など脂質を含まない栄養剤から開始して症状の推移を確認し，問題がなければ早期に脂肪制限食にすること

が多いです．ただし，栄養剤は味覚の面から好まれないことが多く，「栄養剤はほとんど飲めないが，通常の食事は問題なく摂取できる」という患者さんも少なくありません．最初から高カロリーの食事を再開しても問題はなかったとする報告もあるので[3]，経口摂取再開によって不具合が生じているかどうか個々の症例に応じて検討し食事内容を調整するとよいと考えます．

経過2

低脂肪食から経口摂取を再開，腹痛の再燃なく，入院後4日で軽快退院．

Q3 退院後の経過観察は必要？

 谷坂　今回とても経過良好ですので，退院できたのはよかったです．

 金　膵炎の場合は重症化するか否かによって，経過が大きく異なりますしね．合併症として重篤なものを併発しなかったことが経過良好であったことの大きな要因になっていると思います．

谷坂　しかし，このような症例でも，**膵仮性囊胞や被包化壊死などの局所合併症をきたすこともありますので，1ヵ月後に血液検査やCT検査**を予定し，局所合併症の有無をチェックしたいです．
そして，何より，お酒を控える（最低でも休肝日を作る）ことが今後の膵炎予防にとって重要ですね．

金　私が住んでいる北海道は，アルコールに起因する患者さんが多くいらっしゃいます．アルコール性膵炎や慢性膵炎の急性増悪を反復する方も少なくありません．
そのため，アルコール性膵炎の患者さんには禁酒の重要性を説明することはもちろんのことですが，禁酒の意思はあるものの依存症のため断酒が難しい場合には，依存症治療の専門施設へ紹介しています．

谷坂　今回は飲酒によって急性膵炎となった可能性が高いですが，実は**膵癌が存在し，膵液の流れが滞ることで膵炎が発生した可能性も100％否定できていないので，膵炎が落ち着いたらEUSを行って，膵癌の有無をチェック**したほうがよいかと思います．

金　それもまた大事なポイントですね．むしろ「飲酒歴がある膵炎＝アルコール性膵炎」と安易に断定してしまうと，その背景に潜む膵腫瘍を見落とすことになります．近年では，急性膵炎を契機として発見された上皮内癌などの報告もあるので[4]，アルコールはあくまでも膵炎の成因として想定されるものの1つくらいに考えておいた

ほうがよいと思います．膵炎が寛解してからでよいと思いますが，EUS や MRCP などを含む諸検査にて成因を十分吟味することはきわめて重要です．

文献

1) 急性膵炎診療ガイドライン 2021 改訂出版委員会 編：急性膵炎診療ガイドライン 2021（第5版）．金原出版，2021
2) Seta T, Noguchi Y, Shikata S, et al：Treatment of acute pancreatitis with protease inhibitors administered through intravenous infusion：an updated systematic review and meta-analysis. BMC Gastroenterol 14：102, 2014
3) Ramirez-Maldonado E, López Gordo S, Pueyo EM, et al：Immediate oral refeeding in patients with mild and moderate acute pancreatitis: a multicenter, randomized controlled trial（PADI trial）. Ann Surg 274：255-263, 2021
4) Kanno A, Masamune A, Hanada K, et al：Multicenter study of early pancreatic cancer in Japan. Pancreatology 18：61-67, 2018

解説

急性膵炎では予後因子と CT 所見に基づく重症度判定が何よりも重要で，重症急性膵炎では前項でも述べたように急性期の全身管理が重要となりますが，日常臨床では軽症膵炎に遭遇する機会のほうが多いです．急性膵炎では慣習的に蛋白分解酵素阻害薬や抗菌薬が使用されてきましたが，軽症膵炎では致命率，入院期間，局所合併症を改善しないことが示されており，「急性膵炎診療ガイドライン」[a]ではいずれも推奨されていないことは改めて確認しておきたい点です．経口摂取の再開についても，以前は急性膵炎再燃を懸念して症状・膵酵素・画像所見の改善を待って再開するなど慎重な対応がされてきましたが，軽症膵炎では早期の低脂肪固形食（15 g/日）の開始により，重症膵炎を増やすことなく早期回復が得られることが本邦においても示されています[b]．同様の報告は海外からも増えており，軽症膵炎においては入院期間の短縮にもつながる早期経口摂取再開を検討することが望ましいです．

またこれまで治療で最も重要とされてきた初期の大量補液に関する比較試験では，20 mL/kg のボーラス投与後に 3 mL/kg の補液を行った大量補液群は 10 mL/kg のボーラス投与後に 1.5 mL/kg の補液を行った群に比し，重症化率はそれぞれ 22.1%，17.3% と改善しない一方で，過剰輸液は 20.5%，6.3% と大量補液群で増加したことが報告[c]されており，特に高齢者や心機能，腎機能低下例では過剰な大量補液に注意が必要です．

最後に急性膵炎の原因として膵癌があることを認識しておく必要があります（表1）．本邦における急性膵炎の原因としては，男性ではアルコールが，女性では胆石が最も多いですが，膵腫瘍による急性膵炎も少なくありません[d]．急性膵炎の診療では急性期の治療に意識が向いてしまいますが，その成因を検討することも重要です．特に急性膵炎発症 1 年以内の膵癌診断率が 1.45% であったという報告[e]もされており，高齢者・原因不明の急性膵炎の場合は膵癌の除外を行う必要があります．急性膵炎発症時の画像診断では膵腫瘍の認識が困難なこともあるため，急性膵炎改善後早期に画像検査，特に早期膵癌を念頭に置く場合には EUS での精査を行うことが望ましいです．アル

表1 本邦における主な急性膵炎の成因

成　因	男性, n（%）	女性, n（%）	全体, n（%）
アルコール	833（42.8%）	115（12.0%）	948（32.6%）
胆　石	386（19.8%）	363（37.7%）	749（25.8%）
特発性	316（16.2%）	239（24.8%）	555（19.1%）
膵腫瘍	65（3.3%）	38（4.0%）	103（3.5%）
外科手術	65（3.3%）	26（2.7%）	91（3.1%）
診断目的 ERCP	44（2.3%）	41（4.3%）	85（2.9%）
治療目的 ERCP	48（2.5%）	31（3.2%）	79（2.7%）
高脂血症	46（2.4%）	20（2.1%）	66（2.3%）
慢性膵炎	35（1.8%）	15（1.6%）	50（1.7%）
薬剤性	14（0.7%）	18（1.9%）	32（1.1%）
膵管癒合不全	16（0.8%）	8（0.8%）	24（0.8%）
十二指腸乳頭疾患	9（0.5%）	14（1.5%）	23（0.8%）

（文献 d）より改変）

コール多飲者においても膵癌が隠れている可能性もあるので，急性期治療だけでなく，経過観察を怠らないようにしたいところです．

（症例提示・解説：中井陽介）

文　献

a）急性膵炎診療ガイドライン 2021 改訂出版委員会 編：急性膵炎診療ガイドライン 2021. 金原出版，2021
b）Horibe M, Iwasaki E, Nakagawa A, et al：Efficacy and safety of immediate oral intake in patients with mild acute pancreatitis：A randomized controlled trial. Nutrition 74：110724, 2020
c）de-Madaria E, Buxbaum JL, Maisonneuve P, et al：Aggressive or moderate fluid resuscitation in acute pancreatitis. N Engl J Med 387：989-1000, 2022
d）Masamune A, Kikuta K, Hamada S, et al：Clinical practice of acute pancreatitis in Japan: An analysis of nationwide epidemiological survey in 2016. Pancreatology 20：629-636, 2020
e）Munigala S, Kanwal F, Xian H, et al：Increased risk of pancreatic adenocarcinoma after acute pancreatitis. Clin Gastroenterol Hepatol 12：1143-1150. e1, 2014

Ⅱ．膵臓・良性疾患

10 慢性膵炎

回答者　岩崎栄典・藤澤聡郎

症例 腹痛を契機に診断された慢性膵炎の 57 歳男性

腹痛・下痢を主訴に内科外来を受診．以前からアルコール 120 g/ 日の飲酒と 40 本 / 日の喫煙を継続．血液検査では Amy 234 U/L と軽度高値のほかには異常所見なく，腹部エコー検査では膵頭部に石灰化疑いを認めた．

Q1 慢性膵炎を疑う場合に画像・採血・膵機能をどう評価するか？病期の判定はどのように行うか？

岩崎　慢性膵炎を疑う患者さんですね．日本膵臓学会から出されている「慢性膵炎臨床診断基準 2019」[1] に沿って診断を行います．問診ではかなりの飲酒量があり 120 g は大酒家ですね．腹痛や下痢を伴って来院されています．私の外来にこのような患者さんがいらっしゃったときには，**まずは膵癌の鑑別を第一に考えた問診（家族歴，体重変化，以前の画像検査など）** をしたうえで，慢性膵炎に関する質問（飲酒期間，便の正常，体重変化，腹痛の正常）もすると思います．いかがでしょうか？

藤澤　喫煙を伴う多量飲酒者の腹痛であり悪性腫瘍の鑑別は必須だと思います．**慢性膵炎に比べて緊急性の高い悪性腫瘍の否定を第一に考えるのは大事**ですね．また，問診は必要不可欠ですが，受診時の身体所見をしっかりとるのも忘れてはいけません．黄疸，腹水，手掌紅斑，羽ばたき振戦などの症状を伴う場合は肝硬変の合併を疑います．

岩崎　問診と診察を終えたら次は検査ですね．私なら慢性膵炎の診断と膵癌の鑑別のために CT 検査（単純と造影）を第一に行います．さらに膵萎縮や膵管の走行などの情報も確認したいので，3 テスラでの MRI，MRCP をオーダーし，慢性膵炎に特徴的な①膵管内結石，②膵全体のびまん性石灰化，③主膵管と分枝膵管の不規則な拡張の有無を確認します．さらに膵管癒合不全や膵管胆管合流異常，輪状膵など慢性膵炎の原因となる形態異常の有無も同時に鑑別します．EUS や ERCP は必須でしょうか？

藤澤　EUS は膵癌の除外にも有用なのでわれわれは積極的に行っています．慢性膵炎の診断基準を満たさない症例でも早期慢性膵炎と診断できる場合があるので **EUS で ①索状高エコー，②分葉エコー，③主膵管境界高エコー，④分枝膵管拡張などの所見の有無もチェック**します．一方，ERCP は膵石除去や膵管ステント留置など治療目的でのみ行っています．採血検査はどの項目が重要でしょうか？

岩　崎　一般的な採血に加えて，栄養状態の指標として総蛋白とアルブミン，膵酵素一式（Amy，P-Amy，リパーゼ，トリプシン），腫瘍マーカー（CEA，CA19-9，SPan-1，DUPAN-2），内分泌マーカーとして血糖，HbA1c，グリコアルブミンなどを提出します．また，慢性膵炎の原因となる石灰化をきたす副甲状腺機能スクリーニングとして，CaとIPを提出します．Ca値に異常値があればiPTHも追加します．

藤　澤　本症例のようなアルコール多飲者に対しては肝硬変除外のための肝機能や線維化のチェックやビタミンの消費による大球性貧血も確認しますね．あと膵炎関連遺伝子解析が保険収載されたので，原因がはっきりしない慢性膵炎では検査をするようにしています．病期の判定はどうしていますか？

岩　崎　現在のところ保険内で膵外分泌機能を測定する方法がないので，厳密に病期を判定することは難しいですよね．実臨床では膵酵素の値と症状，糖尿病の状態などを総合して代償期，移行期，非代償期を判断しています．本症例では腹痛と下痢が慢性膵炎によるものだとすると移行期に差し掛かっているところかと推測します[2]．

経過1

CT検査では膵頭部・体部に石灰化を認める（図1矢印）が，膵管の拡張は認めない．追加の採血では，HbA1c 6.0%，CA19-9 143 U/mLであった．

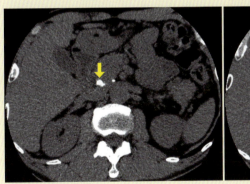
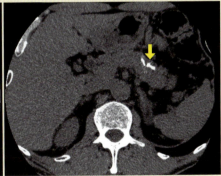

図1　単純CT

Q2　薬物治療は？　食事，栄養指導は？

藤　澤　CT検査で膵管の拡張は伴っていないので，内視鏡や外科手術での膵管減圧治療の適応はまだなさそうですね．このような症例では生活習慣の見直しや薬による症状コントロールが治療の基本となると思います．治療で一番大事なのは禁酒・禁煙になるでしょうか？

岩崎 慢性膵炎の7〜8割は飲酒が原因[3]ですので，禁酒は慢性膵炎の治療で最も大事かと思います．**今後一生飲酒をしない「断酒」を目指したい**ですね．喫煙は慢性膵炎の進行を早めるばかりか，膵癌の発生率も上げてしまうので**断酒とともに「断煙」も重要**です．

藤澤 外来は忙しいので，なかなか断酒・断煙を指導する時間が十分には取れないです．われわれのようにアルコール依存の非専門家を対象に「新アルコール・薬物使用障害の診療治療ガイドライン」（2018年）が出ているので指導する際の参考になりますよ．食事の指導はどうしていますか？

岩崎 **お酒のかわりにしっかりと食事を摂るように指導**しています．本症例のように腹痛で悩んでいる代償期の慢性膵炎患者には膵外分泌刺激作用が最も強い栄養素である脂質を短期的に減らした食事を勧めます[2]．文献的には急性増悪期は 10 g/日以下，寛解期は 30〜35 g/日とされています[4]．脂肪含有量の低い成分栄養剤（エレンタール®など）を処方して食事と併用するとカロリーが保てて脂肪摂取も抑えられます．非代償期に入ると低栄養が問題なりますので，膵消化酵素薬〔パンクレリパーゼ（リパクレオン®）〕内服とともに脂質もしっかりと摂取してもらうようにしています．**慢性膵炎は一律に脂質制限と誤認している患者さんも多いので，十分な指導が必要**だと思います．

藤澤 非代償期に入るとインスリンの分泌が低下し，脂肪の吸収もできなくなっているため，**インスリンと膵消化酵素薬（パンクレリパーゼ）を十分に補充する必要**がありますね．糖尿病の悪化を恐れてカロリー制限をするのは栄養不足に陥りフレイルを助長する可能性があるので避けたいです．一人暮らしなど食事の調整が難しい患者さんには，積極的に栄養士による食事指導を受けてもらっています．

岩崎 脂肪制限でも腹痛が改善しない場合の治療はどうしますか？私の場合アセトアミノフェンからはじめて，効果が不十分な場合は非ステロイド抗炎症薬（NSAIDs）を投与します．最終手段としてオピオイドを処方する場合もありますが，治療適正量の判断が難しいこともあり，ペインクリニックの専門医に管理してもらうこともあります．

藤澤 鎮痛薬の使い方は同じです．膵管が拡張していない場合は痛みの原因が機能性ディスペプシアの可能性もあるので，胃薬を試してみる場合もあります．早期慢性膵炎の腹痛に対して制酸薬とカモスタットメシル酸，パンクレリパーゼの3剤併用が有効であったという報告もあります[5]．

岩崎 そうですね．私もそのセットで処方することが多いかなと思います．カモスタットメシル酸は症状の強いときのみとして，制酸薬とパンクレリパーゼを定期的に内服してもらいます．

経過 2

鎮痛薬・蛋白分解酵素阻害薬・膵酵素補充療法により腹部症状は軽快.
CA19-9高値のために施行したEUSでは，膵内に石灰化（図2矢印）と膵実質の変化は認めるものの，腫瘤性病変は認めなかった．

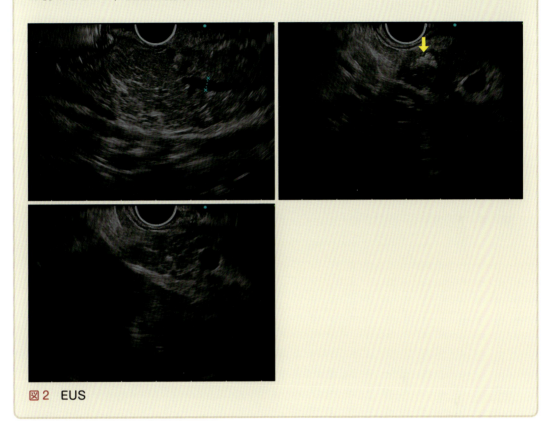

図2 EUS

Q3 経過観察はどのように行う？

岩崎　アルコール量が多く，禁酒，断酒ができるかは重要なポイントかと思うので，このあたりは本人の意思を確認します．断酒できなければ通院治療はお断りするという強硬な先生もいますが，実際は難しいところですよね．本気で断酒できる状況でなければ慢性膵炎の管理は難しいことを患者さんに理解してもらうために，私もそのようにお話をすることはあります．ただ実際は，患者さんの生命や症状を管理するためにも通院お断りとはせず，基本的にはハームリダクションとして，節酒でもよいので，なんとかしっかりと精神科の先生と連携してきちんと通院してもらえる道をはじめから話をしておくことは重要かと思います[6]．

慢性膵炎の患者さんにもいろいろなタイプがいますよね．きっちり断酒される方から禁酒を断固拒否される方まで…．われわれもすべての患者さんを受け入れて治療

Ⅱ. 膵臓・良性疾患

をしていますが，禁酒が守れない，または禁酒する意思がない方には内視鏡治療などの積極的治療はお断りしています．アルコール依存が強い方は精神科のサポートが必須だと思いますが，精神科でも手を焼くことが多いと思います．われわれの施設ではアルコール専門病院に依存の治療をお願いすることも少なくありません．痛みが強い場合でも依存の方にわれわれだけの判断でオピオイドの処方は厳しいと思います．

岩崎　また，慢性膵炎の患者さんの画像検査としては，定期的に腹部画像検査をしていきますが，検査の間隔はどのようにされていますか？エビデンスがあるわけではないですが，私はMRIとCTを半年ごとに行うようにしています．EUS検査は膵石などがあるとスクリーニングとしては十分観察できないことが多い印象です．そのため，画像検査で異常所見があるときに，EUSを追加するようにしています．粗大な膵石がない場合にはEUSも重要な検査だと思います．また，MRIを撮影するときには拡散強調画像を含めるようにしています．早期膵癌が拡散強調画像で発見されることもあるので重要と思っています．

藤澤　画像検査の間隔に関してはデータもないですし，多くの場合は個々の裁量に任されているのが現状ですね．私も半年ごとにCT, MRI, EUSのなかから状況に応じて1つを選択して行うようにしています．被曝の心配のないMRIが基本ですが，石灰化や膵石を評価したいときはCTを選択します．腫瘍が疑われた場合や膵管の拡張が悪化したときはEUSを行うようにします．当院では腹部エコーは当日でもすぐに施行可能なので，腹痛などの症状があったら期間に関係せず適宜とるようにしています．本症例ではCA19-9が高めなので，しばらくは検査の間隔を短くして腫瘍の出現に気をつける必要がありますね．

岩崎　CA19-9の扱いはいつも悩むところですが，やはり143という数値は高いですよね．画像とともに3ヵ月くらいで採血の再検査（CEAやSPan-1, DUPAN-2）もすると思います．

文 献

1) 日本膵臓学会：慢性膵炎臨床診断基準2019．膵臓 34：279-281, 2019
2) 日本消化器病学会 編：慢性膵炎診療ガイドライン2021（改訂第3版）．南江堂, 2-9, 2021
3) Masamune A, Kikuta K, Kume K, et al：Nationwide epidemiological survey of chronic pancreatitis in Japan: introduction and validation of the new Japanese diagnostic criteria 2019. J Gastroenterol 55：1062-1071, 2020
4) 石井有理，坂田　章，清水京子，他：急性膵炎，慢性膵炎に対する栄養管理の重要性と管理栄養士の役割．膵臓 35：174-179, 2020
5) Yamawaki H, Futagami S, Kaneko K, et al：Camostat mesilate, pancrelipase, and rabeprazole combination therapy improves epigastric pain in early chronic pancreatitis and functional dyspepsia with pancreatic enzyme abnormalities. Digestion 99：283-292, 2019
6) 高野　歩，熊倉陽介，松本俊彦：アルコール問題に対するハームリダクションアプローチ —理念と海外における実践を中心に．精神誌 125：352-364, 2023

解 説

　慢性膵炎は本症例のようなアルコール多飲などの典型例では比較的鑑別診断にあがりますが，非特異的な腹部症状のことも多く，診断に至るまでに時間を要することも少なくありません．慢性膵炎の診断には臨床症状・画像所見・組織所見などから，慢性膵炎臨床診断基準（**表1**）[a]をもとに診断を行いますが，組織所見が得られることは少ないため，実際は臨床症状・膵酵素異常・画像所見から診断をすることがほとんどです．問診では腹痛・背部痛の有無（項目③）と脂肪便などの膵外分泌障害の有無（項目⑤），検体検査では膵酵素異常（項目④）を確認したうえで，画像所見を評価する（項目①）かたちになります．画像所見では膵管内結石・石灰化は，腹部エコーやCTでも評価可能ですが，膵管像についてはMRCPが有用です．内視鏡手技としては，膵腫瘤の評価にはEUSが有用であり，ERCPは膵石・膵管狭窄に対する治療や膵癌の除外のための擦過細胞診・膵液細胞診を目的として行うことが多いです．

　慢性膵炎の栄養管理[b]では脂質制限が強調されることが多いですが，非代償期では膵消化酵素を十分に補充したうえで，脂質も摂取することが重要です．同様に膵性糖尿病合併例においてもカロ

表1　慢性膵炎臨床診断基準2019

【慢性膵炎の診断項目】
①特徴的な画像所見
②特徴的な組織所見
③反復する上腹部痛または背部痛
④血中または尿中膵酵素値の異常
⑤膵外分泌障害
⑥1日60g以上（純エタノール換算）の持続する飲酒歴または膵炎関連遺伝子異常
⑦急性膵炎の既往
慢性膵炎確診：a，bのいずれかが認められる 　a. ①または②の確診所見 　b. ①または②の準確診所見と，③④⑤のうち2項目以上 慢性膵炎準確診：①または②の準確診所見が認められる． 早期慢性膵炎：③〜⑦のいずれか3項目以上と早期慢性膵炎の画像所見が認められる．

【慢性膵炎の特徴的な画像所見】
確診所見：以下のいずれかが認められる． 　a. 膵管内の結石 　b. 膵全体に分布する複数ないしびまん性の石灰化 　c. MRCPまたはERCP像において，主膵管の不規則な拡張と共に膵全体に不均等に分布する分枝膵管の不規則な拡張 　d. ERCP像において，主膵管が膵石や蛋白栓などで閉塞または狭窄している場合，乳頭側の主膵管と分枝膵管の不規則な拡張 準確診所見：以下のいずれかが認められる． 　a. MRCPまたはERCP像において，膵全体に不均等に分布する分枝膵管の不規則な拡張，主膵管のみの不規則な拡張，蛋白栓のいずれか 　b. CTにおいて，主膵管の不規則なびまん性の拡張と共に膵の変形や萎縮 　c. US（EUS）において，膵内の結石または蛋白栓と思われる高エコー，または主膵管の不規則な拡張を伴う膵の変形や萎縮

（文献a）より一部改変）

リー制限ではなく，適切なエネルギーを摂取したうえで，血糖コントロールを行うことが強調されており，糖尿病・代謝内分泌内科や栄養士とも連携した患者指導が重要となります．骨粗鬆症の合併が多いことも近年注目されています．慢性膵炎の 17.0% に骨粗鬆症，39.0% に骨減少症を合併したという報告[c]もあり，特に高齢者・女性においてリスクが高かったとされており，骨粗鬆症のスクリーニングを行い，必要に応じて治療も検討することが望ましいです．

また慢性膵炎は膵癌のリスク因子であることから，膵癌のサーベイランスは重要ですが，そもそも石灰化を伴う IPMN を慢性膵炎と診断してしまうこともあるため，画像評価には十分注意が必要です[d]．慢性膵炎の診断時点からの膵癌発症のリスクを検討した解析において，変量効果モデルによる効果推定値は，慢性膵炎発症から 2 年以内の膵癌のリスクは 16.16 と最も高く，発症後 5 年では 7.90，9 年では 3.53 と徐々に低下することが報告されており[e]，慢性膵炎後初期は特に膵癌の見落としには注意が必要です．

（症例提示・解説：中井陽介）

文　献

a) 日本膵臓学会：慢性膵炎臨床診断基準 2019. 膵臓 34：279-281, 2019
b) 日本消化器病学会 編：慢性膵炎診療ガイドライン 2021（改訂第 3 版）. 南江堂, 2021
c) Hart PA, Yadav D, Li L, et al：High prevalence of osteopathy in chronic pancreatitis：A cross-sectional analysis from the PROCEED Study.Clin Gastroenterol Hepatol 20：2005-2013, 2022
d) Zapiach M, Yadav D, Smyrk TC, et al：Calcifying obstructive pancreatitis：a study of intraductal papillary mucinous neoplasm associated with pancreatic calcification. Clin Gastroenterol Hepatol 2：57-63, 2004
e) Kirkegård J, Mortensen FV, Cronin-Fenton D：Chronic pancreatitis and pancreatic cancer risk：A systematic review and meta-analysis. Am J Gastroenterol 112：1366-1372, 2017

Ⅱ. 膵臓・良性疾患

11 慢性膵炎・膵石・膵管狭窄

回答者　竹中　完・土井晋平

特発性慢性膵炎に膵石・膵管狭窄を合併した45歳男性

　飲酒歴がなく，食後腹痛を契機に診断された特発性慢性膵炎・膵石症．血液検査では異常所見なく，造影CT検査では膵頭部膵管内に12 mm膵石（図1a矢印）と尾側膵管拡張（図1b矢印）を認めた．MRCPでは膵頭部膵管狭窄が疑われた（図2矢印）．

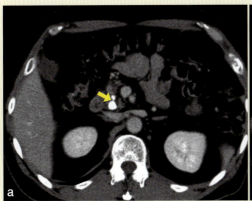
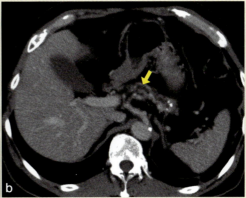

図1　造影CT
a：膵頭部，b：膵体尾部

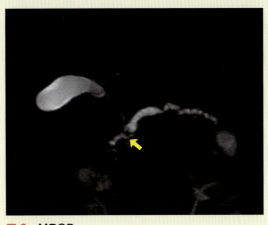

図2　MRCP

Ⅱ．膵臓・良性疾患

Q1　無症候性膵石に対する治療の適応は？

竹中　典型的な慢性膵炎・膵石の症例ですが，膵石による膵液流出障害が腹痛の原因でしょうか？

土井　尾側膵管の拡張があるのでその可能性がありますが血液検査で膵酵素値異常はないので，慢性膵炎そのものによる痛みの可能性もあります．腹痛が突発的なものか，たびたび繰り返しているものか，病歴をよく確認する必要がありますね．

竹中　このような比較的症状が少ない慢性膵炎・膵石の患者さんは一定数いますが，先生はこのような症例の膵石治療はどうされていますか？

土井　膵石による症状がない症例は急いで治療をする必要はないと思います．ただ，この症例のように==尾側膵管拡張が出現して，膵実質も痩せてきている症例は，いずれ膵外分泌・内分泌障害が出てきますから，治療適応としていい==と思います．

竹中　私も同じ意見です．この症例のように年齢が若い人であればなおさら治療適応になってきますね．

Q2　慢性膵炎症例の膵管狭窄・膵石に対する治療方針は？　内視鏡治療か外科治療か？

土井　慢性膵炎症例の膵管狭窄・膵石に対する治療方針としては，多くの施設で内視鏡的治療が第一選択になると思います．ただし，==膵石の位置や大きさ，膵管狭窄の程度によって治療戦略は多少変わります==ね．例えば，主膵管内の小結石であれば内視鏡的除去が比較的容易ですが，分枝膵管内の結石や大きな膵石の場合は難しくなる場合があります．

竹中　そうですね．膵管狭窄の程度も重要で，高度狭窄がある場合は内視鏡的アプローチが困難な場合もあります．バスケットカテーテルによる嵌頓のリスクも考慮しなければなりません．

土井　おっしゃるとおりです．膵管の評価をしっかり行ったうえで治療選択をする必要がありますね．

竹中　また，==膵癌の可能性も念頭に置いておく必要があります．慢性膵炎患者は膵癌のハイリスク群でもあるので，特に新たに出現した膵管狭窄や急激な膵管拡張の変化には注意が必要==です．

土井　そうですね．内視鏡治療を行う場合，複数回の ERCP 処置を行うことが多いので，そのたびに膵管像の評価，細胞診をするようにしています．また，==EUS による膵実質や膵管の詳細な観察も有用==ですね．

竹中　私も毎回の処置の際に慎重に評価するようにしています．また，治療効果が不十分な場合や，繰り返し再発する場合は，外科的治療も視野に入れる必要がありますね．

内視鏡治療を定期に繰り返して生活していく，というのは内視鏡では治療ができていないと考えるべきだと思います．特に若年患者の場合，長期的な膵機能維持を考慮すると，適切なタイミングでの外科治療も重要だと思います．

土井 外科的手術への移行の具体的なタイミングはありますか？

竹中 症例によっても異なってきますが，有症状の膵石に対して内視鏡的治療が困難な症例は早期の手術介入が必要になりますよね．また，ステント治療で膵管狭窄を解除できずに交換を繰り返さざるをえない症例は，急ぐ必要はありませんが外科の先生からも患者さんに手術のご説明をしてもらい，手術をするかどうか，やるのであればいつやるかを相談していく，という流れになりますでしょうか．

土井 後は施設の慢性膵炎・膵石への外科的手術適応基準によるところも大きいかもしれませんね．施設によって敷居の高さが異なる気がします．

竹中 それは大いにあると思います．

Q3　内視鏡治療を行う場合にまず ERCP か，ESWL か？

竹中 内視鏡治療を行う場合でも，施設の設備によって方針も変わりますね．先生の施設ではどうですか？

土井 当院では ESWL が可能なので，まず膵管狭窄の評価を行いつつ，ESWL を先行して行うことが多いです．ただし，**ESWL だけでは完全除去が難しい場合も多いので，適宜 ERCP による破砕片の除去も併用**します．

竹中 なるほど．ESWL がない施設ではどうしますか？

土井 ESWL がない施設では，まず ERCP による結石除去を試みることになると思います．ただ，膵石が大きく，バスケットカテーテルなどでの除去が困難な場合は，膵管鏡下に EHL を用いた破砕を行うなどの代替手段を検討するか，ESWL が可能な施設への紹介を考慮する必要があるでしょう．

竹中 そうですね．ERCP で狭窄部や膵石をガイドワイヤーが通過できるかどうかでも，その後の方針が変わってきますね．

土井 ガイドワイヤーが通過すれば，ひとまずステント留置を行って膵管狭窄部の拡張を図ることもできます．通過しない場合は，ESWL や外科的治療などの治療法を検討する必要がありますね．

Ⅱ．膵臓・良性疾患

> 経過 1

　ESWL で膵石を破砕後に ERP 施行．膵石を除去後に膵管造影で膵頭部膵管に狭窄を認めた（図 3）．

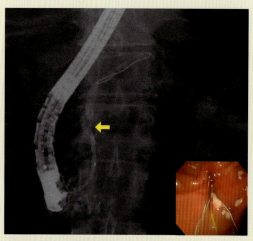

図 3　ERP（膵石除去）

Q4　膵管狭窄に対する治療は？

　土井　一元的には膵石による炎症性膵管狭窄だと考えます．狭窄に対する精査・治療のストラテジーはどのように立てられますか？

　竹中　**やはりここでも膵癌の可能性も念頭に置いておく必要があります．慢性膵炎が背景にあるので，膵管狭窄を膵石によるもの，慢性炎症によるもの，と決めつけてしまうことが危惧されます．ですので膵管狭窄に対する擦過細胞診は，毎回検討されるべきだと思います．**

　土井　重要な点だと思います．連続膵液細胞診（serial pancreatic juice aspiration cytological examination : SPACE）までは必要ないですか[1]？

　竹中　精査の後に膵管ドレナージを行うことになりますが，理想的には ENPD を留置してからプラスチックステントを留置するべきだと思っています．ENPD を留置すると最初の数日は細かい膵石まじりの濁った膵液が排出されるのですが 3 日もすれば澄んだ膵液になりますので，そこからプラスチックステントに交換するのがよいと思います．当然その間に膵液細胞診は出すことになるので結果的に SPACE を行うことになりますね．

　土井　そうなんですか！？じゃあ，先生の施設は全例 SPACE をしてからステント交換を行っているのですか？

　竹中　いえ，やはり慢性膵炎の患者さん，特にアルコール性の患者さんや若年の患者さん

土井 はENPDに強い抵抗を示しますし，とにかく早く退院したがります（笑）．なので実際には説明をして受け入れてくれる患者さんは少ないですね．

土井 なるほど．ではプラスチックステント留置に関してですが7 Frですか？それとも8.5 Frや10 Frを入れますか？

竹中 最初は狭窄が強いので7 Frですが，悪性を否定できた場合は狭窄改善目的に8.5 Fr，10 Frと径を太くしていきます．ただし10 Frにしてしまうと交換が大変になるので8.5 Frまでにとどめることもありますね．

経過2

膵管狭窄に対して複数本プラスチックステントを計12ヵ月留置（図4a）．膵管ステント抜去後のERPで膵管狭窄の改善を認めた（図4b）．

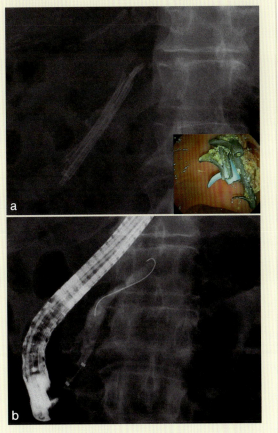

図4 ERP
a：膵管ステント留置
b：膵管ステント抜去時

Q5 内視鏡治療で膵管狭窄が改善しない場合の治療方針は？

 土井 この症例では7 Frのプラスチックステントが複数本留置されていますね．

竹中　すごい透視像ですね…．私はここまで複数本のプラスチックステントを膵管に留置したことはないのですが，確かにこの方法であれば，1つひとつのプラスチックステントは7 Frなのでスコープ内抜去ができるのでre-interventionが容易となりいいかもしれませんね．拡張効果も高そうですし，狭窄も改善していますね．

土井　ですね．ただ膵癌の可能性は常に念頭に置いて，交換時には毎回細胞診は行うことを検討するべき，ということは強調しておきたいと思います．
　　　もし膵管狭窄が改善しない場合はどうされますか？

竹中　尾側膵管の拡張があればEUS-PDDも適応になるかと思います．ただEUS-PDDはinterventional EUS治療のなかでも難しく，行える施設も限られているのが現状です．前述したように，何年もステント交換を続けることは内視鏡治療困難と判断して外科的手術も適応になるのではないでしょうか．

土井　施設での方針を外科・内科で話し合い，患者さんに提示して最適な方法を選択していくことが重要になりますね．

竹中　そう思います．

文　献

1) Iiboshi T, Hanada K, Fukuda T, et al : Value of cytodiagnosis using endoscopic nasopancreatic drainage for early diagnosis of pancreatic cancer : establishing a new method for the early detection of pancreatic carcinoma in situ. Pancreas 41 : 523-529, 2012

　有症状の慢性膵炎に対する治療は現在，低侵襲であることから内視鏡治療が第一選択となることも多いですが，最近のRCT[a]では外科治療群で，少ない治療回数で疼痛の改善が優れており，また長期成績においても外科治療が優れていることが示されています[b]．特に内視鏡治療から外科治療へ移行した群は最初から外科治療を行った群と比較して長期的な疼痛改善の点で劣っており，治療選択の際には外科治療のメリット・デメリットも必ず提示したうえで治療選択を検討すべきです．
　内視鏡治療を選択した際のアルゴリズム（図5）では，膵石の径と膵管狭窄合併を考慮して決定します．膵石径が5 mm以上の場合はESWLを先行して行った後にERCPによる膵石除去を行います．最近では膵管鏡を用いて直視下のEHLやレーザー砕石術の有用性もESWLと同等であることが報告されています[c]．膵管狭窄が高度な場合は膵管ステントによる狭窄治療を先行して行いますが，膵管狭窄は慢性膵炎による高度な線維化を伴うためバルーン拡張のみで改善することは少なく，膵管ステント留置が必要となることが多いです．最適なステント径・ステント本数についてのエビデンスは少ないです．複数本留置する際には3～4ヵ月ごとにERCPを行いステントを追加していき，1年後にステントを抜去して狭窄の改善を評価することが多いです．FCSEMSは良性胆管狭窄で有用性が報告されていますが，良性膵管狭窄ではステント逸脱が多いこと，ステントの尾

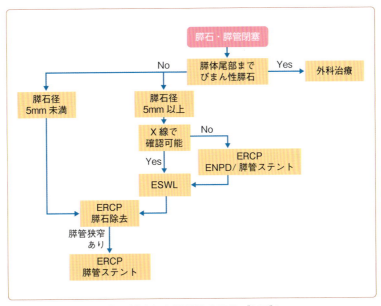

図5 膵石・膵管閉塞に対する内視鏡治療アルゴリズム

側端での新規狭窄の発生が報告されるなど最適な専用FCSEMSは開発されていません[d].

　慢性膵炎に対する内視鏡治療は低侵襲かつ有効ではありますが，膵癌の合併の可能性も考慮して，画像評価を行うと同時に膵管狭窄部擦過細胞診や膵液細胞診も適宜施行する必要があります．また長期の内視鏡治療を漫然と行わずに，1〜2年の治療期間で不応の場合には外科治療を再検討するべきです．

　有症状の慢性膵炎は治療適応となりますが，無症候性慢性膵炎に対する内視鏡治療の適応は確立していません．無症候例での治療の意義は，長期的な有症状化の抑制と膵機能の温存です．軽症状の慢性膵炎を対象にしたRCT[e]では，経過観察群と比較して，内視鏡治療群において症状再発が少なく，CTで膵実質が保たれる傾向を認めており，早期介入が有用な可能性が示されています．しかし現時点では膵石・膵管狭窄を有する無症候性慢性膵炎に対する内視鏡治療を推奨する十分なエビデンスはなく，治療の目的と起こりうる有害事象を説明したうえで検討すべきです．

（症例提示・解説：中井陽介）

文　献

a) Issa Y, Kempeneers MA, Bruno MJ, et al：Effect of early surgery vs endoscopy-first approach on pain in patients with chronic pancreatitis：The ESCAPE randomized clinical trial. JAMA 323：237-247, 2020
b) van Veldhuisen CL, Kempeneers MA, de Rijk FEM, et al：Long-term outcomes of early surgery vs endoscopy first in chronic pancreatitis：Follow-up analysis of the ESCAPE randomized clinical trial. JAMA Surg 2024：e245182
c) Bick BL, Patel F, Easler JJ, et al：A comparative study between single-operator pancreatoscopy with intraductal lithotripsy and extracorporeal shock wave lithotripsy for the management of large main pancreatic duct stones. Surg Endosc 36：3217-3226, 2022
d) Sofi AA, Khan MA, Ahmad S, et al：Comparison of clinical outcomes of multiple plastic stents and covered metal stent in refractory pancreatic ductal strictures in chronic pancreatitis—a systematic review and meta-analysis. Pancreatology 21：854-861, 2021
e) Saito T, Nakai Y, Mizuno S, et al：A randomized-controlled trial of early endotherapy versus wait-and-see policy for mild symptomatic pancreatic stones in chronic pancreatitis. Eur J Gastroenterol Hepatol 31：979-984, 2019

Ⅱ. 膵臓・良性疾患

12 慢性膵炎・胆管狭窄

回答者　藤澤聡郎・菅野良秀

> **症例** アルコール性慢性膵炎に胆管狭窄を合併した 83 歳男性

アルコール性慢性膵炎通院中に腹痛が出現し，受診．血液検査では AST 103 IU/L, ALT 97 IU/L, γ-GT 250 IU/L, ALP 273 IU/L, T. Bil 1.4 mg/dL, Amy 32 U/L, CRP 0.02 mg/dL, CA19-9 27 U/mL.

造影 CT では，膵頭部膵石（図 1a 矢印）と胆管（図 1b 矢印）・膵管拡張（図 1b 矢頭）を認めるが，明らかな腫瘤は認めない．

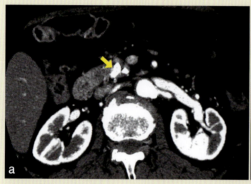
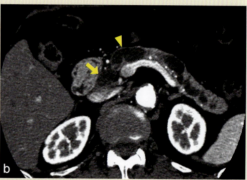

図 1　造影 CT
a：膵頭部，b：膵体尾部

Q1 慢性膵炎に合併した胆管狭窄の診療方針は？ 第一選択は ERCP？ それとも外科的胆管空腸吻合？

藤澤　アルコール性慢性膵炎によって膵内胆管に狭窄をきたした症例ですね．<u>症状がない場合は経過観察でよいですが，閉塞性黄疸や胆管炎を呈している場合は胆管ドレナージの適応</u>になります[1]．治療を行う場合は，内視鏡的には ERCP ないし EUS-BD が選択できます．外科的には胆管空腸吻合術を行えば胆管狭窄だけは解決できると思いますが，慢性膵炎に対する手術（Frey 手術や膵頭十二指腸切除など）をすることなく，単純な胆管空腸吻合だけを行うことはあまりないように思います．

菅野　日本消化器病学会が作成している「慢性膵炎診療ガイドライン」[1]では，第一選択として内視鏡的ドレナージを推奨しています．海外のガイドライン[2,3]を見ても，**第一選択は内視鏡治療**を前提に記載されているようです．

藤澤　そうですね．患者さんに治療の説明をする際も，内視鏡治療をまず希望される方が

多いです．内視鏡治療でも一定期間ステントを留置することで狭窄が改善してステントフリーにできる確率は77～100%，その後の再燃率は4～37%と報告されています[4]．ばらつきはありますが，有害事象が外科治療のほうが多いと報告されていることを考えると[5]，やはり内視鏡が第一選択となりますね．

菅野　内視鏡治療のなかでもERCPが一般的とは思いますが，どのようなときにEUS-BDを選択しますか？

藤澤　アルコール性慢性膵炎で十二指腸がむくんでいて乳頭を確認できないときや十二指腸が狭窄している場合にEUS-BDを行うことがあります．ERCPを行う際に何か注意していることはありますか？

菅野　胆管の狭窄を認める場合は，常に悪性腫瘍の除外が必須です．この症例のようにCTで腫瘍を認めない場合にはERCPでの評価が重要です．慢性膵炎が背景にあると，CTはおろかEUSでも比較的大きな癌にならないとわかりにくいということを念頭に，特に新規に出現した胆道狭窄は，ブラシ細胞診や胆管生検で慎重に診断するべきですね．悪性腫瘍が否定的だった場合，IgG4関連疾患であれば副腎皮質ステロイドが著効することが多いので，診断基準などを用いて評価する必要があります．

経過1

ERCPでは下部胆管狭窄を認めた（図2a）．胆管狭窄部生検後プラスチックステントを留置（図2b）．生検結果では悪性所見は認めなかった．

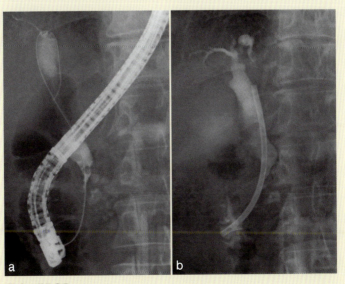

図2　ERCP
a：胆管ステント留置前，b：胆管ステント留置後

Ⅱ．膵臓・良性疾患

Q2 内視鏡的治療を行う際のステントの選択と治療期間は？

菅野　前述した「慢性膵炎診療ガイドライン」[1]では「慢性膵炎に合併した胆道狭窄に胆管ステントは推奨されるか？」というクリニカルクエスチョンに対して，プラスチックステント複数本またはFCSEMSを提案されています．プラスチックステントの場合，単数では狭窄を解除できる確率が十分ではないので，複数本留置が推奨されます[1,2]．でも，初回からいきなり複数本の留置は難しいこともありますよね．

藤澤　そうですね，**初回の処置時は無理なく入る本数でよいと思います**．複数本留置するために拡張用バルーンなどで無理に狭窄を拡張すると穿孔の危険性が高くなるので性急な拡張は慎むべきでしょう．私の施設では処置ごとに1本ずつ本数を増やしていきます．FCSEMSを用いる場合もあります．

菅野　FCSEMSは緩徐に拡張しますので，はじめから太い径のものも留置できますよね．**狭窄解除に至るまでのERCP数が，複数本プラスチックステントよりFCSEMSのほうが少なかったというメタ解析もありFCSEMSのメリットは大きい**ですね[6]．ちなみに，抜去することを見込んでいるため，編み込み型のフルカバーを選択するようにしています．もちろん，ERCP後膵炎のリスクが高いことと[4]，日本では良性疾患への適用は保険上の問題があることは注意が必要ですね．ステントの留置期間はどのくらいがよいでしょうか？

藤澤　留置期間についてはエビデンスが少ないので，留置したステントの種類や本数，患者さんの希望を考慮してケースバイケース，というのが正直なところです．通常は3〜5ヵ月ごとに交換して，複数本留置してからおよそ1年後に狭窄改善の程度を評価しています．十分に胆汁が流出しそうな程度に狭窄が改善していれば，ステントフリーとして胆道狭窄の治療は終了とします．われわれの施設でFCSEMSを用いた良性胆管狭窄の治療成績を報告していて，慢性膵炎を含む26例の良性胆管狭窄のうち19例（73％）で狭窄が改善しステントフリーとできていました．その19例のうち2例（11％）のみに再狭窄を認めました[7]．

> **経過 2**
>
> 3ヵ月ごとにERCPでのステント追加を行い,複数本プラスチックステント留置(図3a)を計1年間施行.ステント抜去後のバルーン造影で狭窄の改善を認めた(図3b).

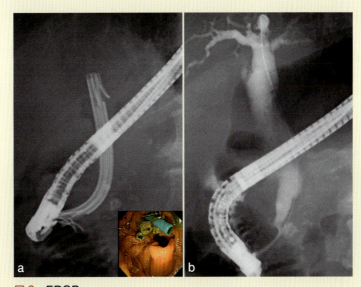

図3 ERCP
a:胆管ステント複数本留置,b:胆管ステント抜去時

Q3 内視鏡治療で狭窄が改善しない場合の治療方針は？内視鏡治療継続か,外科的胆管空腸吻合か？

藤澤 これは難しい問題ですね.現実的には内視鏡治療を継続することが多いです.

菅野 実際の診療では患者さんの希望も重視して決めることになるでしょうが,そのほかにはどんな因子を重視して方針を決めますか？

藤澤 年齢,基礎疾患や全身状態は,外科手術を行うかどうか決める場合には重要ですね.この患者さんのようにご高齢だと,手術は選択しにくくなります.また,アルコール性慢性膵炎の場合には禁酒できているかどうかも重要です.飲酒を続けている患者さんは慢性膵炎の治療に消極的なことが多く,手術というリスクのある治療を選択するのはバランスが悪いかもしれません.このあたりの考え方は,施設や医師によっても異なると思われます.

菅野 なるほど.逆にいえば,患者さんがお元気で治療に積極的な場合には,手術が選択肢に入ってくることになるわけですね.内視鏡的に十分な本数のプラスチックステントやFCSEMSを留置して,1~2年程度経過しても改善が乏しいようであれば,

あまり粘らずに手術を検討するということになりますね．<mark>いたずらに内科的治療を継続してしまうことによって，慢性炎症による門脈狭小化や側副血行路発達を招き，外科治療が難しくなってしまうおそれもあります</mark>．手術を検討する際には，先生が冒頭でおっしゃったように胆管狭窄のみを解決する目的で胆管空腸吻合のみを行うより，何らかの膵手術と同時に胆管空腸吻合を行うことが多いと思います．ただし，この患者さんは高齢ですので，1〜2年後に大きな手術を行うのは現実的ではないかもしれませんね．

文献

1) 日本消化器病学会 編：慢性膵炎診療ガイドライン 2021（改訂第3版）．南江堂，2021
2) Dumonceau JM, Tringali A, Papanikolaou IS, et al：Endoscopic biliary stenting : indications, choice of stents, and results: European Society of Gastrointestinal Endoscopy (ESGE) Clinical Guideline – Updated October 2017. Endoscopy 50 : 910-930, 2018
3) Hu B, Sun B, Cai Q, et al：Asia-Pacific consensus guidelines for endoscopic management of benign biliary strictures. Gastrointest Endosc 86 : 44-58, 2017
4) Yang H, Yang Z, Hong J：Post-ERCP pancreatitis occurs more frequently in self-expandable metallic stents than multiple plastic stents on benign biliary strictures: a meta-analysis. Ann Med 54 : 2439-2449, 2022
5) Regimbeau JM, Fuks D, Bartoli E, et al：A comparative study of surgery and endoscopy for the treatment of bile duct stricture in patients with chronic pancreatitis. Surg Endosc 26 : 2902-2908, 2012
6) Giri S, Jearth V, Sundaram S：Covered self-expanding metal stents versus multiple plastic stents for benign biliary strictures: an updated meta-analysis of randomized controlled trials. Cureus 14 : e24588, 2022
7) Tomishima K, Ishii S, Fujisawa T, et al：Evaluation of the feasibility and effectiveness of placement of fully covered self-expandable metallic stents via various insertion routes for benign biliary strictures. J Clin Med 10 : 2397, 2021

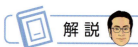

解説

慢性膵炎では症候性胆管狭窄を10〜30%程度に合併すると報告されており，適切に治療を行わないと secondary biliary cirrhosis につながる病態です．無症候性の胆管狭窄は治療適応にならないものの，慢性膵炎は膵癌の高リスク群であることから，胆管狭窄を合併した際には膵管狭窄と同様に悪性腫瘍の合併は常に念頭に置いて画像所見を確認し，必要に応じて病理学的検索も行います．また慢性膵炎が進行した症例では，門脈圧亢進症に伴う portal hypertensive biliopathy を合併し，胆管周囲に側副血行路の発達を生じることもあるため，経乳頭的生検や EUS-FNA を施行する際には出血にも注意が必要です[a]．

胆管狭窄に対する治療の第一選択は，EBS です．慢性膵炎の線維化に伴う胆管狭窄では内視鏡治療を必要とする期間が長くなることも多いです．

内視鏡的胆管ステント留置では，バルーン拡張や1本のプラスチックステント留置では改善しないことも多いため，最近では複数本プラスチックステント留置か FCSEMS 留置が選択されることが多いです．

複数本プラスチックステント留置では ERCP を3〜5ヵ月ごとに行い，可能な範囲でプラスチックステントを追加留置，1年間を目安に抜去することが多いため ERCP が4〜6回程度必要となり

ます．複数本留置のコツとしては，ERCPを施行するごとにステントをすべて抜去するのではなく，毎回ステントを追加していくことで，すべてのステントを抜去・交換するよりも手技的にも容易でコストも低下します．一部のプラスチックステントは長期留置となり内視鏡的には胆泥による閉塞がみられますが，複数本留置していることで一部のステントは開存していたり，またステントの隙間から胆汁が流れることで，胆管炎となることは少なくなるというメリットがあります．

これに対してFCSEMSは大口径のステントを留置可能なことから，3～6ヵ月後に抜去することで2回のERCPで複数本プラスチックステント留置と同等の狭窄改善率，再発率が得られることが報告されています．

胆管狭窄症例では膵管狭窄を合併することもあり，複数本プラスチックステントあるいはFCSEMS留置の影響で膵管狭窄による症状を発症することもあり，逆に膵管狭窄に対するプラスチックステント留置後に無症候性胆管狭窄症例が黄疸・胆管炎を発症することもあります．ERCPに伴う一過性の膵酵素あるいは肝胆道系酵素上昇の場合は経過観察可能ですが，遷延する場合や炎症を合併する場合には胆管・膵管ステントの併用が必要となることもあるため，注意が必要です．

胆管狭窄は内視鏡治療に抵抗性のこともありますが，内視鏡治療が比較的低侵襲であることから内視鏡治療を漫然と継続してしまいがちですが，biliary cirrhosisへ進行すると門脈圧亢進症を合併し外科的治療が困難となってしまうこともあります．1～2年程度の内視鏡治療期間を目途に外科的治療を検討するべきです．特に若年者や十二指腸狭窄合併例などは積極的に胆管空腸吻合術（＋胃空腸吻合術）などの外科的治療を検討することが望ましいです．

（症例提示・解説：中井陽介）

文 献

a）Dhiman RK, Behera A, Chawla YK, et al：Portal hypertensive biliopathy. Gut 56：1001-1008, 2007

Ⅱ. 膵臓・良性疾患

13 自己免疫性膵炎

回答者　塩見英之・中原一有

症例 他疾患経過観察のため施行したCT検査で膵尾部腫大を認めた79歳男性

　造影CT検査では体尾部の軽度腫大と辺縁に被膜様構造を認めた（図1）．膵頭体部には異常所見を認めなかった．MRCPでは尾部膵管の描出は不明瞭であった（図2）．
　初診時血液検査では，Amy 60 U/L，Glu 156 mg/dL，HbA1c 6.9％，CEA 3.5 ng/mL，CA19-9 29 U/mL，IgG4 474 mg/dL．

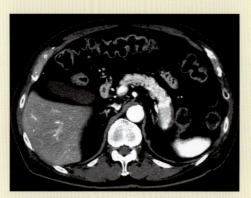

図1　造影CT

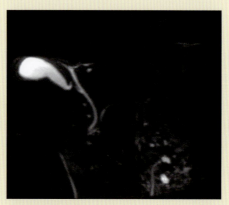

図2　MRCP

Q1 どのような検査を行って診断するか？ （EUS-FNA? ERCP?）

塩見　血液検査にて血清IgG4値が高く，CTにて膵尾部に被膜様構造を伴った腫大を認めているので，限局型の自己免疫性膵炎（autoimmune pancreatitis：AIP）が疑われますね．確診を得るためにはどうしたらよいでしょうか？

中原　「自己免疫性膵炎臨床診断基準2018」[1]に従うと，本症例は限局型なので，主膵管の所見が必要かと思います．MRCPでは尾部膵管の描出が不良で評価が困難なので，ERCPで主膵管の詳細な評価を行いたいですね．

塩見　主膵管の詳細な評価は必要ですね．ERCPでは特徴的な主膵管像として何を確認すべきですか？

中原　主膵管の不整狭細像です．狭細像とは閉塞像や狭窄像と異なり，ある程度広い範囲におよび，膵管径が通常より細くかつ不整を伴っている像を意味しています．典型例では狭細像が全膵管長の1/3以上（5 cm）を占めますが，限局性の病変でも，狭細部より上流側の主膵管には著しい拡張を認めないことがポイントかと思います．

塩 見	EUS-FNA についてはどうですか？
中 原	**EUS-FNA は膵癌との鑑別のために重要**かと思います．病理組織学的に，①著明なリンパ球浸潤，形質細胞の浸潤，②IgG4 陽性形質細胞の浸潤（IgG4/IgG 陽性細胞比 40％ 以上），③花筵状線維化，④閉塞性静脈炎，の所見を確認します．
塩 見	限局型については，膵癌との鑑別を念頭に置きながら慎重に進めていくことが重要ですよね．
中 原	先生はびまん型の場合はどのようにされていますか？
塩 見	**血清 IgG4 値が基準値の 2 倍（135 mg/dL×2）以上であればそれで診断がつく**ので，ほかの検査は特に行っていません．ただし，血清 IgG4 値が正常で，かつ臨床的に膵外病変を認めない場合には，EUS-FNA を行うようにしています．
中 原	私も同じようにしています．

経過

ERP では体尾部主膵管狭小化を認めた（図 3）．EUS では体尾部膵実質は腫大，低エコー像を呈しており（図 4），22G FNB 針での穿刺を行い，病理所見ではリンパ球・形質細胞の浸潤・線維化に加え，多数の IgG4 陽性細胞と閉塞性静脈炎を認めた．

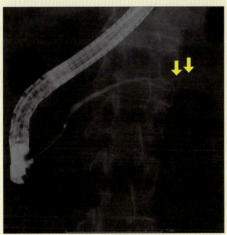

図 3　ERP

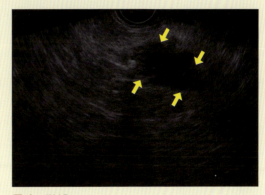

図 4　EUS

Q2 ステロイド治療を導入するか？

塩見 本症例のような無症状の限局性AIPの治療として，ステロイド投与はどうしていますか？

中原 画像上，病変は尾部に限局しているので，ほかに膵外病変を認めなければ経過観察とすると思います．先生はいかがでしょうか？

塩見 私も同じ考えですね．AIPの治療適応として，病変が膵臓だけで膵外病変を認めなければ，一旦経過観察としています．ただし，膵外病変を認める場合はステロイド治療を行いますし，腹痛などの症状を認める場合も適応としていますよ[2]．ところで，膵頭部の病変で黄疸を合併している症例はどのように対応していますか？

中原 まず胆管ステントを留置して黄疸が改善したのちに，ステロイド治療を導入しています．

塩見 基本的には同じ方針ですが，私の場合はFNAで確定診断がついていて黄疸がそれほど強くなければ，ERCPによるドレナージを行わずそのままステロイド治療を導入する場合もありますよ．

中原 もし年齢が若かった場合でも膵外病変がなければステロイド治療は行いませんか？

塩見 若年の場合は，膵機能温存のために私は積極的にステロイド治療を検討しますね[3]．まず3〜6ヵ月程度経過観察を行った後，自然寛解が得られなければステロイドを導入するようにしています．

中原 当施設では若年であっても膵外病変がなければ基本的には経過観察としています．ただし，例えばAIPによって糖尿病を新規発症した場合や血糖コントロールが不良となった場合などは，ステロイド投与により長期的に糖尿病の改善や血糖コントロールが良好となることがあるので，その場合はステロイド治療を検討しています．

塩見 なるほど，私も同じ考えですね．本症例はHbA1cの推移も気になりますね．もともと正常であったのが，急激に悪化しているようであれば，膵外病変がなくてもステロイド治療を考慮してもいいかもしれませんね．

Q3 ステロイドの減量・中止はどのように行うか？

中原 AIPに対するステロイドの投与量についてですが，塩見先生は初期量はどのように設定されていますか？

塩見 そうですね．開始時の初期量は0.6 mg/kgを基本としていて，30 mg/日で行うことが多いです．先生のところはどうですか？

中原 私どもも全く同じで，0.6 mg/kgを基本として，30 mg/日から開始することが多いです．初期量の継続期間についてはいかがですか？

塩見 私の場合は2週間後にCTを施行して，膵腫大などの改善傾向がみられれば，もう

1週間初期量を継続するようにしていますよ．つまり，初期量は3週間投与して，その後減量していきます．

中原 そうですね．**まずは癌を否定する意味でも治療効果判定が非常に重要**だと考えているので，当院でも2週間後にCTで効果判定を行っています．改善があれば3週目から減量を開始します．減量のペースについてはどうされていますか？

塩見 大体2週間ごとに5mgずつ減量していって，3ヵ月以内を目安に5mgか7.5mgの維持量になるようにしていますね．

中原 当院も最初は2週ごとに5mgずつ減量していますが，15mgからは少し慎重にして，2週ごとに2.5mgずつ減量しています．維持量は私どもも同様で，5mgにすることが多いです．

塩見 それだと，維持量にするまで3ヵ月以上かかってしまいますね．

中原 はい，そのとおりです．3ヵ月ちょっとかかってしまいますが，**15mg以降は再燃を懸念して慎重に漸減することを勧める報告**[4]もあるので，当院はそのようにしています．やや慎重派かもしれません．維持量の継続期間についてはいかがでしょうか？

塩見 私の場合は**3年を目安に維持量を継続し，その時点で患者さんと中止するかさらに継続するか相談**しています．特に日本に多いtype1は中止すると再燃が増加する報告もあるので，もし患者さんが継続を了承される場合には，2.5mgに減量して継続することが多いですね．

中原 当院も3年を目安に継続するか中止するか相談です．糖尿病などの併存疾患やIgG4値などを考慮して患者さんと相談しますが，可能であれば継続することが多いです．

塩見 そうですね．特に**中止例では再燃に注意が必要ですし，維持量継続例でも再燃とステロイドの有害事象に注意したフォローが必要**ですね．

Q4 ステロイドの副作用対策はどのようにしているか？ 骨粗鬆症対策は？

中原 ステロイドの副作用には，高血糖，感染症，消化性潰瘍，骨粗鬆症などさまざまなものがあるかと思いますが，ステロイド導入当初にまず注意すべきは高血糖でしょうか？

塩見 そうですね．**特に糖尿病の既往がある患者さんでは，血糖コントロールが難しくなる場合がある**ので，私たちの施設ではステロイド導入前もしくは導入時から積極的に糖尿病内科に介入してもらっていますよ．

中原 私どもも積極的に糖尿病内科の先生にコンサルトさせていただいており，非常に助かっています．専門の先生に診ていただくことは重要ですね．感染対策などはされていますでしょうか？

塩見 **ステロイド高用量投与の時期で感染リスクが高い場合には，合成抗菌薬の1つで**

Ⅱ．膵臓・良性疾患

あるST合剤を使用する場合がありますね．維持量の時期には特に予防薬は使用していませんが，先生はどうしていますか？

中原　私どもは基本的には予防的抗菌薬は使用していませんが，易感染性のリスクを十分に説明して，手洗いなどの日常生活の注意を促すようにしています．

塩見　では，消化性潰瘍予防目的での制酸薬の投与はどうしていますか？

中原　「消化性潰瘍診療ガイドライン2020」[5] では，ステロイド単独投与の場合には潰瘍のリスクは低いとされていますが，基本的にはステロイド導入時から制酸薬を併用投与することが多いです．

塩見　私たちもステロイド導入時から制酸薬を併用しています．骨粗鬆症の対策はどのようにしていますか？ステロイドの導入時や経過観察中の骨密度測定は行っていますか？

中原　ステロイド導入時からルーチンで主にビスホスホネート製剤を使用しています．ビスホスホネート製剤の使用が難しい場合には，活性型ビタミン D_3 製剤を使用する場合もあります．骨密度に関しては，導入時に測定し，ステロイド継続中はその後も半年から1年間隔で確認しています．

塩見　そうですね．私たちの施設でもステロイド導入時から骨粗鬆症の薬物療法はルーチンで行っていて，維持量を継続している期間も基本的には骨粗鬆症の薬剤も継続しています．「グルココチルコイド誘発性骨粗鬆症の管理と治療ガイドライン2023」[6] では，3ヵ月以上のステロイド投与予定の場合には骨粗鬆症の薬物治療を推奨しており，特に維持療法を継続する場合には非常に重要だと思います．骨密度も適宜チェックすることが必要ですよね．

文　献

1) 日本膵臓学会・厚生労働省 IgG4 関連疾患の診断基準並びに治療指針を目指す研究班：自己免疫性膵炎臨床診断基準 2018. 膵臓 33：902-913，2018

2) Kamisawa T, Shimosegawa T, Okazaki K, et al：Standard steroid treatment for autoimmune pancreatitis. Gut 58：1504-1507, 2009

3) Kamisawa T, Egawa N, Inokuma S, et al：Pancreatic endocrine and exocrine function and salivary gland function inautoimmune pancreatitis before and after steroid therapy. Pancreas 27：235-238, 2003

4) Hart PA, Kamisawa T, Brugge WR, et al：Long-term outcomes of autoimmune pancreatitis: a multicenter, international analysis. Gut 62：1771-1776, 2013

5) 日本消化器病学会 編：消化性潰瘍診療ガイドライン 2020（改訂第3版）．南江堂，2020

6) 一般社団法人日本骨代謝学会 グルココルチコイド誘発性骨粗鬆症の管理と治療のガイドライン作成委員会（委員長 田中良哉）編：グルココルチコイド誘発性骨粗鬆症の管理と治療のガイドライン 2023. 南山堂, 2023

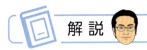

解説

　自己免疫性膵炎は本邦から発信された疾患概念であり，現在はIgG4関連疾患の膵病変と位置づけられています．自己免疫性膵炎の診断（**表1**）は，画像所見・IgG4・病理所見・膵外病変・ステロイド治療効果をもとに行い[a]，典型例では比較的診断は容易ですが，限局型では膵癌の否定は必ず念頭に置いてEUS-FNAを行うことが重要です．また診断目的のERPが行われる機会が減っていることもあり，膵管像における"主膵管の不整狭細像"の評価にはERPだけでなくMRCPの評価も可能となっています．

　自己免疫性膵炎に対する治療はステロイド治療ですが，胆管狭窄による閉塞性黄疸，腹痛・背部痛などの有症状例，また膵外病変合併例などが適応となります．自己免疫性膵炎は自然軽快することもあり，無症候例はステロイド治療の絶対的な適応とはなりません[b]．

　ステロイドの維持療法としては5 mg/日・3年を目安に行うことが多いですが，ステロイド治療の中止についても議論が分かれるところです．ステロイド中止後の再燃も多いため，疾患の活動性とステロイド継続による有害事象とのバランスを考慮して決定する必要があります．

表1　自己免疫性膵炎臨床診断基準2018

A．診断項目

I．膵腫大
　a．びまん性腫大（diffuse）
　b．限局性腫大（segmental/focal）

II．主膵管の不整狭細像
　a．ERP
　b．MRCP

III．血清学的所見
　高IgG4血症（≧ 135 mg/dL）

IV．病理所見
　a．以下の①〜④の所見のうち，3つ以上を認める．
　b．以下の①〜④の所見のうち，2つを認める．
　c．⑤を認める
　①高度のリンパ球，形質細胞の浸潤と，線維化
　②強拡1視野当たり10個を超えるIgG4陽性形質細胞浸潤
　③花筵状線維化（storiform fibrosis）
　④閉塞性静脈炎（obliterative phlebitis）
　⑤EUS-FNAで腫瘍細胞を認めない

V．膵外病変：硬化性胆管炎，硬化性涙腺炎・唾液腺炎，後腹膜線維症，腎病変
　a．臨床的病変
　　臨床所見および画像所見において，膵外胆管の硬化性胆管炎，硬化性涙腺炎・唾液腺炎（Mikulicz病），後腹膜線維症あるいは腎病変と診断できる．
　b．病理学的病変
　　硬化性胆管炎，硬化性涙腺炎・唾液腺炎，後腹膜線維症，腎病変の特徴的な病理所見を認める．

VI．ステロイド治療の効果
　専門施設においては，膵癌や胆管癌を除外後に，ステロイドによる治療効果を診断項目に含むこともできる．悪性疾患の鑑別が難しい場合は超音波内視鏡下穿刺吸引（EUS-FNA）細胞診は必須で（上記IVc），病理学的な悪性腫瘍の除外診断なく，ステロイド投与による安易な治療的診断は避けるべきである．したがってVIはIVcを包括している．

B．診　断

I．確診
　①びまん型
　　Ia ＋＜ III/IVb/V（a/b）＞
　②限局型
　　Ib ＋ IIa ＋＜ III/IVb/ V（a/b）＞の2つ以上
　　または
　　Ib ＋ IIa ＋＜ III/IVb/ V（a/b）＞＋ VI
　　または
　　Ib ＋IIb＋＜III/ V（a/b）＞ ＋IVb ＋ VI
　③病理組織学的確診
　　IVa

II．準確診
　限局型：Ib ＋ IIa ＋＜ III/IVb/ V（a/b）＞
　　または
　　Ib ＋ IIb ＋＜ III/V（a/b）＞＋ IVc
　　または
　　Ib ＋＜ III/IVb/V（a/b）＞＋ VI

III．疑診
　びまん型：Ia ＋ II（a/b）＋ VI
　限局型：Ib ＋ II（a/b）＋ VI

（文献a）より）

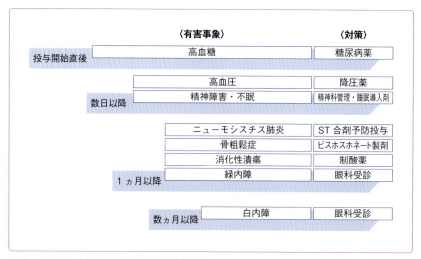

図5 ステロイドの主な有害事象と対策

　自己免疫性膵炎に対する治療は有効性だけでなく，長期間にわたるステロイド投与による有害事象も意識します．ステロイドに伴う有害事象と対策を図5に示します．糖尿病については，自己免疫性膵炎と同時発症の糖尿病ではステロイド治療により軽快することもありますが，ステロイド治療後に膵萎縮を認める症例は糖尿病を発症しやすいです[c]．ニューモシスチス肺炎に対するST合剤や骨粗鬆症に対するビスホスホネート製剤などの予防的投与についても必ず念頭に置いて診療にあたることが重要です．

（症例提示・解説：中井陽介）

文　献

a) 日本膵臓学会・厚生労働科学研究費補助金（難治性疾患等政策研究事業）「IgG4関連疾患の診断基準並びに治療指針の確立を目指す研究」班：自己免疫性膵炎臨床診断基準2018（自己免疫性膵炎臨床診断基準2011改訂版）．膵臓 33: 902-913, 2018
b) 日本膵臓学会・厚生労働省IgG4関連疾患の診断基準並びに治療指針を目指す研究班：自己免疫性膵炎診療ガイドライン2020．膵臓 35：465-550，2020
c) Noguchi K, Nakai Y, Mizuno S, et al：Insulin secretion improvement during steroid therapy for autoimmune pancreatitis according to the onset of diabetes mellitus. J Gastroenterol 55：198-204, 2020

Ⅲ. 胆道・腫瘍性疾患

14 胆囊壁肥厚

回答者　塩見英之・土屋貴愛

> **症例** 胆嚢壁肥厚の 45 歳女性
>
> 健診腹部エコーで胆嚢壁肥厚と総胆管拡張を指摘され，精査目的に受診．WBC 5,700/μL, Hb 11.7 g/dL, Plt 30.5 万/μL, AST 17 U/L, ALT 7 U/L, ALP 61 U/L, γ-GT 19 U/L, T.Bil 0.4 mg/dL, CRP 0.07mg/dL, Amy 80 U/L, Lip 40 U/L, CEA 1.6ng/mL, CA19-9 12 U/mL.

経過 1

腹部エコーでは胆嚢壁の肥厚と総胆管拡張（直径 20mm）を認めた（図1）．

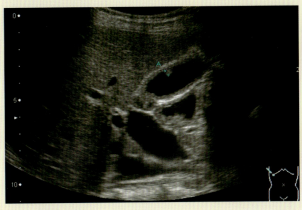

図1　腹部エコー

Q1 腹部エコーではどのような所見に注目する？ 胆嚢壁肥厚の鑑別に何を考える？

塩　見　びまん性の壁肥厚を認めているよね．2～3mm の小さなポリープもあるね．壁の構造は，内側の低エコー層が肥厚しており外側の高エコー層には変化がないね．

土　屋　**びまん性かつ全周性の壁肥厚**ですね．

塩　見　総胆管も描出されており，こっちには壁肥厚は目立たないね．

土　屋　全周性にびまん性の胆嚢壁肥厚を有する 40 代の若年女性というのがポイントでしょうか？

塩　見　**鑑別疾患として膵・胆管合流異常を考えなきゃいけないですね**．

土屋	もしかしたら**小さな石が隠れていて，慢性胆嚢炎も鑑別**でしょうか？
塩見	ポリープは過形成性に伴うものか，コレステロールポリープか…．亜有茎性に見えるけどね．
土屋	明らかな点状高エコーはないですね．
塩見	悪性は考えられますか？
土屋	悪性所見はないと思います．壁の構造も一部高低高エコーと層が確認できますし，壁の厚みに不整もないと考えます．腫瘍マーカーもあがっていませんし．

Q2 次の検査は何を行う？

塩見	この症例，次の検査どう考えてますか？
土屋	腹部エコーで胆嚢の全周性の均一な壁肥厚を認めていることから，膵・胆管合流異常の可能性を考えています．**まずは MRCP が必須**だと思うんですが，先生はどうでしょうか？
塩見	そうだね，そのとおりだね．ただ，**胆嚢癌との鑑別も要るから造影 CT の情報も欲しい**ところです．それに，もし膵・胆管合流異常だったら胆嚢癌だけやなくて胆管癌の合併リスクもあがってくるから，胆嚢壁，胆管壁の評価やリンパ節転移，周囲臓器への浸潤や転移なんかも含めて，総合的に見ていかなきゃいけないね．
土屋	なるほど．あと，**胆嚢壁の詳細な評価や早期胆嚢癌の検出には EUS も有用**だと思います．膵・胆管合流異常の診断もできますし．
塩見	そうですね．EUS は局所のリンパ節の評価にもめっちゃ使えます．
土屋	先生は胆嚢を評価するとき，ラジアル型とコンベックス型のどちらを使われますか？
塩見	ラジアル型を使っています．**360°の断層像が得られるから胆嚢全体の観察ができるし，壁の層構造の描出にも優れてる**から，胆嚢壁評価にはコンベックス型より向いてると思う．
土屋	私の施設ではラジアル型もコンベックス型も両方を使っています．胆嚢や胆管を長軸に描出するのはラジアル型が優れていますが，**胆嚢管や合流異常の胆管膵管合流部などはコンベックス型でも十分きれいに描出できる**と思います．

> **経過 2**

　MRCP では膵・胆管合流異常と肝外胆管の紡錘状拡張を認め，戸谷分類Ⅰa 型と考えられた（図2）．

　造影 CT では胆嚢壁のびまん性肥厚と丈の低い隆起（矢印），総胆管拡張を認めた（図3）．

　EUS では胆嚢壁の内側低エコー層の顆粒状肥厚を認めた．十二指腸壁外で膵管と胆管が合流していた（図4 矢印）．

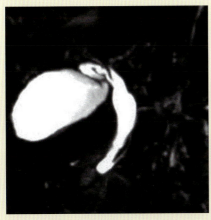

図2　MRCP

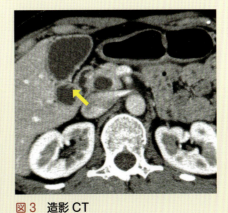

図3　造影 CT

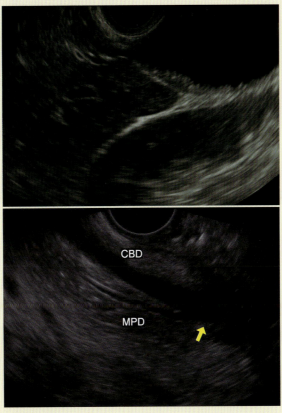

図4　EUS

Ⅲ．胆道・腫瘍性疾患

Q3 ERCP を行うか？ その目的は？

土屋　塩見先生の施設では，合流異常全例に ERCP を行いますか？

塩見　全例にはしませんね．**MRCP で合流異常があやしい感じであれば，ERCP で合流部の造影像を描出し，胆汁中アミラーゼを測定して確定**するけど，非拡張の合流異常で胆管壁肥厚がなければ，ERCP をせずに胆囊摘出術のみを行うかな．

土屋　そうですね．非拡張で EUS で胆管壁に肥厚や不整がなければ，ERCP なしで胆摘でよいと思います．その場合は**術中に胆囊内の胆汁アミラーゼ測定**を外科にお願いしています．ただし，この症例のように胆管拡張があれば，胆管壁の肥厚や胆管癌の有無を EUS と ERCP 両方で確認したくなりませんか？胆管切除後に残る膵内胆管の評価は大切と思いますが．

塩見　この症例であれば胆管拡張あり，胆管壁肥厚はなしだけど，ERCP するの？

土屋　当院では ERCP すると思います．でも，ERCP は膵炎のリスクを考えなければいけないと思います．この症例は膵管胆管合流部より乳頭側の共通管が糸のように細くはないので，ENGBD チューブを留置しても膵管を閉塞しづらいと思います．ゆえに**胆囊内に 5Fr のチューブを留置して胆汁細胞診**をしてもよいと思います．細胞診が悪性であれば，リンパ節郭清など外科が術式を考える参考にもなりますし．

塩見　そうかぁ．でもこの症例は EUS でも胆囊癌はなさそうで，たとえ Ⅱb 病変があったとしても，SS 以深ではないと思うんだけど．そしたら術式変わらなくないですか？しかも，胆汁細胞診しても，あまり正診率はよくないんじゃないかな？

土屋　合流異常のデータではありませんが，胆囊癌を疑って胆汁の色が黄色でなくなるまで胆囊内を洗浄して行う，洗浄胆汁細胞診の当院のデータ[1]からは胆囊内にチューブが留置できさえすれば 9 割以上の正診率なのですが…．塩見先生の施設ではこの症例は腹腔鏡での手術になりますか？

塩見　腹腔鏡ですね．この症例は悪性を考えていないから．もし **EUS で SS 以深というような悪性所見があれば，リンパ節郭清を加える方針になる**と思う．開腹かは外科の判断になると思う．

土屋　ありがとうございます．ということはやはり EUS が重要ということですね！

> **経過 3**

　ERCP 施行．膵管と胆管が同時に造影され，肝外胆管の紡錘状拡張を認めた（図 5）．胆汁中のアミラーゼは 105,500 U/L と著明高値であった．ENBD を留置し，繰り返し胆汁細胞診を提出したが，異型細胞は認めなかった．

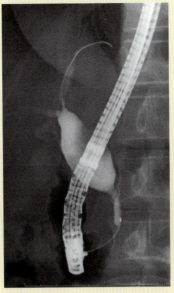

図 5　ERCP

Q4　治療方針は？（胆管拡張・非拡張で）

　先生，膵・胆管合流異常の治療方針について確認させてください．胆管拡張型と非拡張型で方針が違いますよね．

　そうですね．本症例のように**胆管拡張型の場合は，胆道癌（胆管癌，胆嚢癌）の発生リスクが高いから，肝外胆管切除と胆嚢摘出を行って，肝管空腸吻合するのが基本**だね．

土屋　胆管拡張部や胆嚢内に胆汁と膵液がうっ滞して，癌が発生するリスクが高いからですよね．

塩見　そうだね．それに対して**非拡張型の場合は，胆嚢癌の発生リスクが特に高いから，胆嚢摘出術が標準治療になる**．ただ，長期にみると胆管癌の発生リスクもあるから，術後もフォローは大事だね．

土屋　非拡張型の場合，予防的な胆管切除については議論があるようですが，先生はどうお考えですか？

塩見　うーん，確かに議論のあるところだね．でも現時点では，非拡張型に対する予防的胆管切除のエビデンスは十分じゃないと思う．ただ，定期的な画像検査でのフォ

|土屋| 胆管拡張型と非拡張型の胆管径はどのくらいですか？

|塩見| 10 mm以上を拡張型，10 mm未満を非拡張型って覚えてました．

|土屋| 「膵・胆管合流異常診断基準 2013」[2] をみると「胆管拡張の診断は，年齢に相当する総胆管径の基準値を参考にする」とされていて，==年齢によって拡張が決められています==．本症例は45歳で，6.8 mm以上が拡張となるので，拡張型の診断になります．

|塩見| おー，さすがだね！勉強になった．思ってた以上に拡張の定義が厳しいんだね．あと，手術する時期も大事で，診断がついたら可能な限り早めに手術したほうがいいと思うわ．

|土屋| なるほど．やはり==癌の発生リスクを考えると，早期の治療介入が重要==なんですね．

経過 4

肝外胆管切除・胆管空腸吻合術を施行した．胆嚢は過形成性変化のみで悪性所見は認めなかった．

文献

1) Itoi T, Sofuni A, Itokawa F, et al：Preoperative diagnosis and management of thick-walled gallbladder based on bile cytology obtained by endoscopic transpapillary gallbladder drainage tube. Gastrointest Endosc 64：512-519, 2006
2) 日本膵・胆管合流異常研究会，日本胆道学会 編：膵・胆管合流異常診療ガイドライン（改訂第2版）．医学図書出版，2024

解説

　胆嚢壁肥厚は頻繁に認められる画像所見の1つですが，胆嚢疾患に限らず，全身性疾患や周囲臓器の炎症性疾患によっても生じるため，診断に際してはその背景にある病態を適切に見極めることが重要です．

　胆嚢壁肥厚は，びまん性肥厚と限局性肥厚に大別されます．びまん性肥厚は胆嚢壁全体が4 mm以上に肥厚した状態を指します．これは急性胆嚢炎や慢性胆嚢炎，胆嚢腺筋腫症（びまん型）などの胆嚢疾患に加え，肝硬変，腎不全，心不全，膵炎，低アルブミン血症などが原因となることがあります．一方，限局性肥厚は胆嚢壁の一部にのみ肥厚を認める状態であり，胆嚢腺筋腫症（底部型・限局型）が代表的です．ただし，胆嚢癌との鑑別が問題となるため，慎重な評価が求められます．

　急性胆嚢炎では，腹部エコーにおいて胆嚢壁のびまん性肥厚とともに，壁内部の低エコー帯や胆嚢周囲の液体貯留が認められます．Murphy's sign陽性や胆石の存在が診断の一助となります．慢性胆嚢炎では，胆嚢萎縮と比較的均一な胆嚢壁の肥厚を認め，造影CTでは胆嚢壁が均一に造影さ

れる傾向があります．

　胆嚢腺筋腫症では，Rokitansky-Aschoff 洞（RAS）の拡張を伴うことが特徴です．腹部エコーや EUS では胆嚢壁内に囊胞状構造が確認されることが多く，コメット様エコー（高輝度エコーが彗星の尾のように後方へ伸びる像）が観察される場合があります．MRI では T2 強調像においてRAS が高信号を示すことが特徴的です．

　胆嚢癌では，腹部エコーで胆嚢内腔への腫瘍形成，壁の層構造の破壊，境界エコーの消失，壁外浸潤が認められます．造影 CT では不均一な造影効果を示し，MRI では T2 強調像で高信号，T1 強調像で低信号，拡散強調像で高信号を呈し，造影 MRI では壁肥厚部に不均一な造影効果を認めます．EUS も胆嚢癌の診断に有用であり，外側高エコー層の不整や断裂を認める場合には胆嚢癌を強く疑う必要があります．

　膵・胆管合流異常（pancreaticobiliary maljunction：PBM）も胆嚢壁のびまん性肥厚をきたす疾患の 1 つです．胆嚢壁内側の低エコー層の肥厚が特徴的であり，これは膵液の胆管・胆嚢内への逆流による慢性炎症が原因です．MRCP や EUS は PBM の診断に有用で，膵管・胆管の異常な合流が明瞭に描出されることが多いです．

　胆嚢壁肥厚の診断では，まず腹部エコーでびまん性肥厚か限局性肥厚かを判断し，胆石や RAS の有無や胆嚢壁の層構造を評価することが重要です．造影 CT や MRI，EUS，血液検査を組み合わせて，良性疾患と悪性疾患の鑑別を進めます．また，PBM は胆道癌発癌リスクが高いため，腹部エコーによる年齢別の標準胆管径に基づき胆管拡張型か非拡張型かを判断し[a]，胆管拡張型PBM では胆嚢および肝外胆管切除，胆管非拡張型 PBM では胆嚢摘出術が推奨されます．

（症例提示・解説：木暮宏史）

文　献

a）日本膵・胆管合流異常研究会，日本胆道学会 編：膵・胆管合流異常／先天性胆道拡張症診療ガイドライン（改訂第 2 版）．医学図書出版，2024

Ⅲ. 胆道・腫瘍性疾患

15 | 肝門部胆管癌（切除可能性あり）

回答者 菅野良秀・藤森 尚

> **症例** 切除可能広範囲胆管癌の 58 歳男性
>
> 3ヵ月前より不定期に右上腹部痛が出現，徐々に痛みが増強．2ヵ月で5kgの体重減少あり．1週間前より尿の濃染あり，家族に黄疸を指摘され受診．
> 血液検査ではWBC 8,400/μL, Hb 13.5 g/dL, Plt 18万/μL, AST 185 U/L, ALT 178 U/L, ALP 420 U/L, γ-GT 350 U/L, T.Bil 4.2 mg/dL, D.Bil 2.7 mg/dL, CRP 1.50 mg/dL, Amy 90 U/L, Glu 126 mg/dL, HbA1c 7.2%, PT% 65%, PT-INR 1.3, CEA 5.2 ng/mL, CA19-9 120 U/mL.
> 高血圧，糖尿病で内服治療中.

Q1 画像検査は何を行う？

 菅野　腹痛と黄疸があって，感染徴候の乏しい肝胆道系酵素異常がある患者さんですね. 一般的には，慢性肝炎ないし肝硬変か，胆道閉塞を念頭に検査を計画していくことになりそうです．胆道閉塞だとすれば，画像検査を行って，結石，良性狭窄，悪性狭窄などを鑑別していくことになりますね.

 藤森　そうですね．付け加えるとすると，**体重減少やCA19-9高値という情報から，悪性胆道閉塞を一段強く疑う必要があります**ね．特に悪性疾患の場合は，性急なドレナージを行ってしまうと修飾が加わって進展度診断が難しくなってしまうリスクがあるので，介入前に必要な検査を行うことが肝要です．今後の戦略を立てるためにも，腹部エコーやCT検査はできるだけ早く行うべきでしょう．CTは，**膵胆道系の悪性腫瘍の可能性がある場合にはthin-sliceのダイナミックCTとする**ことを忘れないようにしたいですね.

 菅野　腹部エコーや造影CT以外にはどんな検査が必要でしょうか？

藤森　腹部エコーやCTでおおよその病態を評価して，行うべき検査を決めていきます．胆道閉塞ではない場合（肝炎や肝硬変など）は原因検索のために血液検査の追加が必要でしょう．明らかな胆管結石の場合は，追加画像検査の必要性は高くなく，治療を検討することになります．胆道狭窄の場合は，良悪性診断，悪性の場合は進展度診断が診療方針に大きく関与しますので，**できる限りドレナージ前にMRI/MRCPやEUSを行っておく**とよいでしょう．もちろん，急性胆管炎が高度で緊急ドレナージを要する場合にはこの限りではありませんが，この患者さんの場合は検査を優先できそうです.

菅野　ERCP 前に十分な検査を行うことが重要ですね．一部の疾患では，ERCP は初回から専門性の高い施設にご紹介いただいたほうがよいこともありますね．例えば，**切除できる可能性のある広範囲胆管癌や肝門部領域胆管癌などは，想定術式を検討してから ERCP を行うべき**なので，ご自身の施設で手術まで行う可能性がある場合以外は，高次医療機関へ紹介するほうが患者さんのメリットとなるかもしれません．

経過1

ダイナミック造影 CT 検査施行．左右肝管から膵内胆管にかけて広範に造影効果を伴う壁肥厚を認め（図1b～d 矢頭），右肝動脈が壁肥厚部に接しており（図1b 矢印），浸潤が疑われた．

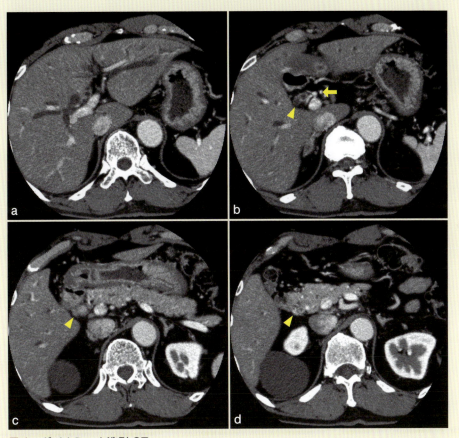

図1　ダイナミック造影 CT

> **経過2**
>
> ERCP 施行．膵内胆管から右は前後区域枝分岐部，左は左肝管本幹まで広範囲に狭窄がみられる（図2）．

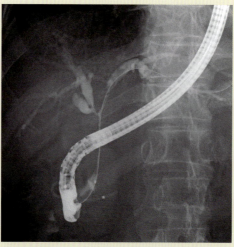

図2 ERCP

Q2 ERCPで何を調べる？ ESTは行う？

 菅野　造影CTの所見から，肝門部領域から膵内胆管まで拡がる広範囲胆管癌の可能性が考えられますね．ドレナージが必要ですのでERCPを行うことになりますが，その際にどんなことを評価したらよいでしょう？

 藤森　**ERCPでは，良悪性診断と水平方向の進展度診断を行います**．良悪性診断のために検体採取を行いますが，良性のなかには，IgG4関連硬化性胆管炎のように胆管癌とは大きく診療方針が変わる病態もありますので，疑われる場合には病理診断依頼状のなかに記載しておくとよいでしょう．**胆管癌の場合には，切除可能かどうかを検討し，切除するとしたら術式と切除ラインはどうするかを検討するため，水平進展度診断が重要です**．水平進展度診断は，造影像の評価の他，マッピング生検を行います．必要に応じて胆道鏡での観察や胆道鏡下生検も行うことがあります．

菅野　最初のERCPのその場では良悪性の病理診断ができないわけですが，ESTや胆道鏡は，一期的に行うのと悪性確定後に改めて行うのと，どちらがよいでしょうか？

藤森　私たちは，肝門部領域胆道狭窄の場合は初回ドレナージの際にESTをしておいたほうが安全だと考えています．その理由は，肝門部領域の処置にはデバイスの出し入れが多くなって乳頭にかかる負担が大きいこと，胆管癌の場合は膵頭部癌と異なり主膵管閉塞をきたしていないことなどから，ERCP後膵炎のリスクが高いと考えられるためです．切除できればESTの長期的影響は無視できますので，ERCP後

膵炎のリスクを少しでも下げることのほうが重要だと考えています．
初回 ERCP では，EST に加えて，検体採取，ドレナージと行うべき工程が多いので，私たちは胆道鏡が必要な場合は日を改めることが多いですが，先生方はいかがですか？

菅野 私たちは，画像で胆管癌が強く疑われる場合には，最初のセッションで胆道鏡まで行うことも多いです．ドレナージしてしまうと胆管粘膜の変化が起こって水平進展度診断が難しくなるのも理由です．
病理検体の採取法はどんな方法がよいでしょうか？

藤森 **主腫瘍部はブラシ擦過細胞診や鉗子生検**を行っています．マッピング生検は，可能なかぎりシースカテーテル（EndoSheather, パイオラックスメディカルデバイス社）を用いて，意図する部位からコンタミネーションを避けて採取するように気をつけています．時間や患者さんの状態に余裕がなければ，初回では主腫瘍部の検体採取とドレナージを優先して，マッピング生検は日を改めます．

菅野 私たちも同じで，初回は主腫瘍部の検体採取を優先します．割と積極的に胆道鏡を使用するので，どちらかというとシース下生検より胆道鏡下生検を多用します．

経過3

EST 施行後，デジタル経口胆道鏡（POCS）施行．左肝管（LHD），左内側区域枝（B4）に腫瘍進展を認めたが，左外側上枝（B2），左外側下枝（B3）には腫瘍進展を認めなかった（図3）．B2 に ENBD を留置．

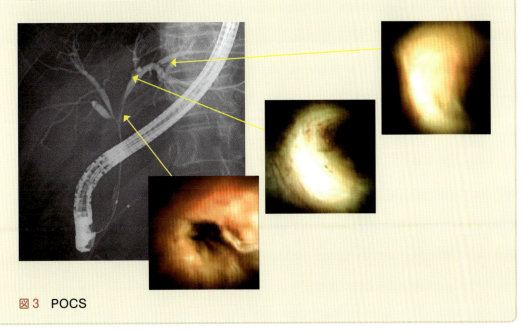

図3 POCS

III. 胆道・腫瘍性疾患

Q3 術前胆道ドレナージの方法は，ENBD？ プラスチックステント？ インサイドステント？

 藤森　悪性と仮定すると，切除を検討できる状態ですね．術前胆道ドレナージ法として，「胆道癌診療ガイドライン」では内視鏡的ドレナージを第一選択とすることが記載されています[1]．経皮的ドレナージは悪性細胞の播種が懸念されるためです．内視鏡的ドレナージとしてはENBDとプラスチックステントが代表的ですが，どうしていますか？

 菅野　「胆道癌診療ガイドライン」は，ENBDとプラスチックステントのいずれが良いかについては推奨を提示していませんね[1]．同ガイドラインの作成委員の投票ではENBD推奨18，PS推奨0，棄権4という結果であり，出版時点における日本の状況としては，ENBDを好む施設が多く，基本となるドレナージ法といってよさそうです．ENBDの利点は，胆汁の量や性状を確認できること，閉塞した際に対応が容易であること，造影検査ができること，などがあります．一方，私たちは近年，専用のステントが手に入るようになりましたので胆管内プラスチックステント，いわゆるインサイドステントを好んで留置しています．

藤森　そうですね．私たちも基本をENBDとしながら，インサイドステントをよく用いるようになりました．ENBDは，患者さんの不快感もさることながら，長期留置となる場合の自己（事故）抜去のリスク，胆汁を還元しない場合には栄養の問題もありますからね．一方でインサイドステントのデータが出始めていて，比較的閉塞しにくいようです[2,3]．

もちろん，短期間で再度ERCPを行う予定の場合にはENBDでもよいと思いますし，インサイドステントなど内瘻で感染がコントロールできない場合には，ENBDを用います．

菅野　症例によって使い分けるわけですね．乳頭から出す通常のプラスチックステント留置を行うことはありますか？

藤森　時々ありますね．目的の枝へのアプローチが難しく，将来交換の際にステント内腔や脇からアプローチしたいと考えるときには留置します．そのほか，短期間であれば閉塞のリスクは低いので用いることがあります．ただし，胆管内に消化液や食事が流入して逆行性胆管炎を起こすリスクや，プラスチックステントが早期に閉塞するリスクは常に考えておかないといけませんね．

ドレナージを行う胆管枝はどうしたらよいでしょうか？

菅野　肝門部領域胆管癌の術前ドレナージを行う領域は，残存予定肝の領域胆管である必要があります．従って，ドレナージ施行前に想定術式を考慮したうえで十分に検討して決める必要があります．もちろん外科の先生のご意見もうかがってからERCPを行うようにしたいですね．

藤森　そうですね．まずは残存予定側のドレナージを行って，これだけでは減黄が不十分

な場合や胆管炎のコントロールが困難な場合には，対側のドレナージも検討することになります．

> 経過4

ENBD を留置した状態で右門脈塞栓術を施行した後（図4），インサイドステントに交換した．予定残肝容量の増大が得られた後に，拡大右肝切除＋膵頭十二指腸切除術施行．B4 胆管断端に粘膜内癌陽性であり，R1 切除であった（図5）．

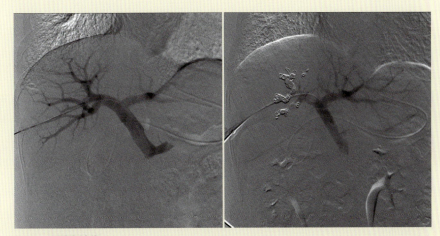

図4　門脈塞栓術

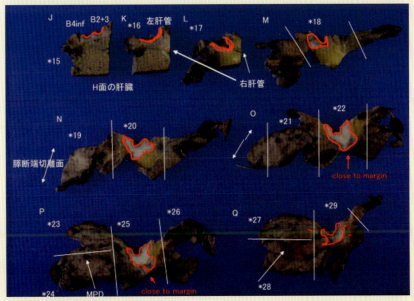

図5　病理組織標本

文 献

1) 日本肝胆膵外科学会，胆道癌診療ガイドライン作成委員会 編：エビデンスに基づいた胆道癌診療ガイドライン（改訂第3版）．医学図書出版，2019
2) Ishiwatari H, Kawabata T, Kawashima H, et al：Clinical outcomes of inside stents and conventional plastic stents as bridge-to-surgery options for malignant hilar biliary obstruction. Dig Dis Sci 68：1139-1147, 2023
3) Sugiura R, Kuwatani M, Hayashi T, et al：Endoscopic nasobiliary drainage comparable with endoscopic biliary stenting as a preoperative drainage method for malignant hilar biliary obstruction：A multicenter retrospective study. Digestion 103：205-216, 2022

解 説

「胆道癌診療ガイドライン」では，胆管癌の切除不能因子として遠隔転移のみを定義しており，局所進展については明確なコンセンサスが得られていません[a]．そのため，肝門部領域胆管癌が疑われる場合，治療方針の決定には外科医との連携のもと，各種検査を効率的に組み合わせて，癌かどうかの質的診断と進展範囲診断を行う必要があります．診断の最初のステップとして，multi-detector raw CT（MDCT）を用いた thin-slice のダイナミック CT が必須です．これにより，胆管病変だけでなく，門脈や動脈との関係，肝葉の大きさなどを評価し，想定される術式の検討が可能となります．ERCP は，外科医との協議により手術の可否や術式の方向性を定め，ドレナージすべき胆管枝を特定してから施行します．なお，thin-slice のダイナミック CT や手術が実施できない施設では，黄疸の有無にかかわらず，ERCP を安易に行わず，高次医療機関への紹介を検討するべきです．

肝門部領域胆管癌に対する術前胆道ドレナージ（PBD）は，術後肝不全のリスクを低減し，安全な肝切除を実施するために重要な役割を果たします．PBD には，PTBD と EBD があります．

PTBD は確実なドレナージが可能である一方，穿刺時の門脈・肝動脈損傷の可能性や QOL の低下が懸念されます．また，穿刺経路の播種や腹膜播種などにより PTBD は EBD と比較して有意に予後を悪化させることが報告されています[b]．このため，「胆道癌診療ガイドライン」では，広範肝切除を予定している胆管癌症例に対して，ENBD による残存予定肝の片葉ドレナージが推奨されています[a]．

EBD には，ENBD と EBS があります．ENBD は胆汁培養や細胞診の採取が可能で，胆汁の排液量や性状のモニタリングができる一方で，長期留置が困難で患者の受容性が低いという欠点があります．一方，EBS は患者の QOL を向上させますが，胆道感染のリスクやステント閉塞の可能性が懸念されます．

EBS には，通常のプラスチックステント留置と，ステントの遠位端を十二指腸に出さないインサイドステントがあります．通常のプラスチックステント留置では十二指腸内容物の逆流による胆道感染のリスクがありますが，インサイドステントは胆管内に留置することで逆流を抑制し，閉塞や感染のリスク低減が期待できます．最近の研究では，インサイドステントは ENBD と比較して time to recurrent biliary obstruction が有意に長く，術後の重篤な偶発症率に差がないことが報告されています[c]．また，通常のプラスチックステント留置および ENBD との比較[d]では，インサイドステントで re-intervention 率が有意に低く，re-intervention までの期間も有意に長いことが

示されています．術前化学療法例においても，インサイドステントの有用性が示唆されています．さらに，通常のプラスチックステント留置と比較して，インサイドステントは偶発症が少なく，re-intervention 率も低く，術前・術後の在院日数が短縮され，医療費の抑制にも寄与することが報告されています[e]．インサイドステントは今後，PBD の第一選択としての普及が期待されます．

（症例提示・解説：木暮宏史）

文　献

a) 日本肝胆膵外科学会，胆道癌診療ガイドライン作成委員会 編：エビデンスに基づいた胆道癌診療ガイドライン（改訂第 3 版）．医学図書出版，2019

b) Komaya K, Ebata T, Yokoyama Y, et al：Verification of the oncologic inferiority of percutaneous biliary drainage to endoscopic drainage：A propensity score matching analysis of resectable perihilar cholangiocarcinoma. Surgery 161：394-404, 2017

c) Takahashi Y, Sasahira N, Sasaki T, et al：The role of stent placement above the papilla（inside-stent）as a bridging therapy for perihilar biliary malignancy: an initial experience. Surg Today 51：1795-1804, 2021

d) Nakamura S, Ishii Y, Serikawa M, et al：Utility of the inside stent as a preoperative biliary drainage method for patients with malignant perihilar biliary stricture. J Hepatobiliary Pancreat Sci 28：864-873, 2021

e) Yamada R, Kuriyama N, Tanaka T, et al：Inside stent placement is suitable for preoperative biliary drainage in patients with perihilar cholangiocarcinoma. BMC Gastroenterol 24：174, 2024

Ⅲ. 胆道・腫瘍性疾患

16 肝門部胆管癌（非切除）初回ドレナージ& re-intervention

回答者 高原楠昊・藤澤聡郎

症例 非切除肝門部領域胆管癌の 54 歳女性

黄疸を主訴に前医受診．CT（図1），MRCP（図2）で肝門部領域胆管癌が疑われ，ERCP 施行され，左枝にプラスチックステントを1本留置した状態で当科紹介．WBC 15,200/μL, Hb 10.7 g/dL, Plt 31.7万/μL, AST 92 U/L, ALT 78 U/L, ALP 472 U/L, γ-GT 289 U/L, T.Bil 6.8 mg/dL, D.Bil 4.2 mg/dL, CRP 14.6 mg/dL.

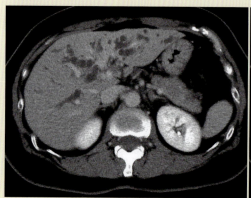
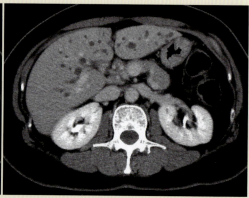

図1 造影 CT

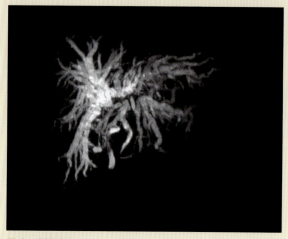

図2 MRCP

Q1 肝門部領域胆管癌の診断，胆道ドレナージにおける留意点は？

高原　肝門部領域胆管癌疑いに対する胆道ドレナージ後に紹介された症例ですね．前医で病理学的確定診断が得られていない場合，良悪性を含め質的診断も含めて再評価する必要があると思います．肝門部胆管閉塞をきたす疾患として，肝門部領域胆管癌などの悪性疾患に加え，IgG4 関連硬化性胆管炎や原発性硬化性胆管炎（primary sclerosing cholangitis：PSC）などの良性疾患も重要な鑑別疾患になってきます．肝門部胆管閉塞の症例における画像診断ではどのような点に注意すべきでしょうか？

藤澤　肝門部胆管は分岐が複雑で走行に個体差が大きく，また閉塞部位・程度が症例ごとに大きく異なるため，thin-slice のダイナミック CT や MRI のような時間的・空間的分解能が高いモダリティによる画像診断がとても重要です．本症例のように肝門部領域胆管癌が疑われる症例では，腹部エコーなどの侵襲度の低い検査から，EUS や ERCP といった侵襲的な検査に進んでいくことが推奨されています[1]．造影 MDCT では，まずはじめに遠隔転移の有無をチェックし，次いで胆管壁肥厚部位に注目して局所の進展・浸潤範囲を評価します．具体的には肝側・十二指腸側への胆管水平方向への進展と，肝動脈や門脈への垂直方向への浸潤の有無を評価します．このような評価に基づき，胆道外科医と連携して切除可能性と予定術式を検討することにしています．

高原　MDCT 施行前に胆道ドレナージを行うと反応性の胆管壁肥厚をきたすことから，癌の進展度範囲診断が困難になるため，ドレナージ前に MDCT を施行することが重要ですよね．また肝門部胆管閉塞に対する過度の胆管造影は胆管炎を惹起する可能性があることから，ドレナージ施行時に十分な胆管造影を実施できないことも多いため，可能な限りドレナージ施行前に MRCP も含めて，胆管の閉塞部位と分岐形態を把握することが求められると思います．

この症例では肝内胆管が著明に拡張し，Bismuth-Corlette 分類の type IV に相当する高度泣き別れをきたしています[2]．さらに肝動脈や門脈左枝にも腫瘍が浸潤しているようですので，残念ながら根治術の可能性はきわめて低いと思います．

藤澤　胆道癌に対する手術適応は施設間で異なることがあるため，手術の可能性を探るために専門施設の意見を聞いてみるのも一案ですね．手術の可能性を検討する場合，ERCP や胆道鏡により mapping biospy を行って，詳細に進展範囲を評価することも可能です[3]．このとき，切除予定肝には手を付けずに，予定残肝の胆管枝のみを内視鏡的にドレナージします．本症例のように手術が困難な場合は，ENBD で一旦胆管炎を改善させてから二期的にステント留置します．

Ⅲ．胆道・腫瘍性疾患

> **経過 1**
>
> 減黄不良および非ドレナージ領域の胆管炎のため，左外側上枝（B2），左外側下枝（B3），前区域枝に ENBD を 3 本留置．減黄が得られ胆管炎も改善したが，高度泣き別れで切除不能の診断となり，B3，B2，後区域枝，前区域枝の順に stent-in-stent 法で large cell type の UCSEMS を留置（図 3）．

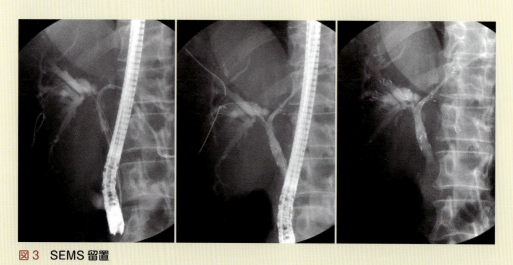

図 3 　SEMS 留置

Q2 非切除例に対する恒久的ステンティングのドレナージ領域は？用いるステントは？プラスチックステント？インサイドステント？UCSEMS? FCSEMS?

藤澤

悪性肝門部胆管閉塞ではしばしば胆管の交通が分断され泣き別れの状態となるため，すべての胆管枝をドレナージするためには複数本のステント留置が必要になることが多いです．この症例では胆管炎をきたしていたこともあり，全肝ドレナージを行っていますが，Bismuth-Corlette 分類 type Ⅱ以上の肝門部胆管閉塞では，1 本のステントで左葉あるいは右葉のみをドレナージする片葉ドレナージと複数本のステントを用いて左右両葉のドレナージを行う両葉ドレナージという考え方があります．先生の施設での非切除例に対するドレナージ戦略はいかがでしょうか？

高原

プラスチックステントを用いた片葉・両葉ドレナージの比較試験では，両者で生存期間には有意差がなかったものの，片葉ドレナージで手技成功率が高く偶発症が少なかったことから，片葉ドレナージで十分であることが示されています[4]．一方，UCSEMS を用いた検討では，両葉ドレナージでステント開存期間や生存期間が良好であったとする報告があるものの，逆に片葉・両葉ドレナージで両群間に差がなかったとの報告もあり[5〜7]，十分なコンセンサスが得られていないのが現状です．肝容積の 50％以上の領域をドレナージすることが，良好なドレナージ効果および

生存期間に寄与することが報告されていますので[8]，**片葉あるいは両葉ということよりも，最も少ないステント本数で肝容積の 50% 以上の領域を効率よくドレナージできる胆管枝を選択してステントを留置すべき**と考えています．

われわれは初回留置ステントの長期開存を目指して，両葉に UCSEMS を stent-in-stent で留置することが多いです．

藤澤　実際，delivery system が改良された最近の UCSEMS では，以前と比べて stent-in-stent での複数本留置が格段に易しくなりましたよね．ただ，ひとたび機能不全が生じると，re-intervention 時の対処は技術的にかなり難しいと思います．UCSEMS の平均的な開存期間は 5〜8ヵ月程度であることを考慮すると[9, 10]，UCSEMS を用いるメリットは，プラスチックステントの約 2 回分の交換がスキップできるということになりますが，長期生存例では初期のアドバンテージがだんだん薄れてしまいます．化学療法の進歩に伴って生存期間が長くなっていますので，それに伴い re-intervention の必要性と重要性が増してきていると感じています．そのためわれわれは長期生存が望める症例では，re-intervention の簡便性を重要視して，**最近ではプラスチックステントを複数本留置して，3〜4ヵ月ごとに交換を繰り返すというストラテジーを取っています**．プラスチックステントを胆管内に埋め込むインサイドステント留置法は乳頭をまたぐように留置する従来法よりステントの改善期間が長い可能性が報告されていますが[11]，両者の優劣についてはさらなる検討が必要でしょうね．

高原　確かに抜去可能で容易に交換できるという利点から，最近初回のドレナージにはプラスチックステントが好まれる傾向があるように感じています．同様に FCSEMS を side-by-side で留置する方法も報告されていますよね[12]．

肝門部悪性胆道閉塞に対する治療は初回のドレナージの良し悪しだけでなく，全治療経過を通して包括的に評価する必要性を感じています．2024 年に改訂された「Tokyo criteria 2024」[13] では個々のステントだけでなく治療に伴う患者 QOL なども評価対象となっているので，この criteria を用いたデータの蓄積に期待したいですね．

> **経過 2**
>
> ゲムシタビン（GEM）＋シスプラチン（CDDP）療法を行っていたが，6ヵ月後にUCSEMS閉塞，胆管炎を生じた．ERCP施行し，プラスチックステントをすべてのSEMS内に留置しようとしたが，後区域枝とB2には留置できたが，前区域枝とB3には留置できなかった（図4）．幸い，胆管炎は改善し，化学療法を再開した．

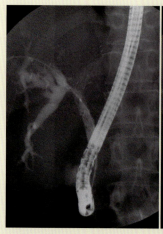
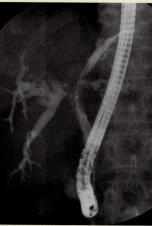
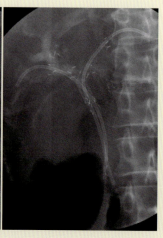

図4 re-intervention

Q3 re-intervention は ERCP? EUS-BD?

高原 UCSEMS留置後のre-interventionでは，原則留置したUCSEMS内にプラスチックステントを留置する必要がありますが，stent-in-stentで複数本のUCSEMSを留置した場合，メッシュ間隙を通してプラスチックステントを留置することになるため，技術的にも難しく難渋することが多いですね．この症例でも前区域枝とB3はレスキュー不能だったということですが，幸い胆管炎はコントロールできて化学療法を再開可能であったことから，早急な追加ドレナージは必要なくしばらく経過を見ることができそうです．もし次に胆管炎が生じた場合は，どうしますか？

藤澤 新たに追加したプラスチックステントの閉塞が原因であれば，再度経乳頭的に新しいプラスチックステントに交換して様子を見ると思います．==しかしすべての枝にステントを挿入するのは難しいと思いますので，ドレナージ領域を増やす必要があれば次の手としてEUS-BDを考慮します==．

その際，前区域へのEUS下アプローチは難易度が高いので，経乳頭的なステント留置の際に後区域枝ではなく前区域枝に入れられるように最大限努力をします．後区域とB2，B3であればEUS-BDでの追加ドレナージが可能かと思います．

高原 これまでに肝門部胆管閉塞に対するUCSEMS留置後のre-interventionとしてのEUS-BDの有用性がいくつかの論文で報告されていますので[14,15]，私もEUS-BD

を用いて段階的にレスキューしていきたいと思います．PTBD は患者の QOL を著しく低下させてしまうため，なるべく避けたいですが，前区域枝への経乳頭的ステント留置が難しい場合など，どうしても PTBD が避けられないシチュエーションはありえると思います．

初回のドレナージから re-intervention や EUS-BD の併用を見据えて，ストラテジーを立てることが必要になりますね．

文　献

1) 日本肝胆膵外科学会，胆道癌診療ガイドライン作成委員会 編：エビデンスに基づいた胆道癌診療ガイドライン（改訂第 3 版）．医学図書出版，2019

2) Bismuth H, Castaining D, Traynor O：Resection or palliation:priority of surgery in the treatment of hilar cancer. World J Surg 12：39-47, 1998

3) Ogawa T, Ito K, Koshita S, et al：Usefulness of cholangioscopic-guided mapping biopsy using SpyGlass DS for preoperative evaluation of extrahepatic cholangiocarcinoma：a pilot study. Endosc Int Open 6：E199-E204, 2018

4) De Palma GD, Galloro G, Siciliano S, et al：Unilateral versus bilateral endoscopic hepatic duct drainage in patients with malignant hilar biliary obstruction :results of a prospective, randomized, and controlled study. Gastrointest Endosc 53：547-553, 2001

5) Naitoh I, Ohara H, Nakazawa T, et al：Unilateral versus bilateral endoscopic metal stenting for malignant hilar biliary obstruction. J Gastroenterol Hepatol 22：552-557, 2009

6) Liberato MJ, Canena JM：Endoscopic stenting for hilar cholangiocarcinoma：efficacy of unilateral and bilateral placement of plastic and metal stents in a retrospective review of 480 patients. BMC Gastroenterol 12：103, 2012

7) Iwano H, Ryozawa S, Ishigaki N, et al：Unilateral versus bilateral drainage using self-expandable metallic stent for unresectable hilar biliary obstruction. Dig Endosc 23：43-48, 2011

8) Vienne A, Hobeika E, Gouya H, et al：Prediction of drainage effectiveness during endoscopic stenting of malignant hilar strictures：the role of liver volume assessment. Gastrointest Endosc 72：728-735, 2010

9) Ishigaki K, Fukuda R, Nakai Y, et al：Retrospective comparative study of new slim-delivery and conventional large-cell stents for stent-in-stent methods for hilar malignant biliary obstruction. Dig Endosc 36：360-369, 2024

10) Kogure H, Isayama H, Nakai Y, et al：High single-session success rate of endoscopic bilateral stent-in-stent placement with modified large cell Niti-S stents for malignant hilar biliary obstruction. Dig Endosc 26：93-99, 2014

11) Kurita A, Uza N, Asada M, et al：Stent placement above the sphincter of Oddi is a useful option for patients with inoperable malignant hilar biliary obstruction. Surg Endosc 36：2869-2878, 2022

12) Takahashi S, Fujisawa T, Ushio M, et al：Retrospective evaluation of slim fully covered self-expandable metallic stent for unresectable malignant hilar biliary obstruction. J Hepatobiliary Pancreat Sci 30：408-415, 2023

13) Isayama H, Hamada T, Fujisawa T, et al：TOKYO criteria 2024 for the assessment of clinical outcomes of endoscopic biliary drainage. Dig Endosc 36：1195-1210, 2024

14) Kitamura H, Hijioka S, Nagashio Y, et al：Use of endoscopic ultrasound-guided biliary drainage as a rescue of re-intervention after the placement of multiple metallic stents for malignant hilar biliary obstruction. J Hepatobiliary Pancreat Sci 29：404-414, 2022

15) Ogura T, Onda S, Takagi W, et al：Clinical utility of endoscopic ultrasound-guided biliary drainage as a rescue of re-intervention procedure for high-grade hilar stricture. J Gastroenterol Hepatol 32：163-168, 2017

解説

　非切除悪性肝門部胆管閉塞に対する胆道ドレナージは，現在，内視鏡的ドレナージが主流となってきています．しかし，内視鏡的ドレナージにおいては，ステントの種類（プラスチックステントか金属ステントか），留置本数（1本か複数本か），ドレナージ領域（片葉か両葉か）など，いくつかの重要な検討課題が残されています．「胆道癌診療ガイドライン」でも，「PS または uncovered SEMS の選択を提案する」と併記されています[a]．その解説には「近年，化学療法の進歩により切除不能例の生存期間が延長し，それに伴いステント閉塞に対する re-intervention の頻度が増加している．また，化学療法著効例には conversion surgery が積極的に行われるようになってきている．Re-intervention の容易さや手術移行の可能性を考慮して SEMS ではなく PS を選択する施設も増加してきている」と記載されています．

　プラスチックステントを用いる場合，ステントの下端が乳頭から出ないように胆管内に留置するインサイドステントが，非切除悪性肝門部胆管閉塞に対して有用です．UCSEMS と比較しても time to recurrent biliary obstruction に差がないことが示されています[b,c]．特に，乳頭状に発育進展する腫瘍，易出血性の腫瘍では，UCSEMS を用いると腫瘍のメッシュ間隙への進展や出血により早期閉塞をきたしやすいため，抜去・交換が可能なインサイドステントが適していると考えられます．金属ステントに関しては，肝門部 multi-stenting に適した UCSEMS が各種開発されており，large cell type や moving cell type といったステントメッシュデザインの工夫や，デリバリーシステムの細径化が進められています[d,e]．留置方法としては，stent-in-stent 法，side-by-side 法に加え，両者の hybrid 法も実施されています[f]．また，細径の FCSEMS を side-by-side で留置する方法も行われています[g]．各種金属ステントの形状や特性を熟知したうえで，適切なステントの選択と留置計画を立てることが重要です．

　近年，免疫チェックポイント阻害薬や分子標的治療薬といった抗腫瘍療法の進歩により，切除不能胆道癌でも長期生存が得られるようになってきました．しかし，それに伴い recurrent biliary obstruction の機会も増加してきており，re-intervention を考慮した治療戦略の立案が必要となっています．最近では，EUS-HGS と経乳頭的 stenting の組み合わせ，あるいは腫瘍を介さないドレナージとして EUS-HGS と EUS-HDS（EUS-guided hepaticoduodenostomy）の組み合わせなど，re-intervention の必要性を最小限に抑える胆管ドレナージを目指した新たな治療戦略が模索されています．現状では個々の症例に応じた対応にとどまっていますが，「TOKYO criteria 2024」[h]といった共通の評価基準を用いた多施設多数例の検討を通じて，非切除悪性肝門部胆管閉塞に対する最適なドレナージ戦略を確立していく必要があります．

（症例提示・解説：木暮宏史）

文　献

a) 日本肝胆膵外科学会，胆道癌診療ガイドライン作成委員会 編：エビデンスに基づいた胆道癌診療ガイドライン（改版第3版）．医学図書出版，2019
b) Kanno Y, Ito K, Nakahara K, et al：Suprapapillary placement of plastic versus metal stents for malignant biliary hilar obstructions：a multicenter, randomized trial. Gastrointest Endosc 98：211-221, 2023
c) Okuno M, Iwata K, Iwashita T, et al：Utility of bilateral intraductal plastic stent for malignant hilar biliary obstruction compared with bilateral self-expandable metal stent：a propensity score-matched cohort analysis. Gastrointest Endosc 98：

776-786, 2023

d） Ishigaki K, Fukuda R, Nakai Y, et al：Retrospective comparative study of new slim-delivery and conventional large-cell stents for stent-in-stent methods for hilar malignant biliary obstruction. Dig Endosc 36：360-369, 2024

e） Ogura T, Takenaka M, Shiomi H, et al：Single-session multiple stent deployment using moving cell stent without dilating initial stent mesh to treat malignant hilar biliary obstruction（with videos）. J Hepatobiliary Pancreat Sci 27：84-89, 2020

f） Inoue T, Kitano R, Ibusuki M, et al：Trisectoral metal stenting using combined stent-by-stent and stent-in-stent method for malignant hilar biliary obstruction：A prospective pilot study. Dig Dis Sci 69：4283-4289, 2024

g） Takahashi S, Fujisawa T, Ushio M, et al：Retrospective evaluation of slim fully covered self-expandable metallic stent for unresectable malignant hilar biliary obstruction. J Hepatobiliary Pancreat Sci 30: 408-415, 2023

h） Isayama H, Hamada T, Fujisawa T, et al：TOKYO criteria 2024 for the assessment of clinical outcomes of endoscopic biliary drainage. Dig Endosc 36：1195-1210, 2024

Ⅳ. 膵臓・腫瘍性疾患

17 膵頭部癌閉塞性黄疸

回答者　齋藤　圭・高原楠昊

> **症例** 膵頭部腫瘍による閉塞性黄疸の 63 歳男性

腹痛・食思不振を主訴に来院した 63 歳男性．Performance Status（PS）1．CT 検査では膵頭部乏血性腫瘍による胆道閉塞（図 1 矢印）と多発肺腫瘍（図 2 矢印）を認めた．血液検査では，AST 72 U/L, ALT 148 U/L, γ-GT 694 U/L, ALP 271 U/L, T. Bil 3.0 mg/dL, CRP 0.69 mg/dL, CA19-9 10 U/mL, DUPAN-2 4,225 U/mL と黄疸と腫瘍マーカーの上昇を認め，膵癌・多発肺転移が疑われた．

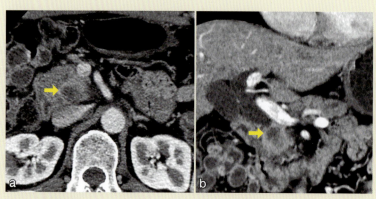

図 1　造影 CT
a：水平断，b：冠状断

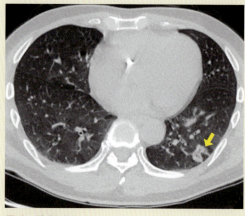

図 2　胸部 CT

Q1 切除不能悪性胆道閉塞症例において病理診断および胆道ドレナージをどのように進めていくか？（EUS-FNA＋ERCPでのドレナージか，ERCPで病理＋ドレナージか）

 齋藤　CT上，多発肺転移を伴う切除不能な膵頭部癌の可能性が高い患者さんですね．比較的若年でPSは1と保たれているため，化学療法を主体とした抗腫瘍療法が適応になると思います．この患者さんの場合，肝障害・閉塞性黄疸があるので，抗腫瘍療法の開始に先立って病理学的確定診断と減黄処置が必要になりますね．
組織採取法と胆道ドレナージ法にはいくつかのパターンがあると思いますが，どのような順番で処置を組み立てましょうか？

 高原　**病理学的確定診断と胆道ドレナージを考えるにあたって，抗腫瘍療法の適応の有無を確認**しておきたいですね．最近は高齢の患者さんも増えているので，併存疾患や腎機能障害の有無，場合によっては高齢者機能評価などについても考慮しておきたいです．そのうえで通常型膵癌以外の神経内分泌腫瘍，転移性膵腫瘍，自己免疫性膵炎などを鑑別する目的に病理診断が必要になると思います．日本の「膵癌診療ガイドライン」では，**膵腫瘤に対する組織採取法として，EUS-FNAの施行が提案**されていますね[1]．

齋藤　そうですね．一方で，胆管炎がある場合や高度な黄疸が認められる場合では，ERCPによる胆道ドレナージを優先すべき状況もあると思います．われわれはERCP先行で，経乳頭的胆管生検と胆管ステント留置を行い，もし確定診断が得られなければ，後日EUS-FNAを追加することとしています．先生の施設ではいかがでしょう？

高原　これまでは確定診断が得られれば十分でしたが，最近がんゲノム検査（comprehensive genome profile：CGP）が保険適用になっており，**治療選択肢が限られている膵癌の患者さんでは，確定診断のためだけではなく，将来的ながんゲノム検査を見据えて組織採取をすべき**だと考えています．手術の可能性がある患者さんでは手術検体でがんゲノム検査を提出することができますが，切除不能例では初回診断時に十分量の組織検体を採取しておく必要があります．胆道ドレナージ後のEUS-FNAでは診断能が制限されるという報告もあるので[2]，ERCP時の経乳頭的胆管生検よりも，EUS-FNAを積極的に考えるべきかなと感じています．ですので，胆管炎や高度な黄疸がなく，待機的な胆道ドレナージが許容される患者さんでは，極力FNAを先行するようにしています．

齋藤　なるほど．EUS-FNA後のERCPを行う場合，同一セッションで一期的に行いますか？あるいはFNAの結果を確認してから後日，二期的にERCPを行いますか？

高原　**特に胆管に金属ステントの留置を考える場合，事前に病理学的確定診断が得られていることが理想的**です．現在，日本では膵癌を対象とした迅速細胞診（rapid on-site cytologic evaluation：ROSE）は保険適用になっていますが，依然として

EUS-FNAの病理結果をその場で確認して，すぐにERCPを実施するのは難しい施設が多いと思います．また，もし一期的に実施する場合，処置時間が長くなりますし，偶発症のリスクも気になります．ですから，一期的か二期的かの選択については，施設の状況に応じて最適な方法を検討するべきと思います．

> **経過1**
>
> EUSでは膵頭部腫瘍（図3矢印）による胆管閉塞を認め，EUS-FNA施行，ROSEにてadenocarcinomaの診断．

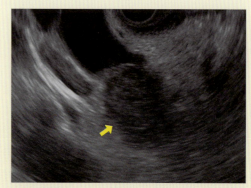

図3　EUS

Q2　膵腫瘍に対するEUS-FNAでの穿刺針の選択は？

 齋藤　胆管生検のところでも話題にあがりましたが，診断するだけはなくその後のCGPを意識してEUS-FNAを行う必要があるということですね．穿刺針にはFNA針とFNB（fine needle biopsy）針があります．また，針の太さも25～19Gまで使用可能ですが，針の選択はどのようにしていますか？

 高原　**病理診断だけでなく，免疫染色や遺伝子検査などを行うことを考えて，組織採取能に優れたFNB針を使用**しています[3]．19Gのような太径の穿刺針のほうがより多くの組織検体が採取できますが，一方で操作性が悪く穿刺手技の難易度が高くなります．22Gのほうが偶発症頻度が低いという報告もあり，当院では22Gを選択することが多いです[4]．実際，22Gでも十分にCGPは提出可能です．

齋藤　19Gだと十二指腸水平脚から穿刺する症例では少し手技の難易度が上がってしまいます．エキスパートであれば19Gでもよいでしょうが，トレーニーには22Gのほうがいいですね．穿刺回数はどうでしょうか？

高原　穿刺回数に関してはさまざまな報告がありますが，2～4回の穿刺がよいとされています．**穿刺回数が2～3回であれば，十分な組織が得られ診断精度が向上する一方で，これ以上の回数では診断の精度が大幅に向上しない**といわれています[5]．回

数を増やせば偶発症のリスクが高まる可能性もあります．

齋藤　22GのFNB針が第一選択，穿刺回数は4回までですね．
施設によってはEUS-FNAにROSEやmacroscopic onsite quality evaluation（MOSE）を導入しています．組織量が必要なCGPにおいてROSEやMOSEで確認することは有用でしょうか？

高原　22Gのほうが安全性・汎用性に優れている可能性がありますが，CGPに提出することを考えると，至適なFNB針の径についてはまだコンセンサスが得られていないので，ランダム化比較試験（RCT）などによる今後の検討が必要ですね．
ROSEやMOSEを加えることで腫瘍量を効率的に得られ，CGPの精度が向上するといわれているので[6]，可能な施設であればROSEやMOSEを行ったほうがいいかもしれません．

経過2

EUS-FNAに続いてERCPを施行，遠位胆管閉塞に対してFCSEMSを留置（図4）．

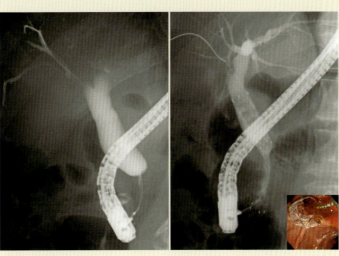

図4　ERCP

Q3　悪性が疑われる悪性胆管閉塞に対するステント選択は？病理診断で悪性の確定診断がつく前に金属ステントを留置するか？

高原　悪性遠位胆管閉塞に対して用いられるステントには，プラスチックステントと金属ステントの2種類があります．**金属ステントはプラスチックステントに比べて大口径であるため，機能不全のリスクが低く，長期の開存が期待できます**．金属ステン

Ⅳ. 膵臓・腫瘍性疾患

トはプラスチックステントよりも高価で，交換は簡単ではありませんが，頻度が少なくて済むため，費用対効果に優れると考えられています．そのため**各種ガイドラインで悪性遠位胆管閉塞に対する標準治療として金属ステントが推奨**されており，われわれの施設でも第一選択として用いています[1]．

齋藤 われわれも予想される予後がきわめて厳しい患者さんを除いて，基本的には金属ステントを用いています．加えて放射線や重粒子線治療などの局所治療の際には，金属ステントが敬遠されることがあるので，注意が必要と考えています．

われわれは機能不全に陥った際に抜去ができるという理由で UCSEMS ではなく，FCSEMS を用いていますが，先生のところではいかがですか？

高原 もともと FCSEMS は，UCSEMS の主な機能不全の原因である tumor ingrowth を防ぐことを目的として開発されてきた経緯があります．一方で逸脱や sludge 閉塞のリスクが高まる可能性があり，最近のメタ解析では両者はほぼ同等の治療成績であると結論づけているものがありますね[7]．ですから初回ステントという意味では FCSEMS・UCSEMS のいずれも選択可能だと思います．

しかし初回 FCSEMS が機能不全に陥った際の対応として，抜去後の FCSEMS 再留置という方法が，ステント内腔へのステント追加留置（stent-in-stent 法）などのほかの方法と比較して良好な成績を示すことが報告されているので[8]，**膵癌患者さんの予後が延長しつつある状況では，至適な re-intervention 法も考慮して，初回ステントに FCSEMS を用いる**べきと考えています．

FCSEMS を用いる場合，注意している点はありますか？

齋藤 FCSEMS を留置する際，特に axial force の強いステントを用いる場合，kink 予防のために長めのステントを選択することが推奨されています[9]．その際，**注意しなければいけないのは，乳頭側の低い位置から分岐する副肝管を塞いでしまうことです．ERCP 実施前に画像をしっかり確認**しておく必要がありますね．この症例では adenocarcinoma と診断がついているので FCSEMS を留置することは問題ないと思いますが，病理診断が確定していない場合はどうされていますか？

高原 もちろん自己免疫性膵炎などの良性疾患との鑑別が難しい場合には，初回はプラスチックステントを留置し，病理診断を待って FCSEMS に交換することとしています．

一方，画像診断で明らかに悪性疾患が考えらえる場合には FCSEMS を留置することもありますが，胆管が著明に拡張しているような症例では，一期的な FCSEMS 留置が難しいこともあるので，プラスチックステントを留置して減黄および病理診断を待って，FCSEMS に交換するのもよいと思います．

齋藤 われわれも遠隔転移があるなど，明らかに悪性疾患を考えるときには初回ドレナージで FCSEMS にしますが，基本的にはプラスチックステントを選択して，診断確定後に交換しています．

124

文献

1) 日本膵臓学会膵癌診療ガイドライン改訂委員会 編：膵癌診療ガイドライン（2022年版）．金原出版，2022
2) Giri S, Afzalpurkar S, Angadi S, et al：Influence of biliary stents on the diagnostic outcome of endoscopic ultrasound-guided tissue acquisition from solid pancreatic lesions: a systematic review and meta-analysis. Clin Endosc 56：169-179, 2023
3) Wang J, Zhao S, Chen Y, et al：Endoscopic ultrasound guided fine needle aspiration versus endoscopic ultrasound guided fine needle biopsy in sampling pancreatic masses: A meta-analysis. Medicine（Baltimore）96：e7452, 2017
4) Ishigaki K, Nakai Y, Sasahira N, et al：A prospective multicenter study of endoscopic ultrasound-guided fine needle biopsy using a 22-gauge Franseen needle for pancreatic solid lesions. J Gastroenterol Hepatol 36：2754-2761, 2021
5) Mohamadnejad M, Mullady D, Early DS, et al：Increasing number of passes beyond 4 does not increase sensitivity of detection of pancreatic malignancy by endoscopic ultrasound-guided fine-needle aspiration. Clin Gastroenterol Hepatol 15：1071-1078, 2017
6) Okuwaki K, Watanabe M, Yoshida T, et al：Efficacy of endoscopic ultrasound-guided tissue acquisition using stereo-microscopic on-site evaluation for possible comprehensive genome profile in patients with advanced pancreatic cancer. J Gastroenterol Hepatol 39：740-745, 2024
7) Tringali A, Hassan C, Rota M, et al：Covered vs. uncovered self-expandable metal stents for malignant distal biliary strictures: a systematic review and meta-analysis. Endoscopy 50：631-641, 2018
8) Togawa O, Isayama H, Tsujino T, et al：Management of dysfunctional covered self-expandable metallic stents in patients with malignant distal biliary obstruction. J Gastroenterol 48：1300-1307, 2013
9) Isayama H, Nakai Y, Toyokawa Y, et al：Measurement of radial and axial forces of biliary self-expandable metallic stents. Gastrointest Endosc 70：37-44, 2009

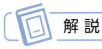

解説

　膵頭部癌ではしばしば閉塞性黄疸を契機に発症することが多く，病理診断と胆道ドレナージを同時に進める必要があります．以前はERCPによる経乳頭生検と胆道ドレナージを先行して，診断がつかない場合にEUS-TAが行われることが多くありました．しかし，切除不能膵癌においては遺伝子パネル検査の位置づけがますます大きくなることを考慮すると，FNB針を用いたEUS-TAによる病理診断をまず行い，その後にERCPで胆道ドレナージを行うというストラテジーがより効率的といえます．胆管ステント留置後にEUS-TAを施行することも可能ですが，ステントによるEUSの描出が低下することでEUS-TAの診断能も低下する可能性が示唆されています[a]．

　胆道ドレナージではERCPによる経乳頭的ドレナージが基本ですが，最近はprimary drainageとしてのEUS-BDの有用性も報告されています．EUS-BDでは腫瘍部・乳頭部を介さないドレナージが可能であることから，re-intervention率が低い，膵炎のリスクが低いなどの長所もありますが，現時点では日常臨床においてprimary drainageとなるまでは至っていません．

　膵癌による遠位胆管閉塞に対する経乳頭的ドレナージではFCSEMSが選択されることが多いです．本症例のような切除不能膵癌においてはFCSEMSで再閉塞率が低いことが示されています[b]．また，胆嚢管への癌浸潤例・主膵管への癌非浸潤例がステント留置後の胆嚢炎・膵炎のリスクであることが示されています．最近では胆嚢ステント・膵管ステントを併用することでリスクが低下する可能性も示されています[c, d]．

　切除を企図した膵癌に対する胆道ドレナージでは，切除不能膵癌と異なり待術期間にいかにドレナージ関連の偶発症を起こさないかということがゴールになります．近年になり，切除可能膵癌においても術前化学療法が施行される機会が増えており，待術期間も2～3ヵ月以上，また境界切除

可能膵癌では6ヵ月以上となることも多く，また治療経過で切除不能と判断されることもあります．そのため切除を企図した膵癌においても以前はプラスチックステントでの胆道ドレナージが選択されていましたが，近年では金属ステントが選択されることが増えています．切除不能膵癌と異なり，カバーの有無での優劣は明らかでないものの，切除不能に移行することもあることから，FCSEMSを選択することが実際は多いです．FCSEMSを留置することによる外科切除への影響の懸念もありましたが，プラスチックステントを留置することにより術前胆管炎を繰り返した症例でも外科切除への影響が大きいことから，胆管炎リスクが少ない金属ステントの留置については許容するという外科医も多いです．いずれにしても切除を企図した膵癌に対する術前ドレナージは各施設の外科医と相談のうえ，方針を決定する必要があります．

　膵癌による術前ドレナージは遠位胆管閉塞であるため，ステント閉塞など胆管炎発症時にステント交換など適切な対応を行うことで胆管炎のコントロールは容易なことも多いです．しかし術前ドレナージ中の胆道イベントは予後に影響するという報告[e]もされており，待術期間中に胆道イベントを起こさないことは重要です．FCSEMSの課題を解決するとともに，胆嚢炎や膵炎のリスクの軽減を目的として，6 mm径の細径FCSEMSでの検討が本邦から報告されています[f]．細径であることから逸脱が増えるという課題は残されていますが，現在本邦における多施設共同研究での検証が行われており，その結果が待たれます．また術前ドレナージとして腫瘍を介さず，また術野に影響しないEUS-HGSが有用な可能性も示唆されていますが，長期予後も含めて今後の検討が必要です．

（症例提示・解説：中井陽介）

文　献

a) Endo G, Ishigaki K, Hamada T, et al：The impact of biliary stents on the diagnostic yield of endoscopic ultrasound-guided fine needle aspiration for solid pancreatic lesions: A single-center retrospective study and meta-analysis. DEN Open 4：e250, 2023

b) Yamashita Y, Tachikawa A, Shimokawa T, et al：Covered versus uncovered metal stent for endoscopic drainage of a malignant distal biliary obstruction: Meta-analysis. Dig Endosc 34：938-951, 2022

c) Ishii T, Kin T, Yamazaki H, et al：Prophylactic endoscopic gallbladder stent placement for cholecystitis after covered metal stent placement for distal biliary obstruction（with video）. Gastrointest Endosc 98：36-42. e1, 2023

d) Toyonaga H, Hayashi T, Yamazaki H, et al：Efficacy of pancreatic duct stenting to prevent postendoscopic retrograde cholangiopancreatography pancreatitis after covered self-expandable metal stent deployment. Dig Endosc 35：369-376, 2023

e) Thalji SZ, Fernando D, Dua KS, et al：Biliary adverse events during neoadjuvant therapy for pancreatic cancer. Ann Surg 278：e1224-e1231, 2023

f) Harai S, Hijioka S, Yamada R, et al：Safety of biliary drainage with 6-mm metallic stent for preoperative obstructive jaundice in pancreatic cancer: PURPLE SIX STUDY. J Gastroenterol Hepatol 39：1442-1449, 2024

Ⅳ. 膵臓・腫瘍性疾患

18 膵体尾部早期膵癌疑い

回答者　岩崎栄典・岩下拓司

症例 他疾患経過観察中に体尾部膵管拡張を指摘された88歳女性

　大腸癌術後の経過観察中に施行した造影CT（図1）で体尾部膵管拡張を指摘された．自覚症状はなく，腫瘍マーカーも正常．MRI/MRCP（図2）でも腫瘤像はなく，拡散強調画像でもcaliber changeの部位に異常所見を認めなかった．

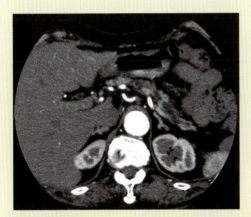

図1　造影CT

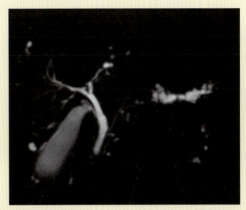

図2　MRCP

Q1　次に行うのはEUS？ ERP？

岩崎　造影CT，MRCPでは膵体尾部の主膵管と分枝が拡張して，体部で膵管が狭小化しているように見えますね．膵実質は狭窄部を含め体尾部で全体に萎縮しているけど，明らかな石灰化など慢性膵炎を示唆する所見はないかな．明らかな腫瘤などの存在はなさそうに見えますね．微小な膵癌による分枝膵管の閉塞による腺房の萎縮に起因すると考えられている「限局性膵萎縮」が重要な所見とされている[1]けど，この患者さんは限局性膵萎縮として捉えられる部分はなさそうですね．今後どうするのがいいですか？

岩下　MRIやCTでも膵石などの所見はなくて慢性膵炎は否定的だけど，アルコール性や家族性の膵炎も考えて飲酒歴や家族歴は確認しましょう．腫瘍マーカーの上昇なく画像検査で膵腫瘍は指摘できないけど，狭窄部の精査目的でEUSを行うのはどうでしょう？EUSは微小病変の診断感度が高いから，MRIや造影CTで観察されなくてもEUSで腫瘍を診断できることがあるからね．ERPは膵炎のリスクがある

から，ERP の適応は EUS の後に検討しましょう．

岩崎　先生のいうとおり，この状況で次に行うのであればやはり EUS が第一選択ですね．EUS で腫瘍が指摘できなくても，狭窄が指摘できるようであれば，膵上皮内腫瘍性病変（pancreatic intraepithelial neoplasia：PanIN）や膵上皮内癌（carcinoma in situ：CIS）などを疑って ERP による膵管評価と，それに引き続く病理検体採取も検討するのはどうでしょう？ERP での擦過細胞診や連続膵液細胞診（serial pancreatic juice aspiration cytological examination：SPACE）は有用だけど[2]，やはり膵炎など偶発症リスクがあり侵襲的な検査なので，まずは EUS での詳細な評価ですね．

岩下　検査に使用する EUS は，コンベックス型とラジアル型どちらがいいでしょうか？体部の病変なのでラジアル型のほうが膵管を長軸に評価できるからラジアルでどうでしょう[3]．もちろん，コンベックス型でも腫瘍の有無は評価できるし，場合によってはそのまま FNA も施行できますが…．

岩崎　先生のいうとおり，膵管がまっすぐに見られて，あとは周囲の腎臓などの臓器との位置関係などほかのモダリティと比較もしやすいですが，この症例では **EUS-FNA の可能性も高いのでコンベックス型**でいかがでしょうか？

経過 1

EUS（図3）では膵管の caliber change の部位には 1 cm 未満の不明瞭な低エコー領域（矢印）が疑われた．

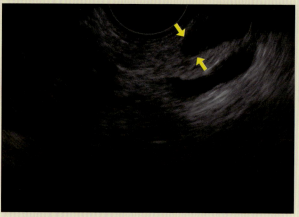

図3　EUS

Q2 EUS-FNA は行う？ 行わない？

　岩下　膵管狭窄の周囲の低エコーは腫瘤自体を見ている可能性もありますけど，膵上皮内癌（pTis）などの二次的な変化として捉えられることがありますよね．この状況でのEUS-FNAの適応はどう思いますか？

　岩崎　EUSでは狭窄部周囲の低エコーは小さく不明瞭で，腫瘤としては境界が明瞭ではありません．FNAを行うには病変が非常に小さいし，最近では**膵癌に対して経胃穿刺FNA後に体尾部切除をした症例で穿刺経路である胃のneedle tract seeding (NTS) の頻度が高い**ことが報告されています[4]．

　岩下　EUS-FNAをするとなると，画面上の右上から針が出てくるから，穿刺ラインに主膵管が介在するのも気になるし，非常に小さい病変・NTSのリスクも考えないといけないですね．

岩崎　早期膵癌の画像検査についてはたくさんの報告がありますよね．狭窄周囲に小さな低エコー領域があるタイプですね[5]．このタイプでも早期膵癌が隠れている可能性は十分あるかなと思います．NTSのリスクはありますが，感度も高いのでEUS-FNAをすることにしましょう．

経過2

EUS-FNAの結果は悪性所見は認めなかった．続いて施行したERP（図4）では主膵管に高度な狭窄はなく，体部からの造影で尾側膵管も造影された．

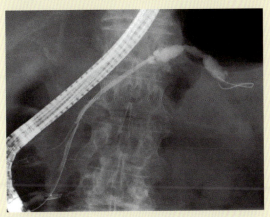

図4　ERP

Q3 ERPでの病理学的診断はどのように行う？ 擦過細胞診？ SPACE？

 岩崎　「膵癌診療ガイドライン」でも「腫瘤は見られないが膵管の異常所見が認められる場合，ERCPを用いた膵液細胞診を行うことを提案する．一方で，検査後の急性膵炎には十分注意が必要である」とされています[6]．主膵管には高度な狭窄はないようですが，やはり狭窄部を中心に膵管粘膜の腫瘍の評価のためにも擦過細胞診をして，その後でSPACEを行います．当院では細胞診用ブラシのシースのなかに生理食塩水を満たしておき，狭窄部を中心に20回ほどこすり，ブラシをシース内に戻したあとで浮いている細胞を可能な限りしっかりと吸引して浮遊した細胞も回収するようにしています．その後にSPACEを行っています．岩下先生は擦過細胞診を併用してますか？

 岩下　うちでは，SPACE単独を基本としています．SPACE単独でも比較的良好な診断感度が報告されているのと，擦過細胞診や透視下生検に伴う診断能における上乗せ効果，膵炎などの合併リスクがはっきりしていませんので．

岩崎　SAPCEは当院では膵炎予防に4FrのENPD用チューブを用いて[7]，2日間程度かけてチューブ内に留まる膵液を5mL程度を6回提出としています．どちらかというと私たちの施設ではSPACEではあまり診断感度が高くなく，多くの症例がSPACEではなく擦過細胞診で診断がつく印象があります．なんですかね…．

岩下　そうなんですね．当院ではENPDを狭窄よりも上流側に留置を基本として，細胞診を6回程度提出し，SPACE単独で比較的良好な診断感度があります．まずは，SPACE単独を基本とするのはどうでしょうか？

岩崎　そうですね．今回はSPACE単独で精査していきましょう！

経過3
EUS-FNAもSPACEも病理学的に悪性所見は得られなかった．

Q4 外科手術を勧める？
再度EUS-FNAあるいはERPで病理診断を行うべき？

 岩崎　EUS-FNAもSPACEも，いずれも悪性所見を認めず陰性でした．限局性膵管狭窄や微小病変に対しするEUS-FNAやSPACEは，感度は比較的高いですが，良好といっても90％程度であり偽陰性も当然発生します．

岩下　そうですね．**偽陰性の可能性も考えて，これまでの臨床経過，血液・画像検査所見を総合的に判断**して，今後の方針を決定しないといけなといけないですね．

岩崎　軽微な所見のため，膵切除は体尾部切除でも患者さんが躊躇することも多いので，診断がつかずに短期間で繰り返しMRI，EUS，ERPによる細胞診検査を施行して経過を見ることが多いかなと思います．再検査の期間については質の高い研究もなく，特に指針もありません．半年で進行膵癌へ進展することも経験されるので，私は**1～3ヵ月ほどで再検査を繰り返し，少なくとも1年間は精査を繰り返します**．

岩下　病変の部位でも手術の術式が異なり，膵頭十二指腸切除と膵体尾部切除では侵襲度が違いますので，その点も治療方針決定するのに考慮しないといけないですね．

岩崎　いずれにしても，現時点で治療方針を決めるのは症例ベースになりますので，悪性の可能性があることを念頭に置きながら，EUS-FNAやSPACE陰性症例は対応しないといけないですね．

文　献

1) Gonda M, Masuda A, Kobayashi T, et al：Temporal progression of pancreatic cancer computed tomography findings until diagnosis: A large-scale multicenter study. United European Gastroenterol J 12：761-771, 2024
2) Iiboshi T, Hanada K, Fukuda T, et al：Value of cytodiagnosis using endoscopic nasopancreatic drainage for early diagnosis of pancreatic cancer：establishing a new method for the early detection of pancreatic carcinoma in situ. Pancreas 41：523-529, 2012
3) Ishikawa-Kakiya Y, Maruyama H, Yamamoto K, et al：Comparison of the diagnostic efficiency of radial- and convex-arrayed echoendoscopes for indirect findings of pancreatic cancer：A retrospective comparative study using propensity score method. Cancers（Basel）13：1217, 2021
4) Kitano M, Yoshida M, Ashida R, et al；Committee of Clinical Research, Japan Pancreas Society：Needle tract seeding after endoscopic ultrasound-guided tissue acquisition of pancreatic tumors：Nationwide survey in Japan. Dig Endosc 2022 May 3. doi：10.1111/den.14346. Epub ahead of print
5) Terada S, Kikuyama M, Kawaguchi S, et al：Proposal for endoscopic ultrasonography classification for small pancreatic cancer. Diagnostics（Basel）9：15, 2019
6) 日本膵臓学会膵癌診療ガイドライン改訂委員会 編：膵癌診療ガイドライン（2022年版）．金原出版，2022
7) Mouri T, Sasaki T, Serikawa M, et al：A comparison of 4-Fr with 5-Fr endoscopic nasopancreatic drainage catheters：A randomized, controlled trial. J Gastroenterol Hepatol 31：1783-1789, 2016

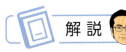

　膵癌の予後改善のためには，早期診断は大きな課題です．本邦でのStage 0/I膵癌200例の検討[a]では，膵癌全体のなかでStage 0は0.7%，Stage Iは3%と非常に低率であったことが示されています．その診断契機も他疾患の経過観察中の偶発的な診断が51.5%と最も多く，健診での異常所見が17.0%であり，有症状率は25.0%と低く，無症候で膵癌を診断するサーベイランスの確立の重要性が示されています．画像診断モダリティごとの比較では腫瘍描出率は腹部エコー52.6%，CT 51.5%，MRI 45.1%，EUS 76.3%とEUSで高いものの，上皮内癌であるStage 0ではEUSでの腫瘍描出は24.4%であり，膵管狭窄や拡張などの間接所見を拾い上げて，精査を行うことが重要とな

Ⅳ. 膵臓・腫瘍性疾患

ります.

近年では膵管の変化に加えて，限局性膵萎縮（focal pancreatic parenchyma atrophy：FPPA）に注目した早期膵癌の拾い上げも注目されています．FPPA は CT あるいは MRI で認める膵実質のくびれ，楔状の萎縮の所見であり，膵癌診断前の画像所見を遡って検討した研究[b]では膵癌診断前に 28% で認め，コントロール群の 4% と比較して高いことが報告されています．膵体尾部に多い所見であり，後方視的な検討ではありますが膵癌診断前中央値 35ヵ月の時点で FPPA を認めたとされています．

提示症例のように膵管の caliber change を認めるが，caliber change 部の膵腫瘍が不明瞭な場合の病理診断法の選択は悩むことも実際は多いです．膵腫瘍に対する EUS-FNA の感度は 90% 超と高いものの，早期膵癌，特に Stage 0 膵癌では腫瘍全体が癌ではなく癌周囲の炎症・線維化を腫瘍として認識しており，EUS-FNA による病理診断は困難です．また穿刺に伴う播種の可能性も常に考慮する必要があります．Stage 0/I 膵癌では EUS-FNA の感度 34.5% に対して ENPD を用いた細胞診は 69.6% であったことが報告されていますが，SPACE においては ERCP 後膵炎のリスクもあり十分な注意が必要です．早期膵癌においては EUS-FNA も SPACE も感度が高くないため，偽陰性の可能性も考慮して，臨床的・画像的に膵癌が疑われる場合には短期間での経過観察が望ましいです．

また早期膵癌では腫瘍マーカーの陽性率が低いことが知られており，上述の多施設研究[a]では腫瘍マーカー陽性の症例は認めなかったとされています．2024 年保険収載された新規マーカーである ApoA2-i を用いた研究[c]では，Stage 0/IA 膵癌 24 例のうち CA19-9 陽性 25.0%，ApoA2-i 陽性 33.3% でした．CA19-9 と ApoA2-i を組み合わせることで Stage 0 では 16.7% と低いものの，Stage IA では 66.7% と比較的高いことが報告されていますが，より正確な腫瘍マーカーの開発が待たれます．

（症例提示・解説：中井陽介）

文　献

a) Kanno A, Masamune A, Hanada K, et al：Multicenter study of early pancreatic cancer in Japan. Pancreatology 18：61-67, 2018

b) Nakahodo J, Kikuyama M, Fukumura Y, et al：Focal pancreatic parenchyma atrophy is a harbinger of pancreatic cancer and a clue to the intraductal spreading subtype. Pancreatology 22：1148-1158, 2022

c) Hanada K, Shimizu A, Tsushima K, et al：Potential of carbohydrate antigen 19-9 and serum apolipoprotein A2-Isoforms in the diagnosis of stage 0 and IA pancreatic cancer. Diagnostics（Basel）14：1920, 2024

Ⅳ．膵臓・腫瘍性疾患

19　膵頭部癌十二指腸浸潤

回答者　高原楠昊・土屋貴愛

症例　膵頭部腫瘍による胆道・十二指腸閉塞を合併した 83 歳女性

　3ヵ月前から食思不振，2週間前から嘔吐と黄疸を自覚して来院．Performance Status (PS) 1．血液検査では，AST 233 IU/L, ALT 256 IU/L, γ-GT 870 IU/L, ALP 1,134 IU/L, T. Bil 3.4 mg/dL, Amy 108 U/L, CRP 0.35 mg/L, CA19-9 750 U/mL．

　造影 CT 検査（図 1）では，膵頭部乏血性腫瘍（図 1a 矢印）による遠位胆管閉塞（図 1b 矢印）と十二指腸狭窄（図 1b 矢頭）を認め，肝内多発転移を認めた．

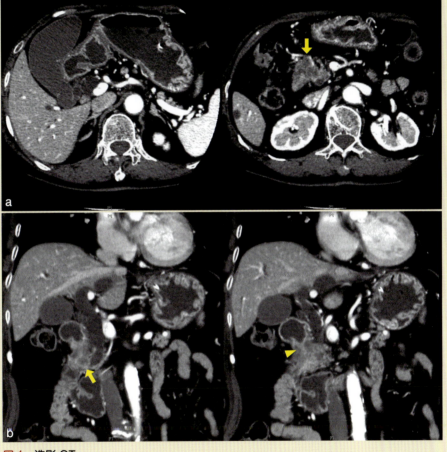

図 1　造影 CT
a：水平断，b：冠状断

Ⅳ．膵臓・腫瘍性疾患

Q1 治療方針決定のために評価すべきポイントは？

高原 本症例は CT 所見上，肝転移を伴う切除不能膵癌が強く疑われていますが，治療方針決定のために追加で評価しておきたい点はありますか？

土屋 膵腫瘤に関しては自己免疫性膵炎や腫瘤形成性膵炎，肝腫瘤に関しては炎症性偽腫瘍や肝膿瘍も鑑別として頭の片隅にはあげておきたいですね．IgG4 値や経過中に発熱があったかなども確認したいです．場合によっては EOB（プリモビスト）-MRI や肺病変の有無についても評価したいですね．そのうえで今後，観血的な処置の可能性があるので，特に抗血栓薬の内服状況や凝固系のデータ異常がないかもチェックしておきたいです．

閉塞性黄疸や消化管閉塞に対する治療方針を考える前に，高齢の膵癌患者さんに対する抗腫瘍療法の治療方針についてはどのようにお考えですか？

高原 日本の 45 施設が参加した，転移性または再発性膵癌に対する一次治療としてゲムシタビン＋ナブ-パクリタキセル療法，mFOLFIRINOX 療法（オキサリプラチン＋イリノテカン＋レボホリナート＋フルオロウラシル），S-IROX（S-1＋イリノテカン＋オキサリプラチン）療法の有効性と安全性を比較した多施設無作為化試験である JCOG1611 試験（GENERATE 試験）の結果，**日本における遠隔転移を有する膵癌に対する標準治療はゲムシタビン＋ナブ-パクリタキセル療法**であることが示されました[1]．

この試験の対象は 20 歳以上 75 歳以下でしたので，高齢の患者さんに試験結果をそのまま当てはめることはできないのですが，本症例のように高齢であっても PS が比較的保たれている場合には，患者さん・ご家族の意向を確認したうえでゲムシタビン＋ナブ-パクリタキセル療法を提案すると思います．もちろん併存疾患などの状況によっては開始用量を減量したり，ゲムシタビン単剤療法を選択することもあります．

土屋 当院でも年齢で区切るのではなく「外来通院可能か否か」という視点で化学療法の施行の可否を考えています．**具体的には高齢者機能評価の結果に基づいて治療法を選択**しています．80 歳以上の高齢患者さんでも ADL や認知機能が保たれている場合には，ゲムシタビン＋ナブ-パクリタキセル療法を行うこともありえます．ただゲムシタビン＋ナブ-パクリタキセル療法では末梢神経障害がかなり高頻度に生じるので，特に高齢の患者さんでは転倒などにも注意が必要になりますね．

> **経過 1**
>
> 内視鏡検査（図 2）では上十二指腸角に腫瘍浸潤による狭窄を認め，内視鏡は通過困難であった．EUS-FNA で腺癌と診断された．
>
>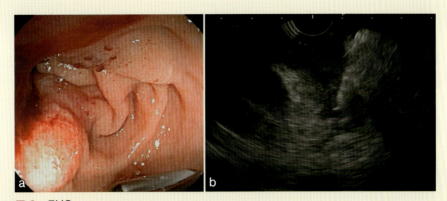
>
> **図 2 EUS**
> a：内視鏡像，b：EUS-FNA

Q2 本症例における閉塞性黄疸・十二指腸閉塞の治療方針は？

高　原

本症例に化学療法などの抗腫瘍療法を行う場合，まず病理学的に悪性の確定診断を得たのちに，胆道・消化管閉塞に対するインターベンションを検討することになると思います．

<u>組織採取については ERCP 時の経乳頭的胆管生検と EUS-FNA の選択肢</u>がありますが，どのように選択されていますか？

土　屋

もし ERCP が可能であれば，ERCP 時に胆管生検を行いますが，経乳頭的胆管生検による悪性胆道閉塞の診断感度は 50〜70％ 前後と限定的であることが報告されていますし[2]，この患者さんでは十二指腸下行脚への腫瘍浸潤の影響で ERCP が難しそうですので，EUS-FNA を行うと思います．

日本でも膵腫瘍に対する EUS-FNA 時の迅速細胞診（rapid on-site cytologic evaluation：ROSE）の加算ができるようになりましたが，当院では病理部のマンパワーとの兼ね合いと，FNB 針の使用により 95％ 前後の正診率が得られているため，ROSE は行っていません．この患者さんでは肝転移があるようなので，もし穿刺可能な病変が左葉にあれば，転移巣を狙って EUS-FNA を行うという手もあると思います．

高　原

切除不能の患者さんでは手術による大きな腫瘍検体が得られる可能性は低いので，<u>膵癌の診断時に，将来的なゲノム検査を見越して十分量の腫瘍検体を採取しておく必要がある</u>と考えています．そのため私たちは普段，19 G あるいは 22 G の FNB 針を用いて最低でも 3 回は腫瘍を穿刺するようにしています．

私たちの施設でも ROSE は診断困難例などに限って用いていますので，胆道ドレナージについてはがんの診断が確定した後，日を改めて行うことが多いです．

十二指腸に腫瘍浸潤が認められる場合，経乳頭的な胆管金属ステントの早期機能不全のリスクが高いことが知られていますので[3]，十二指腸狭窄が比較的緩く技術的に ERCP が可能であっても，十二指腸浸潤例では EUS-HGS を第一選択としています[4]．EUS-HGS には専用の金属ステント（Niti-S™ EUS-BD 用システム，Spring Stopper, Taewoong Medical 社）を用いることが多いです[5]．

土屋 私たちも EUS-HGS を行いますが，先生方とは方法が異なります．国内の多施設共同研究で，EUS-HGS に順行性の金属ステント留置を併用することにより，ステント開存期間の延長が得られることが報告されています[6]．そのため，私たちは狭窄部に順行性にアンカバーの金属ステント，EUS-HGS ルートに EUS-HGS 専用のプラスチックステント（Through & Pass®，TYPE IT™ ステント，ガデリウス・メディカル社）を留置しています．

GOO（gastric outlet obstruction）の治療については，従来，全身状態が非常に良好で長期予後が期待できる症例では外科的バイパス術，それ以外の症例では消化管ステントとされていますよね．この患者さんはご高齢でもあり，私たちの施設ではアンカバーの胃十二指腸ステントを第一選択として用いると思います．

高原 私たちは GOO に関しては，24 mm の大口径のカバードステントを第一選択としています．24 mm のカバードステントではこれまでのカバードステントで問題になっていた逸脱のリスクが減少し，開存期間の延長が期待できますが，長期的にはやはり再閉塞のリスクがありますので[7]，新たな治療選択肢が欲しいですね．

土屋 近年，LAMS の登場に伴い，GOO に対して EUS 下胃空腸バイパス術という選択肢が加わりました[8]．日本ではまだ保険適用になっていませんが（2025 年 3 月時点），EUS 下胃空腸バイパス術は外科的バイパス術よりも低侵襲で，従来の消化管ステント留置と比較して長期成績に優れることが報告されていますので[9]，早く保険適用になるといいですね．

> **経過 2**

消化管造影で十二指腸狭窄を評価（図 3a）．十二指腸ステント留置後にそのまま EUS-HGS による胆管ドレナージを施行し（図 3b），同一の内視鏡セッションで十二指腸ステント留置と EUS-HGS 手技を完遂した（図 3c）．

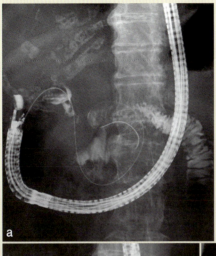
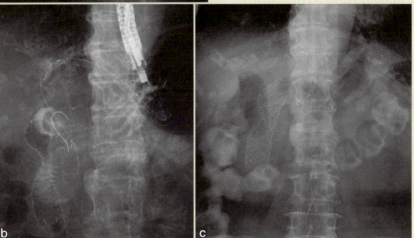

図 3　内視鏡的十二指腸ステント留置術・EUS-HGS 同時施行
a：消化管造影
b, c：十二指腸ステント留置後 EUS-HGS

文　献

1) Ohba A, Ozaka M, Ogawa G, et al：Nab-paclitaxel plus gemcitabine versus modified FOLFIRINOX or S-IROX in metastatic or recurrent pancreatic cancer（JCOG1611, GENERATE）：a multicenter, randomized, open-label, three-arm, phase 2/3 trial. ESMO Congress 2023, Abstract 16160
2) Navaneethan U, Njei B, Lourdusamy V, et al：Comparative effectiveness of biliary brush cytology and intraductal biopsy for detection of malignant biliary strictures：a systematic review and meta-analysis. Gastrointest Endosc 81：168-176, 2015
3) Hamada T, Isayama H, Nakai Y, et al：Duodenal invasion is a risk factor for the early dysfunction of biliary metal stents in unresectable pancreatic cancer. Gastrointest Endosc 74：548-555, 2011
4) Takahara N, Nakai Y, Noguchi K, et al：Endoscopic ultrasound-guided hepaticogastrostomy and endoscopic retrograde cholangiopancreatography-guided biliary drainage for distal malignant biliary obstruction due to pancreatic cancer with asymptomatic duodenal invasion：a retrospective, single-center study in Japan. Clin Endosc 2024 Aug 23. doi：10.5946/ce.2024.031. Online ahead of print.

5) Ishii S, Isayama H, Sasahira N, et al：A pilot study of Spring Stopper Stents：Novel partially covered self-expandable metallic stents with anti-migration properties for EUS-guided hepaticogastrostomy. Endosc Ultrasound 12：266-272, 2023
6) Ishiwatari H, Ogura T, Hijioka S, et al：EUS-guided hepaticogastrostomy versus EUS-guided hepaticogastrostomy with antegrade stent placement in patients with unresectable malignant distal biliary obstruction：a propensity score-matched case-control study. Gastrointest Endosc 100：66-75, 2024
7) Inokuma A, Takahara N, Ishibashi R, et al：Comparison of novel large-bore and conventional-bore covered self-expandable metal stents for malignant gastric outlet obstruction：Multicenter, retrospective study. Dig Endosc 35：111-121, 2023
8) Tsuchiya T, Itoi T, Ishii K, et al：Long-term outcomes of EUS-guided balloon-occluded gastrojejunostomy bypass for malignant gastric outlet obstruction（with video）. Gastrointest Endosc 101：195-199, 2025
9) Teoh AYB, Lakhtakia S, Tarantino I, et al：Endoscopic ultrasonography-guided gastroenterostomy versus uncovered duodenal metal stenting for unresectable malignant gastric outlet obstruction（DRA-GOO）：a multicentre randomised controlled trial. Lancet Gastroenterol Hepatol 9：124-132, 2024

 解 説

　膵頭部癌による閉塞性黄疸では，解剖学的に胃十二指腸閉塞（GOO）を合併することも少なくありません．また，GOO症状がない症例においても内視鏡的に十二指腸浸潤を認める症例はさらに多く，胆道閉塞と十二指腸閉塞に対する治療方針を同時に考慮する必要があります．胆道ドレナージの観点からは，胃十二指腸閉塞の部位が乳頭より口側，乳頭部，肛門側に分類され（図4），閉塞のタイミングについても胆道閉塞→胃十二指腸閉塞，同時発症，胃十二指腸閉塞→胆道閉塞の3つがあり，部位とタイミングを組み合わせると多くのバリエーションがあるため，症例ごとに応じた治療選択が必要です[a]．乳頭部での十二指腸閉塞症例ではERCPは困難ですが，乳頭口側での閉塞ではバルーン拡張，あるいは十二指腸ステント留置後に，十二指腸鏡が通過すればERCPが可能なこともあります．また，乳頭肛門側の閉塞ではERCPは技術的には可能なことも多いです．このように十二指腸浸潤の部位や程度によりERCPによる胆道ドレナージが可能な症例もありますが，技術的にERCPが可能な症例においても十二指腸内圧の上昇によりステント閉塞や胆管炎を繰り返すことも多いため，エキスパートがいる施設ではEUS-BD，特にEUS-HGSが選択肢となります[b]．技術的にEUS-BDが安全に施行できない施設では，PTBDあるいは逆流防止弁付き

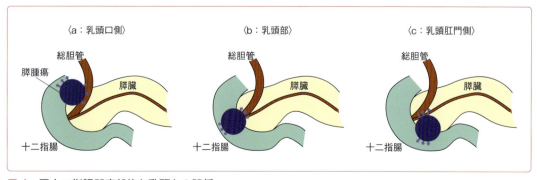

図4　胃十二指腸閉塞部位と乳頭との関係
a：乳頭口側での胃十二指腸閉塞は内視鏡挿入可能ならERCP可能．
b：乳頭部での十二指腸閉塞ではERCPは困難．
c：乳頭肛門側での十二指腸閉塞はERCPは技術的には可能．

ステントを用いた ERCP によるドレナージも選択肢となります．同様に大量腹水の症例においても EUS-BD は胆汁性腹膜炎など重篤な偶発症リスクがあるため ERCP をまずは考慮すべきです．内視鏡的十二指腸ステント留置を行う際には，ERCP を行う可能性がある場合には十二指腸乳頭にステントがかからないように十分注意する必要があります．

　胃十二指腸閉塞に対する治療は，内視鏡的十二指腸ステント留置術が経口摂取再開までの期間や入院期間が外科的胃空腸バイパス術より短いことが示されており，第一選択となることが多いです．悪性胆道閉塞に対するステントの選択と同様に，FCSEMS と UCSEMS の選択が議論されてきました[c]．FCSEMS ではステント閉塞は少ないものの逸脱が多いため，逸脱が少ない FCSEMS を選択するか，狭窄が緩い場合にはと UCSEMS を選択するなど，状況に応じた選択が必要です．

　胆道ドレナージとの内視鏡治療の順序については，基本的には狭窄・閉塞症状が出現した部位から治療を行いますが，EUS-HGS 施行直後に内視鏡的十二指腸ステント留置術を行うと，内視鏡の十二指腸へのプッシュ操作により胃が伸展され HGS のステントが逸脱するリスクがあることには注意が必要です．そのため EUS-HGS を施行する際に，胃十二指腸狭窄が高度な場合は，無症候であっても十二指腸ステント留置術を先行して施行した後に EUS-HGS を行ったほうが安全です．

　現在は内視鏡的十二指腸ステント留置術が第一選択ですが，長期的な消化管閉塞症状の再発は十二指腸ステントで多いことも示されています．再度内視鏡的ステント留置で対応可能なことも多いですが，長期予後が期待される症例では長期成績に優れた外科的胃空腸吻合術，特に低侵襲な腹腔鏡下胃空腸吻合術が，施設の状況に応じて検討されます．また最近では，EUS 下に LAMS を用いた胃空腸吻合術も開発されており，特に本邦で開発されたダブルバルーンシステムを用いた EPASS と呼ばれる手技は安全性も高いことが報告されています[d]．EUS 下胃空腸吻合術は，現在は保険適用ではないものの今後，胃十二指腸閉塞に対する第一選択となる可能性が高いです．

（症例提示・解説：中井陽介）

文　献

a) Nakai Y, Hamada T, Isayama H, et al：Endoscopic management of combined malignant biliary and gastric outlet obstruction. Dig Endosc 29：16-25, 2017

b) Ogura T, Chiba Y, Masuda D, et al：Comparison of the clinical impact of endoscopic ultrasound-guided choledochoduodenostomy and hepaticogastrostomy for bile duct obstruction with duodenal obstruction. Endoscopy 48：156-163, 2016

c) Hamada T, Hakuta R, Takahara N, et al：Covered versus uncovered metal stents for malignant gastric outlet obstruction: Systematic review and meta-analysis. Dig Endosc 29：259-271, 2017

d) Tsuchiya T, Itoi T, Ishii K, et al：Long-term outcomes of EUS-guided balloon-occluded gastrojejunostomy bypass for malignant gastric outlet obstruction. Gastrointest Endosc 101：195-199, 2025

Ⅳ. 膵臓・腫瘍性疾患

20 膵嚢胞性腫瘍

回答者　土井晋平・齋藤　圭

> **症例** 健診で指摘された 15 mm 膵嚢胞性腫瘍の 57 歳男性

　既往歴のない 57 歳男性．健康診断で施行した腹部エコーで膵頭部低エコー病変を指摘され，MRI を施行．T2 冠状断と MRCP（図 1, 2 矢印）では膵管との交通が疑われる 15 mm の多房性嚢胞を認めたため，当院紹介受診．血液検査では CA19-9 45 U/mL と上昇を認め，家族歴では父親，姉が膵癌に罹患している．

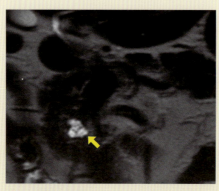

図1　MRI（T2）

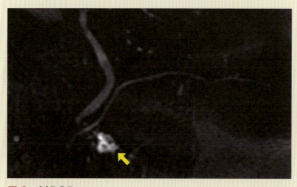

図2　MRCP

Q1 追加検査は何を行うか，あるいは行わないか？

 土井　分枝型の膵管内乳頭粘液性腫瘍（intraductal papillary mucinous neoplasm：IPMN）が疑われる症例です．私なら，**まず追加で EUS を行います．EUS で，特に結節の有無や膵管との交通，嚢胞の性状などを評価**することができます．

齋藤　私も同意見です．EUS は感度が高く，小さな結節も検出できる可能性があります．また，造影 EUS も併せて行うことで，より詳細な評価が可能になりますね．

土井　そうですね．造影 EUS は特に壁在結節の評価に有用です．この症例では，CA19-9 が 45 U/mL と上昇しており，Kyoto guidelines[1] での worrisome feature（WF）に該当します．Kyoto guidelines では，**WF の数が増えるほど高度異形成や浸潤癌のリスクが累積的に増加する**とされているので，ほかの WF の可能性も含めて慎重に評価を行う必要がありますね．

齋藤　確かに．CT についてはどうでしょうか？私の施設では初見で CT 検査は行わないことが多いのですが．

土井　単純 MRI である程度評価できていますし，被曝のリスクを考慮すると，この段階での CT は必要ないと考えます．EUS で十分な情報が得られるでしょう．

齋藤　ERCP についてはいかがですか？

土井　ERCP に関しても，現時点では必要ないと思います．主膵管の拡張もなく，明らかな悪性を示唆する所見もないですからね．

齋藤　同感です．ERCP は膵炎のリスクもありますからね．

土井　この症例の場合，家族歴が濃厚なので，より慎重な評価が必要ですよね．

経過

EUS では膵頭部に多房性嚢胞（図 3 矢印）を認め，造影（図 4）でも嚢胞内に明らかな結節は認めなかった．

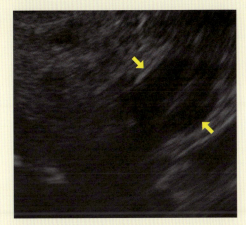

図 3　EUS（B モード）

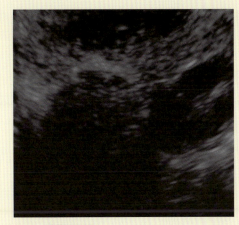

図 4　造影 EUS

Ⅳ．膵臓・腫瘍性疾患

Q2　今後のサーベイランスの方針は？ 検査内容・間隔・いつまで行うか？

齋藤　嚢胞径が15 mmで内部結節がないので，ガイドラインどおりだと経過観察の方針ですね．

土井　私もガイドラインどおり経過観察の方針にします．

齋藤　検査間隔と方法はどうしていますか？ 新しいガイドラインに従うと半年後に一度検査フォローした後，変わりがなければ18ヵ月ごとでよいということになります．

土井　ガイドラインでは変わりがなければ18ヵ月ごとということですが，実際には半年ごとの検査フォローを続けていることが多いです．検査にEUSは含めず，MRIと腹部エコーでフォローしています．

齋藤　私も同意見です．膵癌のリスクを考えると18ヵ月は長すぎますし，実臨床の話をすると12ヵ月以上空けると初診扱いになってしまいます．必要なフォローなので継続して観察したいところです．私も腹部エコーとMRIでフォローしますが，交互に施行することが多いです．

土井　腹部エコーは放射線被曝がなく，非侵襲的な検査なので定期的に検査するには適していますが，膵臓全体をスクリーニングできているかというと術者の技量に依存するところがあるから注意が必要ですよね．

齋藤　確かに腹部エコーやEUSは術者の技量に依存します．それぞれの検査のメリットとデメリットを理解して，組み合わせて検査フォローするのが大切ですね．家族歴があることは考慮しますか？

土井　ガイドラインでは，膵癌家族歴があるIPMN患者に対しては注意してフォローするようにといわれています．この方は第一度近親者内に2人の膵癌患者さんがいる家系なので，家族性膵癌のリスクがあります．日本で行われている家族性膵癌家系に対するサーベランス（DIAMOND study）では，MRIとEUSを半年ごとに行っていますね．

この観点からも半年ごとのフォローが適切だと思いますし，家族性膵癌を考慮すると，この方はEUSを施行するべきかもしれません．

齋藤　通常はMRIと腹部エコーでフォローするけれども，この方はEUSも必要ということですね．57歳と若い患者さんですが，いつまでフォローするのか実臨床ではすごく迷いますね．土井先生はいかがでしょうか？

土井　20 mm未満で変化がなく，WFがなければ5年でフォロー終了といわれていますが，実際には通院可能であればフォローを続けていることが多いのではないでしょうか．

WFがなくてもIPMN由来癌・併存癌ともに見つかるケースがあるので，5年経ったので大丈夫ですとはいいづらいですね．経過観察後10年，15年で発癌することがありますし，IPMN併存膵癌はIPMN自体の形態的特徴と関係なく発生するともいわれています[2]．特にこの患者さんは膵癌家族歴があるので，定期的な検査を

推奨します.

齋藤　同感です.高齢でも通院可能であれば半年〜1年ごとの検査フォローを続けていますし,この患者さんはリスクが高いので半年ごとの検査を継続していくと思います.

文献

1) Ohtsuka T, Fernandez-Del Castillo C, Furukawa T, et al：International evidence-based Kyoto guidelines for the management of intraductal papillary mucinous neoplasm of the pancreas. Pancreatology 24：255-270, 2024
2) 日本膵臓学会膵癌診療ガイドライン改訂委員会 編：膵癌診療ガイドライン（2022年版）. 金原出版, 2022

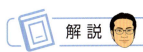

解説

　膵囊胞性腫瘍は膵癌のリスク因子として近年注目されていますが,腹部エコー検査などの画像検査の診断能の向上や施行頻度の上昇により膵囊胞の発見頻度は上昇しています.本邦における人間ドックで施行したMRI検査での膵囊胞の頻度は13.7％であり,その頻度は高齢,肥満,糖尿病により上昇することが報告されています[a].偶発的に診断される膵囊胞性腫瘍の多くは悪性所見がなく,2024年に改訂された国際診療ガイドライン[b]の診療アルゴリズムに基づいて経過観察が行われています（図5）.経過観察の画像検査として,これまでEUSの記載がありましたが,改訂によりMRI/MRCPとMDCTが基本的な検査法であり,EUSは精査法として位置づけられています.検査間隔については,囊胞径に応じた設定がされていますが,これは囊胞径が大きい症例ではhigh-risk stigmata（HRS）やworrisome features（WF）が新出するまでの期間に基づいています[c].

　しかし東京大学における長期経過観察[d]と本邦の多施設共同観察研究[e]のいずれにおいても,IPMN経過観察中に発生する膵癌はIPMN由来癌とIPMN併存癌がほぼ同数であり,IPMN併存癌では囊胞径や主膵管径と関係なく発生することが報告されており,WFがない症例において検査間隔を延長することはIPMN併存癌のリスクを考慮すると妥当でない可能性も議論されています.実際にIPMN経過観察中に発生する併存癌はIPMN由来癌と比較して早期診断が困難であり,切除率も低いことが報告されています[f].

　国際診療ガイドライン[b]では20 mm未満でWFがなく,5年の経過観察で変化がない場合には,経過観察を中止してよいとされています.しかし長期の経過観察[d]においても膵発癌が一定頻度でみられることから,本邦では膵発癌時に外科切除の適応となる場合には経過観察を継続することも多いです.膵囊胞の経過観察例は増加の一途であることから,高齢者など経過観察の中止の基準なども含めて,長期経過観察の妥当性については医療経済の観点も含めて,さらなる検討が必要です.

（症例提示・解説：中井陽介）

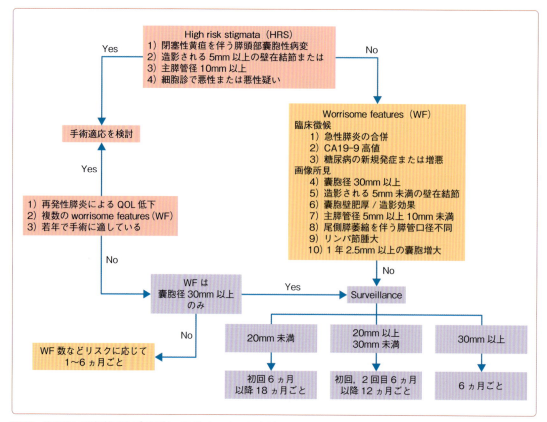

図5 IPMNの診療アルゴリズム（文献b）より一部改変）

文　献

a）Mizuno S, Isayama H, Nakai Y, et al：Prevalence of pancreatic cystic lesions is associated with diabetes mellitus and obesity：an analysis of 5296 individuals who underwent a preventive medical examination. Pancreas 46：801-805, 2017
b）Ohtsuka T, Fernandez-Del Castillo C, Furukawa T, et al：International evidence-based Kyoto guidelines for the management of intraductal papillary mucinous neoplasm of the pancreas. Pancreatology 24：255-270, 2024
c）Kazmi SZ, Jung HS, Han Y, et al：Systematic review on surveillance for non-resected branch-duct intraductal papillary mucinous neoplasms of the pancreas. Pancreatology 24：463-488, 2024
d）Oyama H, Tada M, Takagi K, et al：Long-term risk of malignancy in branch-duct intraductal papillary mucinous neoplasms. Gastroenterology 158：226-237, 2020
e）Ohtsuka T, Maguchi H, Tokunaga S, et al：Prospective multicenter surveillance study of branch-duct intraductal papillary mucinous neoplasm of the pancreas；risk of dual carcinogenesis. Pancreatology 24：1141-1151, 2024
f）Oyama H, Hamada T, Nakai Y, et al：Clinical trajectory of intraductal papillary mucinous neoplasms progressing to pancreatic carcinomas during long-term surveillance：a prospective series of 100 carcinoma cases. J Gastroenterol 58：1068-1080, 2023

Ⅳ. 膵臓・腫瘍性疾患

21 主膵管拡張を伴う IPMN

回答者 金 俊文・菅野良秀

症例 膵管拡張を契機に診断された主膵管型 IPMN の 65 歳女性

　人間ドックで膵管拡張を指摘され紹介．造影 CT（図 1）および MRI 検査（図 2）では最大 14 mm の主膵管の拡張（矢印）と膵全体に囊胞性病変を認めたが，明らかな充実性病変は認めなかった．

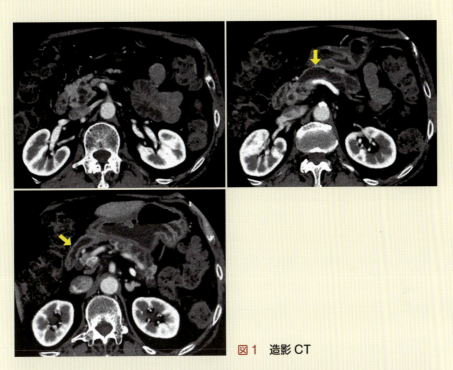

図 1　造影 CT

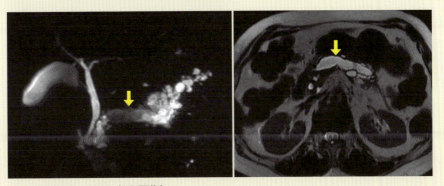

図 2　MRCP・MRI（T2 画像）

Q1 主膵管拡張を伴う症例の切除適応をどのように考えるか？

金 　顕著な主膵管拡張を伴った膵管内乳頭粘液性腫瘍（intraductal papillary mucinous neoplasm：IPMN）ですね．分枝拡張もあるので混合型ともいえますが，治療方針については主膵管型 IPMN に準じてもよさそうです[1]．

菅野 　ガイドラインでは主膵管径 10 mm 以上は high risk stigmata（HRS）として扱われ，積極的に手術を検討すべき状態とされています[1]．主膵管型では癌が併存している可能性が高く，そうでなくても将来発癌する可能性が高いということがわかっているためですね．
　しかし，本症例のように CT と MRI で充実性病変がない場合には，手術は躊躇されてしまいます．どのように切除適応を決めたらよいでしょうか？

金 　確かに，提示された CT と MRI 画像では壁在結節を確認できません．しかし，日本の多施設研究では，壁在結節の検出率が CT よりも EUS で有意に高いという結果が得られていました[2]．つまり，CT では検出できないが EUS では検出できる結節がありうるということですから，EUS での評価は必ず行います．EUS を含めても結節が明らかではない場合には，組織学的な悪性の確認が重要ですね．

菅野 　なるほど，癌ではない可能性がある場合や侵襲がとても大きい場合には，病理診断が一段強く重要視されるということですね．
　ところで，想定術式の侵襲度によって若干方針が変わることもありますよね．この症例では主膵管が全膵にわたって拡張しているので，手術するとしたら膵全摘になりますが，たとえば限局的な主膵管拡張の症例など膵体尾部切除で済みそうだと思われる場合には，若干手術に踏み切るハードルを低く設定することがあります．

金 　この症例についてまとめると，この段階では，手術適応を決定するだけの情報が十分ではないといえます．手術する場合には，術式や切除ラインも慎重に決定する必要がありますので，さらに精査を進めましょう．

> **経過 1**
>
> EUS では頭部（図 3a），体部（図 3b），尾部（図 3c）いずれも多発囊胞と膵管拡張を認め，膵体部では主膵管内に結節も疑われたが（図 3b 矢印），造影効果は認めなかった．

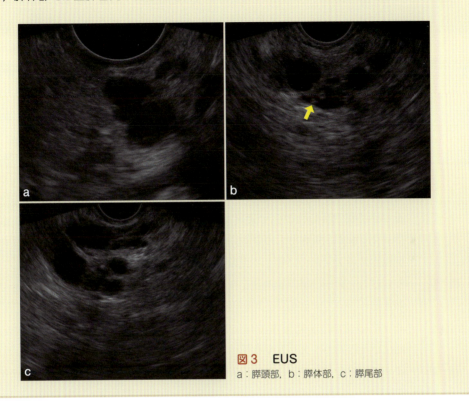

図 3　EUS
a：膵頭部，b：膵体部，c：膵尾部

Q2　切除方針を決めるために ERCP あるいは POPS を行うか？

 菅　野　EUS では全膵をくまなく評価する必要がありますが，**主膵管型ですので，主膵管内の隆起の有無を特に注意深く観察する必要**がありますね．
図 3b でみられる造影 EUS でバブルの流入を認めない結節状の構造は，どのように考えたらよいですか？粘液塊と考えてよいのでしょうか？

 金　　数 mm の小さな病変なので，信号を認めなかったとしても偽陰性である可能性は考慮しておいたほうがよいかもしれません．B モードで粘液塊と考えやすい像なのか，例えば全体がきれいな類円形，辺縁が平滑，辺縁付近のエコー輝度が高い，などの所見があるかどうかは，注目するとよいでしょう．逆に，全体の形態がいびつないし広基性，辺縁に乳頭状の不整がある，などの所見があれば腫瘍性の隆起と考えやすいですね．
一方，検査の結果 5 mm を超える結節や膵腫瘤はなかった，と考えてよさそうです．さらに ERCP は行うべきでしょうか？

|菅野| この症例では，ERCP は積極的に検討するべきだと思います．**造影像の評価というよりは，病理診断のための検体採取が主たる目的**です．
最近では POPS の報告が散見されますが，併せて行うべきでしょうか？

|金| POPS を IPMN 術前検査として全例に行う意義は，今のところ高くないと思います．特に分枝型 IPMN の場合は，分枝膵管内に POPS を挿入することができないため，最も悪性度の高い領域を観察することができません．さらに，主膵管拡張も強くないため，ERCP 後膵炎が懸念されます．このような理由から，当院では純粋な分枝型 IPMN には POPS は行いません．

しかし，本症例のようにびまん性に主膵管が拡張し主膵管型 IPMN で，手術適応や術式を慎重に判断しなければならない場合には，POPS を行う価値は高いでしょう．POPS によって，EUS では斜切れになって検出できなかった結節を指摘したり，他画像検査で指摘困難なきわめて丈の低い乳頭状隆起を発見したりすることはあります．また，膵頭部に限局した主膵管拡張を示す症例では，膵頭十二指腸切除か膵全摘かの術式決定に際して進展範囲を精密に判断する必要があり，この場合にも POPS は重要な検査の1つです．一方，膵尾部のみ拡張している場合には POPS を尾側まで挿入するのは難しく危険なので，施行は推奨しません．

|菅野| なるほど．確かに経乳頭的鉗子生検の精度は高くないですし，膵液細胞診では局在がわからないですから，主膵管型の場合は有用なことが多いわけですね．

|金| そう思います．主膵管型では主膵管が拡張しているので，膵への負担が少なく ERCP 後膵炎のリスクもやや低いと思われます．

|菅野| 確かにそのとおりです．もちろん主膵管型であっても安全性には十分に留意したいですね．

経過2

ERP（図4）では膵管拡張を認めるが，明らかな隆起性病変は認めなかった．POPS では膵頭部（図5a, b）および体尾部（図5c, d）の主膵管内に乳頭状隆起を認めた．

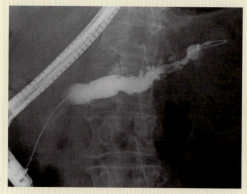

図4　ERP

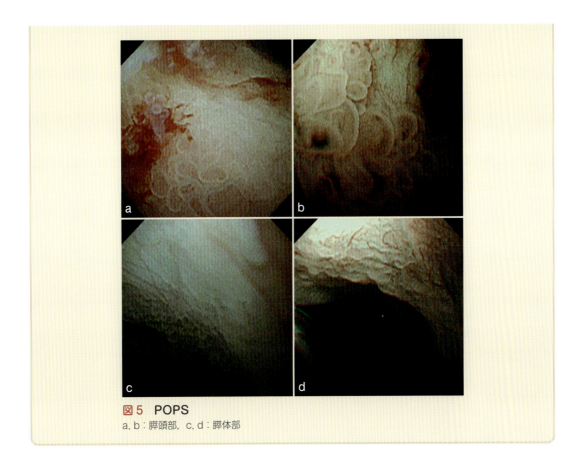

図5 POPS
a, b：膵頭部, c, d：膵体部

Q3 治療方針の決定に術前の病理診断の意義は？
生検で悪性所見が得られなかった場合の治療方針は？

金 　一般的なIPMNの話をすると，**術前病理診断は必須ではないと考えています**．理由としては，IPMNに対する経乳頭的検体採取による病理診断能が決して高くないからです．例えば10 mmを超える大きな壁在結節がある分枝型IPMNや，主膵管型IPMNで明らかな主膵管内隆起を伴うような症例では，病理診断が陰性という理由から手術をしない選択をすることは，リスクが大きすぎると考えます．
　一方，本症例は今までの画像検査で結節状隆起も明らかな浸潤癌も認めておらず，主膵管型IPMNといえども悪性を示唆する所見があまりに乏しいです．しかし，想定される切除術式は膵全摘と侵襲性の高い手術治療であり，術後のQOL低下などが懸念されます．従って，手術適応の可否に関しては十分に吟味する必要があり，この議論に際して病変の良悪性は可能な限り明らかにしておいたほうがよいでしょう．本症例において病理診断は必須といえます．

菅野 　**画像所見やその後の治療方針によってだいぶ術前病理診断の重みが異なる**ということですね．この症例で悪性所見が得られなかった場合はどういった診療方針をとる

べきでしょうか？

金　まずは検体の評価をしましょう．「悪性所見が得られなかった」といってもさまざまな状況があります．具体的には，検体量が不足していたのか，検体の挫滅や変性が強かったのか，上皮は十分採取できていて非腫瘍あるいは low grade dysplasia 相当の異型であったのか，などが想定されます．いずれにせよ，**採取検体に対する病理診断を鵜呑みにせず，その要因について吟味する**ことはきわめて重要です．例えば，検体不足ないし不適切の場合には，早い段階で再検査する必要があります．その際，連続膵液細胞診[3]や洗浄細胞診[4]など，検体量を増やす工夫を取り入れるとよいですね．

菅野　賛成です．さらに，検体の処理法も工夫の余地があります．生検ではサンプリングエラーが懸念されますし，スメア細胞診は追加染色ができませんので，私たちは細胞診検体をセルブロック法で処理して追加染色ができるようにしています．免疫染色によって粘液形質が推定できるので，悪性度判定の有用な情報になりますし，p53 や Ki67 も参考になります[5]．

十分な検体が得られたうえで非悪性の診断であった場合にはどうすべきでしょうか？

金　その場合は，早期の再検査ではなく closed follow-up も考慮します．画像検査を行いながら，3ヵ月とか 6ヵ月後に ERCP 再検する，という方法もあります．

菅野　もちろん，ERCP は偶発症リスクもありますし費用もかかりますから，繰り返し行う意義について十分に患者さんとお話しする必要がありますね．今のところ癌ではなくとも，主膵管型ですから，早期に膵全摘を決断する価値も低いとはいえません．患者さんの希望も重視して診療方針を決めることが重要ですね．

> 📝 **経過 3**
>
> 膵全摘が施行され，膵全体に及ぶ IPMN で頭部・尾部に 5 mm 未満の浸潤癌を認めた．

金　切除標本の病理学的評価で 5 mm 未満の浸潤癌が 2ヵ所にあったわけですね．こういった小病変を術前に画像検査で同定し，かつ浸潤癌であると診断することは，残念ながら現状では難しいといわざるをえません．術前診断に限界があることをよく理解して診療にあたる必要がありますね．

文献

1) Ohtsuka T, Fernandez-Del Castillo C, Furukawa T, et al：International evidence-based Kyoto guidelines for the management of intraductal papillary mucinous neoplasm of the pancreas. Pancreatology 24：255-270, 2024
2) Kin T, Shimizu Y, Hijioka S, et al：A comparative study between computed tomography and endoscopic ultrasound in the detection of a mural nodule in intraductal papillary mucinous neoplasm — Multicenter observational study in Japan. Pancreatology 23：550-555, 2023

3) Iiboshi T, Hanada K, Fukuda T, et al：Value of cytodiagnosis using endoscopic nasopancreatic drainage for early diagnosis of pancreatic cancer: establishing a new method for the early detection of pancreatic carcinoma in situ. Pancreas 41：523-529, 2012
4) Kusunose H, Koshita S, Kanno Y, et al：Pancreatic duct lavage cytology combined with a cell-block method for patients with possible pancreatic ductal adenocarcinomas, including pancreatic carcinoma in situ. Clin Endosc 56：353-366, 2023
5) Noda Y, Fujita N, Kobayashi G, et al：Prospective randomized controlled study comparing cell block method and conventional smear method for pancreatic juice cytology. Dig Endosc 24：168-174, 2012

 解説

　主膵管拡張を伴うIPMNは悪性の高リスク[a]であることが知られており，10 mm以上でHRSとして外科的治療を検討，5 mm以上でworrisome features（WF）に含まれています．しかし主膵管拡張の原因として，主膵管自体にIPMNが存在する場合と分枝型IPMNの粘液産生により主膵管拡張をきたしている場合があるため，IPMN自体の病変の進展の判断に悩むことも多いです．まずは造影CTやEUSで主膵管内病変を評価しますが，主膵管の粘膜病変のみの進展の場合は必ずしも画像的に捉えられないことも多いです．造影EUSの有効性[b]も報告されていますが，主膵管内進展の正確な診断には膵管鏡が有用なことがあります．IPMNに対する膵管鏡を施行することで切除方針が13～62％で変更になったと報告されている一方で，偶発症率も12％（膵炎が10％）と高いことから注意が必要です[c]．

　最近では細径の胆道鏡・膵管鏡も出てきていることから，膵炎のリスクも下がる可能性がありますが，主膵管拡張を伴うIPMNにおける膵管鏡の適応については，今後さらに検討が必要です．

　また，ENPDを留置して行う連続膵液細胞診（serial pancreatic juice aspiration cytological examination：SPACE）による早期膵癌の有用性が報告されていますが，IPMNでは粘液によるチューブ閉塞とそれによる膵炎のリスクも指摘されています[d]．またSPACEでは病変の局在の診断はできません．一方でERPあるいはPOPSによる検体採取量も限られており，正確な画像診断が必要です．画像診断と病理検査との良性・悪性の不一致がみられた際には，検体の質・量の問題なのかも含めて病理診断医とのコミュニケーションを取ったうえで，患者背景も含めて総合的に診療方針を判断することが重要となります．

（症例提示・解説：中井陽介）

文　献
a) Hamada T, Oyama H, Nakai Y, et al：Clinical outcomes of intraductal papillary mucinous neoplasms with dilatation of the main pancreatic duct. Clin Gastroenterol Hepatol 21：1792-1801, 2023
b) Ohno E, Kawashima H, Ishikawa T, et al：Can contrast-enhanced harmonic endoscopic ultrasonography accurately diagnose main pancreatic duct involvement in intraductal papillary mucinous neoplasms? Pancreatology 20：887-894, 2020
c) de Jong DM, Stassen PMC, Groot Koerkamp B, et al：The role of pancreatoscopy in the diagnostic work-up of intraductal papillary mucinous neoplasms：a systematic review and meta-analysis. Endoscopy 55：25-35, 2023
d) Yamakawa K, Masuda A, Nakagawa T, et al：Evaluation of efficacy of pancreatic juice cytology for risk classification according to international consensus guidelines in patients with intraductal papillary mucinous neoplasm；a retrospective study. Pancreatology 19：424-428, 2019

Ⅴ. 術後再建腸管

22　胃切除 Roux-en-Y 再建術後総胆管結石

回答者　藤澤聡郎・白田龍之介

> **症例**　胃全摘 Roux-en-Y 再建術後・総胆管結石の 81 歳男性

　食後に悪心・嘔吐，上腹部痛出現し，救急外来受診．20 年前に胃癌に対し，胃全摘 Roux-en-Y 再建術の既往あり．心筋梗塞の既往あり，バイアスピリン内服中．

　受診時体温 37.4℃，血圧 133/77 mmHg，脈拍 107 回/分，WBC 12,000/μL, Hb 12.9 g/dL, Plt 25.2 万/μL, AST 130 U/L, ALT 83 U/L, ALP 226 U/L, γ-GT 427 U/L, T.Bil 1.8 mg/dL, D.Bil 0.9 mg/dL, Amy 95 U/L, CRP 3.2 mg/dL.

　腹部単純 CT で総胆管に 15 mm 大の石灰化結石を認めた（図 1a）．肝内胆管の拡張は乏しい（図 1b）．MRCP では総肝管に 15 mm 大の結石を認め，肝内胆管は軽度拡張していた（図 2）．

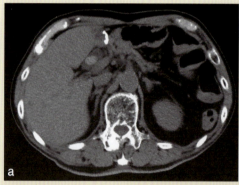
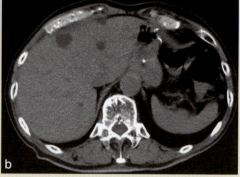

図 1　CT

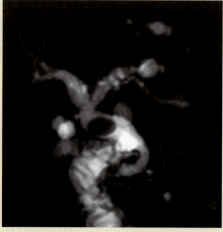

図 2　MRCP

Q1 胃切除 Roux-en-Y 再建術後の総胆管結石の治療方針は？ バルーン内視鏡下 ERCP，EUS ガイド下治療のどちらを選択するか？

 藤澤　バルーン内視鏡下 ERCP，EUS ガイド下治療のどちらがよいかは，まだ確立したエビデンスはないですよね．でも今までの**慣例としてバルーン内視鏡下 ERCP を第一選択としている施設が多い**んじゃないかな？

 白田　私の施設でもバルーン内視鏡下 ERCP をはじめに試みますね．最近国内から多施設後ろ向き研究が 2 つ報告されています[1,2]．われわれも参加している佐藤先生の報告[2]では，両方の手技とも十分な成功率と安全性が得られていました．しかしバルーン内視鏡下 ERCP のほうが完全結石除去率は高いものの 1 回の治療時間は有意に長くなっていました．

 藤澤　**どちらの手技を選択するかは施設の体制にも左右されます**よね．私の施設ではバルーン内視鏡下 ERCP は消化管チームと共同して行うので治療枠が限られています．そのため胆管の拡張の程度や治療枠の空きをみて選択するようにしています．
もしこの症例が胆管炎を併発していて緊急性が高い場合はどうしますか？

白田　なるべく抗菌薬で粘って人手の多い平日の昼間にバルーン内視鏡下 ERCP を行うようにします．夜間にどうしても緊急処置が必要な場合は原則バルーン内視鏡下 ERCP を選択しますが，本症例のように乳頭が残っている場合はドレナージが難しいことも少なくないため，PTBD も考慮します．私の施設では，緊急で EUS ガイド下治療を行うことはほとんどありません．

藤澤　**緊急処置の際は経皮的治療の選択肢も忘れてはだめ**ですね．経皮的にチューブが入っていると，追加治療でバルーン内視鏡下 ERCP を行う際にランデブーを用いたり，EUS ガイド下治療の場合は生理食塩水を注入して胆管を拡張することができて成功率があがりますね．胃切除 Roux-en-Y 再建術後の総胆管結石に対して EUS ガイド下治療とバルーン内視鏡下 ERCP のどちらを選択すべきかというこの質問に対しては，私の施設が主導で国内多施設 RCT が進行中ですので，その結果が出たら 1 つの回答が得られるかもしれません．

V. 術後再建腸管

> **経過 1**
>
> 待機的にダブルバルーン内視鏡下 ERCP を施行（図 3）．胆管造影で上中部胆管は径 25 mm と拡張しており，15 mm 大の結石を認めた．中部から下部胆管は屈曲しており，下部胆管は径 10 mm と相対的に細かった．

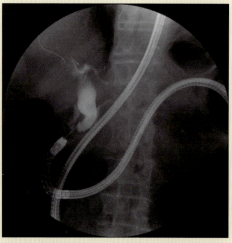

図 3　ダブルバルーン内視鏡下 ERCP

Q2　乳頭処置（EST，EPBD，EPLBD）の選択は？

白田　　術後再建腸管症例の大結石症例ですね．バルーン内視鏡下 ERCP では鉗子口径が細いため，使用できる処置具に制限があります．乳頭処置は何を選択しましょう？

藤澤　　私の施設では，EST＋乳頭バルーン拡張術を選択します．私たちは以前，通常解剖症例における EST＋乳頭バルーン拡張術の有効性と安全性を報告しました[3]．単施設の後ろ向き研究ですが，EST＋乳頭バルーン拡張術は，EST 単独と比較し，治療時間の減少（31.6 分 vs. 25.8 分）や機械的砕石具使用の減少（16.7% vs. 7.8%），さらには術後出血のリスク低下（9.6% vs. 1.2%）につながりました．白田先生はどのように治療しますか？

白田　　バルーン内視鏡下 ERCP では正しい切開方向の判断が困難だったり，乳頭との距離が適切にとれない場合もあるので，私は EST を付加せず，乳頭バルーン拡張術単独を通常選択しています．実際，日本の多施設後ろ向き研究における，588 例の Roux-en-Y 再建の総胆管結石に対するバルーン内視鏡下 ERCP の治療成績をみると，乳頭バルーン拡張単独で治療をしている施設が多いようです[1]．ただ術後再建腸管症例における乳頭処置の比較研究は十分に検討されておらず，現時点では各施設の得意とする手技で選択するのがよいかと思っています．EST を施行する場合には，回転可能なスフィンクテロトームを用いたり，胆管ステント留置後にニード

ルナイフを用いてプレカットする方法などがあります.

乳頭バルーン拡張術を施行する場合には,バルーン径はどのように選択していますか？EPBD にするか,EPLBD にするか？

藤澤 結石径は 15 mm だから,EPLBD を選択したほうが,結石の治療効率があがると思います.バルーン径が 10 mm 以下の EPBD だと機械的砕石具の使用が必須になって,複数回の治療が必要になる可能性が高いですよね.

白田 EPLBD は EPBD や EST と比較して,胆管大結石に対する有効性・安全性が報告されていますね.しかしながら,**EPLBD のガイドラインでも,胆管穿孔のリスクを考慮して,バルーン径は下部胆管径を超えないことが推奨**されています[4].私は乳頭バルーン拡張の際には,可能であれば最大結石径以上,ただし下部胆管径を超えない,以上 2 点をともに満たすバルーン径を選択しています.この症例であれば,最大結石径は 15 mm ですが,下部胆管径が 10 mm なので,10 mm の EPBD を選択します.

藤澤 乳頭処置は,EST,EPBD,EPLBD それぞれの特性を把握して,症例ごとに適切に選択することが大事ですね.実際に結石除去を行うコツはありますか？

白田 バルーン内視鏡下 ERCP で結石除去を行う際には,胆管軸に沿った操作が難しいことを念頭に置く必要性があります.そのため結石陥頓を避けるためにも,迷ったら機械石砕石具を積極的に使用することを推奨します.また胆管下端が屈曲しているような症例では破砕片が残存しやすく,完全結石除去には 8 線など編み目の細かいバスケットを使用することが望ましいと考えています.

EUS ガイド下治療を行う場合の,実際の処置のコツについて教えてください.

藤澤 EUS ガイド下治療では,安全性を考慮して基本的に二期的に治療するようにしています.初回の処置では ESCR（endosonographically/EUS-guided created route）を作製するだけにして一旦退院とします.1ヵ月程度待って,ESCR が十分形成された後に結石除去を行います.最近では EUS ガイド下治療専用の超音波内視鏡が市販され,左外側上枝（B2）穿刺が容易となりました.われわれの施設では結石除去の場合は力が伝わりやすいように B2 穿刺を積極的に行っています.胆管の屈曲が強く力が伝わりにくい場合は,ダブルガイドワイヤーにして胆管をなるべく伸ばすのも有用です.結石が大きい場合には躊躇せず胆道鏡下に結石を破砕してから十二指腸へ押し出すように治療します.

V. 術後再建腸管

> **経過 2**

10 mm バルーンで EPBD 施行後（図 4a），mechanical lithotriptor で結石を破砕し除去（図 4b）．残存結石あり，胆管ステントを留置して終了（図 4c）．1 週間後に 2 回目のダブルバルーン内視鏡下 ERCP を施行し，完全結石除去を得た．

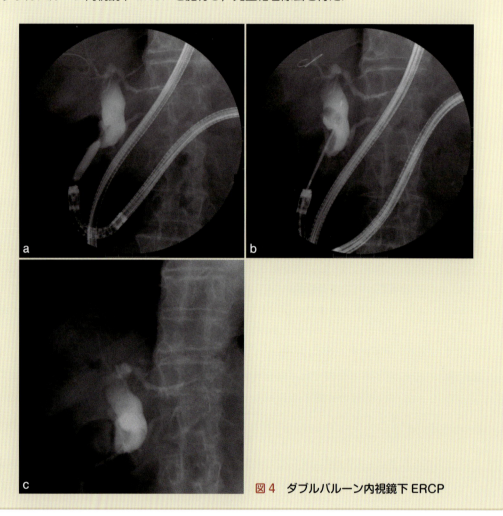

図 4　ダブルバルーン内視鏡下 ERCP

文献

1) Sato T, Nakai Y, Kogure H, et al：ERCP using balloon-assisted endoscopes versus EUS-guided treatment for common bile duct stones in Roux-en-Y gastrectomy. Gastrointest Endosc 99：193-203.e5, 2024
2) Iwashita T, Iwasa Y, Senju A, et al：Comparing endoscopic ultrasound-guided antegrade treatment and balloon endoscopy-assisted endoscopic retrograde cholangiopancreatography in the management of bile duct stones in patients with surgically altered anatomy：A retrospective cohort study. J Hepatobiliary Pancreat Sci 30：1078-1087, 2023
3) Ishi S, Fujisawa T, Ushio M, et al：Evaluation of the safety and efficacy of minimal endoscopic sphincterotomy followed by papillary balloon dilation for the removal of common bile duct stones. Saudi J Gastroenterol 26：344-350, 2020
4) Itoi T, Ryozawa S, Katanuma A, et al：Japan Gastroenterological Endoscopy Society guidelines for endoscopic papillary large balloon dilation. Dig Endosc 30：293-309, 2018

解説

　胃切除 Roux-en-Y 再建術後総胆管結石に対するバルーン内視鏡下 ERCP（BE-ERCP）と EUS ガイド下順行性治療（EUS-AG）を比較した多施設後ろ向き研究では[a]，16 施設において BE-ERCP が 588 例，EUS-AG が 59 例に施行されました．胆管アクセス成功率は両群でほぼ同等（83.7% vs. 83.1%）でしたが，完全結石除去率は BE-ERCP のほうが高い傾向（78.1% vs. 67.8%）を示しました．BE-ERCP は平均 1.5 回の内視鏡セッションで治療が完了し，EUS-AG よりも少ない回数で結石除去が可能でしたが，総治療時間は BE-ERCP のほうが長い結果となりました（90 分 vs. 61.5 分）．早期偶発症の発生率は，BE-ERCP が 10.2%，EUS-AG が 18.6% でした．全体として，BE-ERCP と EUS-AG はいずれも総胆管結石除去に対し有効かつ安全な治療法であることが示されましたが，胆管アクセス成功後の完全結石除去率に関しては，BE-ERCP がより優れていました．

　両治療法には，それぞれ特有の技術的課題があります．BE-ERCP では，癒着によるスコープ挿入困難例や胆管挿管困難例が一定の頻度で存在します．一方，EUS-AG では，胆管拡張が乏しい症例では胆管穿刺やガイドワイヤー挿入が困難となる場合があります．これに対し，胆管穿刺には 22 G 針と 0.018 inch ガイドワイヤーを用いることで，胆管拡張が乏しい症例でも穿刺が可能となりました．また，EUS-AG での結石治療の基本は結石除去用バルーンによる押し出しですが，大結石では治療が困難なことがあります．近年では，ESCR（endosonographically/ EUS-guided created route）完成後に，機械的砕石具やディスポーザブル胆道鏡を用いた EHL で結石破砕を行う 2-step 法の有用性が報告されており[b,c]，治療成功率の向上が期待されています．

　バルーン内視鏡下 ERCP の胆管カニュレーションでは，アップアングルをかけながら輸入脚でたわみを作るように内視鏡を進めることで，下十二指腸角での反転（retroflex position）が可能となります（図 3）．これにより，十二指腸乳頭を正面視でき，適切な距離を確保してカニュレーションが容易になります．retroflex position でもカニュレーション困難な場合は，回転機能付きパピロトーム（ENGETSU®，カネカメディックス社）や，膵管へガイドワイヤーが入った場合は Uneven Double Lumen Cannula（パイオラックスメディカルデバイス社）を用いた uneven method が有用です[d]．EST は術後症例専用の push 型スフィンクテロトーム（RotaCut® BII，Medi-Globe 社）や ENGETSU® を使用することで，Roux-en-Y 再建術後例でも安全に施行可能です[e]．EST が困難な場合は EPBD や EPLBD を施行します．術後再建腸管例では内視鏡操作が不安定になりやすいため，EPBD にはスリッピング防止加工された ZARA EPBD バルーン（センチュリーメディカル社）やくびれを有して位置ずれしにくい RIGEL（日本ライフライン社）が有用です[f]．EPLBD には，挿入性に優れ，バルーン長が 4cm と短く取り回しの良い REN®（カネカメディックス社）や Giga Ⅱ（センチュリーメディカル社）を使用しています，機械的砕石具は BML-V437QR-30（オリンパス社）がバルーン内視鏡でも使用可能です．巨大結石や積み上げ結石には，従来はスコープを抜去して胆道鏡や経鼻内視鏡へ交換して EHL を施行していましたが[g]，近年では 9Fr の細径ディスポーザブル胆道鏡（eyeMAX，Micro-Tech 社）の開発により，スコープ交換なしでの胆道鏡下 EHL が可能となっています[h]．

（症例提示・解説：木暮宏史）

Ⅴ．術後再建腸管

文　献

a）Sato T, Nakai Y, Kogure H, et al：ERCP using balloon-assisted endoscopes versus EUS-guided treatment for common bile duct stones in Roux-en-Y gastrectomy. Gastrointest Endosc 99：193-203.e5, 2024

b）Iwashita T, Iwasa Y, Senju A, et al：Comparing endoscopic ultrasound-guided antegrade treatment and balloon endoscopy-assisted endoscopic retrograde cholangiopancreatography in the management of bile duct stones in patients with surgically altered anatomy：A retrospective cohort study. J Hepatobiliary Pancreat Sci 30：1078-1087, 2023

c）Nakai Y, Isayama H, Koike K：Two-step endoscopic ultrasonography-guided antegrade treatment of a difficult bile duct stone in a surgically altered anatomy patient. Dig Endosc 30：125-127, 2018

d）Takenaka M, Minaga K, Kamata K, et al：Efficacy of a modified double-guidewire technique using an uneven double lumen cannula（uneven method）in patients with surgically altered gastrointestinal anatomy（with video）. Surg Endosc 34：1432-1441, 2020

e）Tanisaka Y, Ryozawa S, Mizuide M, et al：Successful endoscopic sphincterotomy using a novel rotatable sphincterotome in a patient with Roux-en-Y gastrectomy. Endoscopy 56（S 01）：E1038-E1039, 2024

f）Tanisaka Y, Ryozawa S, Mizuide M, et al：Successful papillary large-balloon dilation using a novel nonslip balloon catheter in a patient with Roux-en-Y gastrectomy. Endoscopy 56（S01）：E1096-E1097, 2024

g）Hakuta R, Kogure H, Nakai Y, et al：Successful endoscopic lithotripsy using a new digital cholangioscope through an overtube placed by an enteroscope. Endoscopy 50：E269-E271, 2018

h）Tanisaka Y, Mizuide M, Fujita A, et al：Peroral cholangioscopy-guided lithotripsy using a novel thin cholangioscope under balloon enteroscopy for Roux-en-Y anastomosis. Endoscopy 56（S01）：E360-E361, 2024

V. 術後再建腸管

23 胆管空腸吻合術後肝内結石

回答者 谷坂優樹・齋藤 圭

> 症例 胆管空腸吻合術後肝内結石の 63 歳女性

健康診断で肝機能障害を指摘され，当科紹介．年に数回腹痛，発熱を認めていた．30 年前に急性胆嚢炎に対して胆嚢摘出術を施行された際に胆管損傷を生じ，肝外胆管切除・胆管空腸吻合術を施行されている．

血液検査では，WBC 12,000 /μL, AST 144 U/L, ALT 158 U/L, ALP 300 U/L, γ-GT 251 U/L , T.Bil 2.5 mg/dL, D.Bil 1.3 mg/dL, CRP 3.2 mg/dL と肝胆道系酵素上昇と炎症所見を認める．CT 検査では，肝両葉に多発する肝内結石，肝内胆管拡張を認める（図1）．

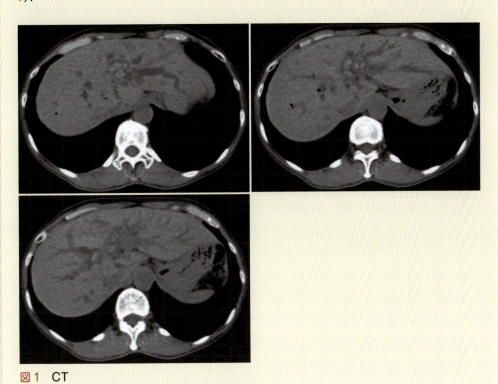

図1 CT

Q1 術後肝内結石の治療方針は？バルーン内視鏡下 ERCP，EUS ガイド下治療，経皮経肝胆道鏡のどれを選択するか？

 谷坂　本症例では，肝外胆管切除・胆管空腸吻合術が行われています．つまりは，胃がす

べて温存された Roux-en-Y 再建ということになります．胃が切除されていない症例ではバルーン内視鏡を用いて胆管空腸吻合部へアプローチすることは決して容易ではありませんので，これは施設間で選択は異なると思います．まずは内視鏡を用いる（バルーン内視鏡下 ERCP，EUS ガイド下治療）か，PTBD をするかですが，経鼻酸素チューブでも SpO_2 を保てないような，**呼吸状態が悪い患者さんだと，内視鏡挿入は危険なので，経皮的処置を行います**が，そうでない限りは**当科ではバルーン内視鏡下 ERCP[1,2] を第一選択で行います**．スコープの挿入はほかの解剖よりも胃がすべてある分，難しいですが，到達できれば吻合部を直視しながら治療にあたれますし，吻合部狭窄の治療を含め根治が望めるというメリットがあるかと思います．

齋藤先生の施設ではいかがでしょうか？

齋藤 われわれの施設でも本症例であればバルーン内視鏡を第一選択にします．急性胆管炎で来院されているので，まずは胆道ドレナージが目的になります．谷坂先生がおっしゃるように呼吸状態が安定していて，忍容性があれば内視鏡治療が選択されると思います．バルーン内視鏡にはシングルバルーンとダブルバルーンがありますが，われわれはダブルバルーン内視鏡を使用します．谷坂先生の施設はシングルバルーンですよね？この選択は施設によって採用されているほうを選ぶのが実際でしょうね．呼吸状態が悪ければ PTBD を選択します．われわれは自分たちで経皮処置を行うトレーニングをしていますが，施設によっては放射線科に依頼するところもありますね．最近では EUS ガイド下治療が標準化されてきたので，内視鏡治療をするならバルーン内視鏡ではなく，積極的に EUS ガイド下治療を選択する施設もありそうです．

谷坂 もちろん EUS ガイド下治療[3]にも，バルーン内視鏡にはないメリットがありますよね．**一度経路が完成すれば，アプローチが容易**ですので，繰り返して手技を行うにしても**処置時間の短縮につながります**よね．バルーン内視鏡ですと，2回目以降もショートカットなしで，挿入し直さなければいけないですからね．

齋藤先生は，どのような状況だと，EUS ガイド下治療を第一選択でいきますか？

齋藤 本症例のように良性疾患がベースだとバルーン内視鏡が第一選択ですが，悪性疾患で再発による胆管閉塞や腹膜播種による消化管閉塞や狭窄が疑われるときには EUS ガイド下治療を第一選択にしています．消化管狭窄は検査前 CT で評価して，胆管空腸吻合部到達可能か判断しています．バルーン内視鏡が不成功の場合は，同日に EUS ガイド下治療できるように両方の説明・同意を得て治療を開始しています．

谷坂 いずれにしても症例個々の状況で，各施設が安全かつ有効に行える（得意な）方法を選ぶのがよいですね．

> **経過1**
>
> ダブルバルーン内視鏡下 ERCP を施行．胆管空腸吻合部狭窄（図2a）および1cmを超える肝内結石が両葉に多発している（図2b）．

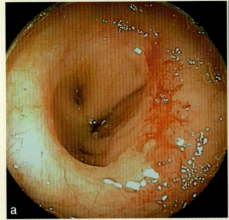
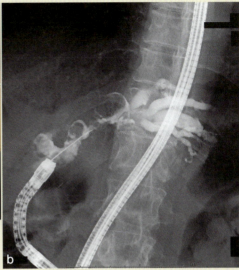

図2 ダブルバルーン内視鏡下 ERCP

Q2 治療はどのように進めていくか？

 齋藤　本症例は急性胆管炎で来院されているので，==胆道ドレナージを優先==します．ステント留置するにも吻合部狭窄治療が必要なので，バルーン拡張をまず行います．胆道造影で肝内胆管が十分に拡張しているので，8mm バルーンで拡張すると思います．狭窄突破に優れた REN®（カネカメディックス社）を使用することが多いです．ステントを留置し，胆管炎が落ち着いたら 2nd session で結石を除去します．本症例は治療前 CT で両葉多発の肝内結石ですし，胆管造影で結石径もそれなりに大きいので1回で完全結石除去するのは難しいかもしれませんね．小結石であればバスケットカテーテルやバルーンカテーテルで除去しますが，本症例では砕石具が必要そうです．谷坂先生はどのような選択になりますか？

 谷坂　齋藤先生がおっしゃるように，われわれも胆道ドレナージを優先します．この CT 検査や胆管造影からは，とても一期的に除去できるような結石にはみえませんし，胆管炎もありますので，バルーン拡張を行い，ステントを留置します．バルーン拡張の選択も齋藤先生と同様です．後日結石除去する際には，結石径も大きいので，バスケット嵌頓させないためにも砕石具から最初に用いて，砕いてから8線のスパイラルバスケットや，結石除去用バルーンカテーテルを用います．

それでも困難な場合は，胆道鏡を用いて EHL を行いたいですね．東京大学からバ

V．術後再建腸管

ルーン内視鏡においても EHL を行うテクニックが報告[4]されていますよね？

齋藤　そうですね．内視鏡がループを形成せずに挿入できているのでオーバーチューブを残して胆道鏡を挿入することができそうです．胆道鏡が挿入できれば EHL も使用できるので，治療困難結石には有用です．最近では親子スコープでバルーン内視鏡でも胆道鏡挿入ができるようになりましたが，谷坂先生は使用経験がありますか？

谷坂　9Fr の細径胆道鏡（eyeMAX，Micro-Tech 社）を用いると，short type のバルーン内視鏡の，3.2 mm 径の鉗子口に挿入できますので，通常解剖同様の親子スコープという形で EHL が可能です．実際に経験しましたが，不自由なく行えましたので，今後，困難結石の治療成功率向上に貢献しそうです[5]．

EUS-BD ルートでの結石除去を本症例に行うという選択肢については，どうお考えでしょうか？

齋藤　**EUS-BD が第一選択になる施設もある**でしょうから，最初から EUS-BD ルートから結石除去するのも方法としてあるでしょうね．ただ，本症例では右肝内結石もあるので，バルーン内視鏡に比べるとアプローチしづらくて大変じゃないかと思う症例です．PTBD も同様で，左肝内胆管から治療を開始して，再度右肝管に PTBD を施行して右肝内胆管の治療する必要がでてきて時間がかかりそうです．

経過 2

バルーン拡張を行い，肝内結石除去後の胆管空腸吻合部（図 3）．

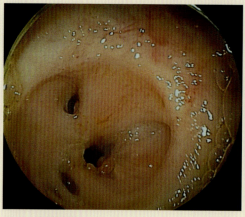

図 3　内視鏡像

Q3 胆管空腸吻合部狭窄に対する治療方針は？バルーン拡張のみか，プラスチックステントを留置するか，FCSEMSを留置するか？

こちらも施設によって意見が分かれますかね．結石除去は完遂できたとして，当科では，**ステントフリーでは終了せずに，7Frのプラスチックステントを留置して処置を終了**し，1.5ヵ月後を目安に，再度バルーン内視鏡を胆管空腸吻合部まで挿入し，プラスチックステントを抜去し，吻合部観察，胆管造影（造影後の造影剤の抜けを確認し狭窄の有無を判断する）を行い，ステントフリーで終了できるか判断します．もし，**まだ狭窄が残存していたら，より拡張力の強いFCSEMSを留置します**[6]．その際には，胆汁の流出をブロックしないように，対側の肝内胆管にはプラスチックステントを留置します．

齋藤先生の施設ではいかがでしょうか？

基本的には同じアプローチ方法です．ステント留置期間は施設や患者さんによって多少違うのかなと思いますが，少なくとも3ヵ月以内にステント抜去して胆管空腸吻合部の再評価をしています．**狭窄が残存している場合にはFCSEMSを留置**しています．留置しやすさから左肝管にFCSEMSを留置して右肝管にレスキューとしてプラスチックステントを留置するようにしています．

谷坂　FCSEMSですが，抜去できなくなってしまうと大変ですので，当科では長くても**3ヵ月以内に抜去**して狭窄の改善具合を確認します．依然狭窄が残存していれば，再度FCSEMSを留置します．

左右の肝内胆管に1本ずつ，FCSEMSを留置するという施設もあるようですが，齋藤先生はいかがでしょうか？

齋藤　左右の肝内胆管に1本ずつFCSEMS留置すると過拡張になるので，基本的に左右どちらかにFCSEMS留置としています．右肝管狭窄部が残存している場合は，左肝管の治療が終わった後に，再度右肝管にFCSEMSを留置することがあります．

V. 術後再建腸管

> **経過3**
>
> バルーン拡張で吻合部の良好な開存が得られたためステント留置せず，再発なしで経過観察中（図4）．

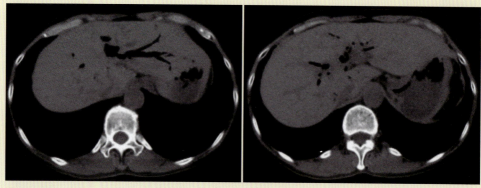

図4 CT

文 献

1) Shimatani M, Hatanaka H, Kogure H, et al：Diagnostic and therapeutic endoscopic retrograde cholangiography using a short-type double-balloon endoscope in patients with altered gastrointestinal anatomy：A multicenter prospective study in Japan. Am J Gastroenterol 111：1750-1758, 2016
2) Tanisaka Y, Ryozawa S, Itoi T, et al：Efficacy and factors affecting procedure results of short-type single-balloon enteroscopy-assisted ERCP for altered anatomy：A multicenter cohort in Japan. Gastrointest Endosc 95：310-318.e1, 2022
3) Mukai S, Itoi T, Sofuni A, et al：EUS-guided antegrade intervention for benign biliary diseases in patients with surgically altered anatomy（with videos）. Gastrointest Endosc 89：399-407, 2019
4) Hakuta R, Kogure H, Nakai Y, et al：Successful endoscopic lithotripsy using a new digital cholangioscope through an overtube placed by an enteroscope. Endoscopy 50：E269-E271, 2018
5) Tanisaka Y, Mizuide M, Fujita A, et al：Peroral cholangioscopy-guided lithotripsy using a novel thin cholangioscope under balloon enteroscopy for Roux-en-Y anastomosis. Endoscopy 56（S 01）：E360-E361, 2024
6) Sato T, Kogure H, Nakai Y, et al：Endoscopic treatment of hepaticojejunostomy anastomotic strictures using fully-covered metal stents. Dig Endosc 33：451-457, 2021

  解 説

　「胆石症診療ガイドライン」に示されている「胆道再建の既往がある肝内結石症の治療フローチャート」では，悪性吻合部狭窄がなく，肝内胆管合併や肝萎縮が認められない場合，経口的内視鏡治療や経皮経肝胆道鏡治療などの非手術的治療が選択されます（図5）[a]．しかし，これらの非手術的治療が困難な場合には，肝切除術や胆管消化管再吻合術といった外科的治療が検討されます．

　近年増加している胆道再建後の二次性肝内結石症の治療成績を解析したところ[b]，胆道再建の原因となる基礎疾患として，先天性胆道拡張症や膵・胆管合流異常が多く認められました．これらの疾患は二次性肝内結石症の発症リスクが高いため，術後の長期的なフォローアップが必要と考えられます．治療については，内科的治療が主体であり，特に内視鏡的治療が中心となっていました．

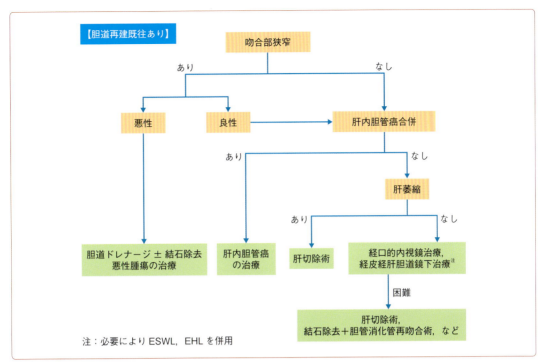

図5 肝内結石症（胆道再建既往あり）の治療フローチャート
「日本消化器病学会編：胆石症診療ガイドライン2021（改訂第3版），p.xxii，2021，南江堂」より許諾を得て転載

腸管再建後であることから，バルーン内視鏡下ERCP（BE-ERCP）が最も多く実施されていました．一方，外科的治療が必要となる症例に対しては，多くの場合，系統的肝切除術が選択されていました．内視鏡治療は外科的治療と比較して，結石の遺残率および再発率が高い傾向にありました．さらに，胆道狭窄や胆道拡張が胆汁うっ滞の原因となり，結石再発や胆管炎の発症リスクを有意に高めることが明らかとなりました．内科的治療において，胆道狭窄に対してバルーン拡張やバルーン拡張＋ステント留置（3ヵ月以上）を行った場合でも，狭窄の解除が得られたのは約50%にとどまり，十分な効果が得られていないことが示されました．

胆管空腸吻合術後の肝内結石に対するBE-ERCPの有効性と安全性を検討した研究では[c]，スコープ挿入成功率は89%，完全結石除去率は73%でした．早期偶発症の発生率は9.9%であり，そのうち3.1%の患者が消化管穿孔を起こしましたが，全例保存的に管理可能でした．完全結石除去後の再発率は，1年後で17%，3年後で20%，5年後で31%でした．また，胆管空腸吻合術を受けてから10年以上経過した患者では，スコープの挿入困難（20%），ガイドワイヤーやデバイスの挿入困難（22%）が主な結石除去不成功の要因となっており，完全結石除去率は50%と，10年以内の患者の94%に比べて有意に低い結果でした．このことから，BE-ERCPは胆管空腸吻合術後の肝内結石に対して有効かつ安全な治療法であるものの，術後の経過期間が長い症例では結石除去の成功率が低下するため，EUS-BDやPTBDとの併用を検討する必要があると考えられます．また，結石の再発率が高いため，慎重な経過観察が求められます．

近年では，バルーン内視鏡の鉗子チャンネルを通過可能な細径ディスポーザブル胆道鏡が開発さ

れ，スコープを入れ替えることなく胆道鏡下のバスケット採石やEHLが可能となりました[d,e]．これにより，胆管空腸吻合術後の肝内結石に対する内視鏡治療成績の向上が期待されています．

（症例提示・解説：木暮宏史）

文　献

a) 日本消化器病学会 編：胆石症診療ガイドライン 2021（改訂第3版）．南江堂，2021

b) 鈴木　裕，森　俊幸，田妻　進，他：二次性肝内結石症における治療モダリティ別の短期・長期成績．厚生労働科学研究費補助金難治性疾患政策研究事業 難治性の肝・胆道疾患に関する調査研究 分担研究報告書．2023

c) Hakuta R, Sato T, Nakai Y, et al：Balloon endoscopy-assisted endoscopic retrograde cholangiopancreatography for hepatolithiasis in patients with hepaticojejunostomy. Surg Endosc 38:2423-2432, 2024

d) Tanisaka Y, Ryozawa S, Mizuide M, et al：Peroral cholangioscopy-guided basket extraction of intrahepatic bile duct stones, using a novel thin cholangioscope under balloon enteroscopy, in a patient with Roux-en-Y anatomy. Endoscopy 57（S 01）：E75-E76, 2025

e) Tanisaka Y, Mizuide M, Fujita A, et al：Peroral cholangioscopy-guided lithotripsy using a novel thin cholangioscope under balloon enteroscopy for Roux-en-Y anastomosis. Endoscopy 56（S01）：E360-E361, 2024

Ⅵ. トラブルシューティング

24 胆管挿管困難

回答者　竹中　完・藤森　尚　　症例提示　中井陽介

Q1 基本的な胆管挿管ストラテジーと advanced technique へ移行するタイミングは？

竹中　　まず，図1に当院の胆管挿管のストラテジーをお示しします．

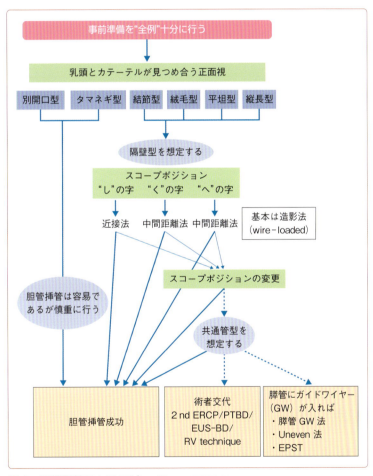

図1　胆管挿管ストラテジー（竹中，近畿大学）

（文献1）～3）より作成）

藤森　　大事な情報が詰まってますね．自分も正面視と乳頭の距離感を大事にしており，若手の先生になるべく伝えるようにしています．一番上の事前準備の重要性は強調したいですね．それぞれのテクニックへ移行するタイミングや，数あるテクニックの

Ⅵ．トラブルシューティング

どれを選択するか，について，気をつけているところはありますか？

竹中　重要なことは「私は○○法で行う」「当施設は○○法で行う」ということではなく，症例に応じた最適と思われる方法をまず議論し，決定し，遂行することだと思います．その工程を行う際に，当然上手く行かない場合にはどうするか，も議論しておくべきなので advanced technique のなかでも何をどのタイミングで使うかが重要になると思います．

藤森　大事なことだと思います．症例によって異なるとは思いますが具体的にはどのようなタイミングが多いですか？

竹中　やはり正面視が取れない症例や，口側隆起が長く固定のゆるい乳頭症例などが advanced technique を要することが多いと思います．

藤森　いずれにせよ，いろいろな引き出しを持っていることが大事ですね．

竹中　そうですね．自分の得意な advanced technique をまず1つ習得し，そのうえでほかのテクニックも習得していくのがよいのではないでしょうか．

症例　胃癌術後の幽門側胃切除 Billroth I 法再建の総胆管結石の 63 歳男性

肝機能障害を契機に総胆管結石を指摘され ERCP の方針．乳頭正面視はやや困難（図2）．ERCP カテーテルを用いて wire-guided cannulation 法で胆管挿管を試みたが膵管へガイドワイヤーが挿入された（図3）．

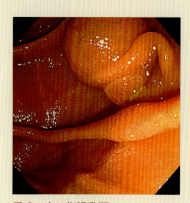

図2　十二指腸乳頭

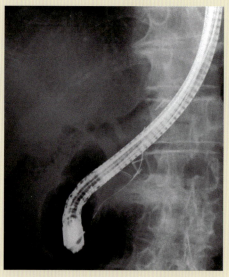

図3　膵管へのガイドワイヤー誤挿入

Q1 Billroth I（B-I）法など正面視が困難な症例でのコツは？ 膵管へガイドワイヤーが誤挿入された際の次の一手は？

 竹中　まさにこの症例は正面視が難しい症例です．**B-I なのでスコープを挿入する前にこれが予想できていたかどうか**ですよね．

 藤森　確かに B-I は正面視が難しく，挿管困難になることが多いですよね．**スコープをプッシュしてなるべく見上げを作ろうとしますが，それでも難しいときなどは，EST ナイフで見上げを強くすることもあります．この症例は膵管へガイドワイヤーが入っているので，次の手としては膵管ガイドワイヤー法で胆管挿管を目指す**と思います．

 竹中　当院でもまず膵管ガイドワイヤー法を選択すると思います．ただ，膵管ガイドワイヤー法で結局はガイドワイヤーだけで乳頭が固定されているにすぎないですし，逆にガイドワイヤーが邪魔だったりして，特に B-I 症例では難しいことが多いですよね．B-I で膵管にガイドワイヤーが入ったのであれば uneven 法が有効なことが多いです[3]．

藤森　uneven 法はあまりやったことないので，コツを教えてください．膵管にガイドワイヤーが入った状態からですよね？

竹中　そうです．uneven ダブルルーメンカニューラ（UDLC）の先端ルーメンに膵管ガイドワイヤーを通して挿入し，UDLC そのものを乳頭に挿入して固定し，手前側のルーメンから胆管に別のガイドワイヤーを用いて挿管を試みるテクニックです．膵管ガイドワイヤーで必要なカテーテル先端をガイドワイヤーを潜って胆管開口部にあてがう必要がないので非常に有用と思っています．

藤森　手前側のルーメンが上手く上向きにならないことがあると聞くのですが，その点はいかがですか？

竹中　スコープに挿入する前にカテーテルに，手前側のルーメンが上向きになるように癖付けをすればほぼ問題なく上向きになります．UDLC はまっすぐなので，プレシェイプで彎曲しているカテーテルのようにすることがポイントです．

藤森　そうなんですね．文献を参考にしながら今度試してみようと思います．

Ⅵ．トラブルシューティング

> 📝 経過 1
>
> ダブルガイドワイヤー法も試みたが胆管挿管されないため，プレカット（transpancreatic sphincterotomy 法）で胆管挿管に成功した（図 4）．

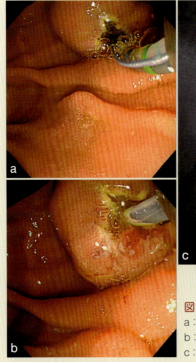
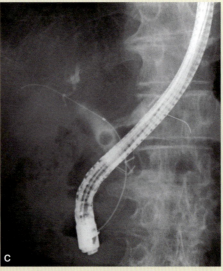

図 4 プレカットで胆管挿管成功
a：プレカット
b：胆管挿管成功
c：胆管造影

Q2 プレカットはいつ行い，どのように選択する？

竹 中 この症例では膵管ガイドワイヤー法で挿管できずプレカットに移行していますね．先生の施設ではプレカットはどのタイミングでやっていますか？
個人的には，この症例のように内視鏡画面で口側隆起内に結石が嵌頓していることが推察されるような症例は早めに切開にいくのもありかなと思います．

藤 森 プレカットのタイミング，という意味では，なるべく早期にプレカットにいく（アーリープレカット）という報告もありますが，自分は膵管ガイドワイヤー法で結構粘ってますね．膵管ガイドワイヤー法で，細径カテーテル，EST ナイフで見上げを強くする，などいろいろやっても膵管ばかり入る，全く胆管へ入らない場合に，プレカットを考えますね．

竹 中 この状況では<mark>膵管へガイドワイヤーが入っているので，transpancreatic sphincterotomy（TPS）か，endoscopic pancreatic stenting（EPS）後にニードルナイフ，あるいはガイドワイヤーが入った状態でニードルナイフなどの選択が考えられます</mark>（表 1）．先生ならどうしますか？

藤 森 自分は膵管にガイドワイヤーが入っている場合，TPS を第一選択にしていますね．

表1　胆管挿管困難例における膵管 GW 留置下胆管挿管法の比較

	膵管 GW 法	uneven 法	TPS	NKP
方法	膵管 GW で乳頭を固定したまま胆管挿管を試みる.	膵管 GW に被せて uneven double lumen cannula（パイオラックス社）を挿入して乳頭を固定し，手前の側孔から GW で胆管挿管を試みる.	膵管 GW に被せて EST ナイフを挿入し，乳頭括約筋切開術を行う．その後は膵管 GW 法に準じて胆管挿管を試みる.	膵管 GW を留置したままニードルナイフでプレカットを行い，その後胆管挿管を試みる．EPS 後に行うこともある.
長所	・膵管に GW が留置された後，速やかに移行可能.	・胆管開口部に GW をあてがうことが容易. ・術後再建腸管症例など，スコープが不安定な状況でも有用.	・乳頭の解剖に沿った自然なルートで切開が可能. ・胆管開口部へのアプローチがしやすい.	・胆管開口部へのアプローチがしやすい. ・EPS を行った場合は膵管ドレナージを担保した安全なプレカットが可能.
短所	・胆管開口部付近にカテーテル先端をあてがう際に膵管 GW 自体が邪魔になることがあり，膵管 GW をたわませるなどの工夫が必要. ・乳頭の固定が GW のみのため弱く，口側隆起が長い症例などでは胆管軸に合わせるなどの技術なしでは胆管挿管できない.	造影ができないため，GW を愛護的に進めなければ穿孔のリスクがある.	切開の深さや方向を誤ると，膵管損傷や穿孔のリスクがある.	・フリーハンドのプレカットは技術と経験を要する. ・切開方向，切開長のメルクマールがないため，あらぬ方向に切開していくリスクがある.

NKP : needle knife precut sphincterotomy

乳頭を開くイメージで胆管方向に向けて切っていく感じです.

竹中　自分も通常解剖ではそうしています．ただ B-I ではナイフの操作性が悪くないですか？その場合，ニードルナイフを用いてフリーハンドで切開すると思います.

藤森　ケースバイケースですよね．確かに膵炎予防も兼ねて膵管ステントを入れた後に，ニードルナイフ（フリーハンド）でプレカットすることもあります.
膵管ステントがかえって邪魔になることもあるので，膵管ガイドワイヤーを入れた状態で，ニードルナイフで切り上げることもたまにあるかもしれませんね．フリーハンドのプレカットの選択やコツみたいなのはありますか？

竹中　自分はあまり長く針を出さず，短い針で少しずつ切開していきます．この症例では口側隆起内に結石が嵌頓していると思うので上から切り下げていくのも1つの方法だと思います.

藤森　プレカットで特に注意する偶発症はありますか？また，術者要件はどうでしょう．若い先生も積極的にやっていますか？当院では胆管挿管や EST が問題なく施行できる先生，つまり上級医の先生がやっていることが多い印象です.

竹中　やはり通常の EST より切開方向のベクトル合わせが難しいので出血のリスクがあると思います．また切開方向を間違えると穿孔のリスクも出てきますので当院ではプレカットは基本的に上級医が行います．若い先生が行う場合は必ず上級医がいる状況で行ってもらっています．もちろん胆管挿管，EST に慣れていない先生にはやらせません．先生の施設と同じですね.

Ⅵ．トラブルシューティング

> **経過 2**
>
> 非脱落型膵管ステントを留置（図 5）した後に胆管結石治療に成功した．ERCP 後膵炎を認めず，翌日膵管ステントは内視鏡的に抜去することができた．

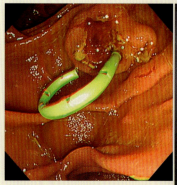
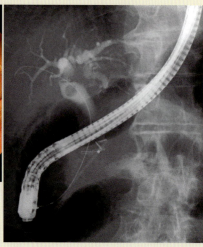

図 5 膵管ステント挿入

Q3 膵管へのガイドワイヤー誤挿入例での予防的膵管ステントは用いる？ 挿入するならいつ？

 竹 中 　この症例では膵管ステントを入れた状態で石を取ってますね…．われわれはガイドワイヤーを入れたままの状態で結石除去をすることが多いです．膵管ステントを先に入れることはあまりないですね．

 藤 森 　非脱落型とはいえ，石を取るときに膵管ステントが抜けそうですよね．自分は石を取った後に，自然脱落型膵管ステントを入れることが多いです．今回のように意図せず膵管にガイドワイヤーが入った場合は，膵炎予防目的に膵管ステントを入れますか？

竹 中 　全例ではないですが，膵管内の造影剤が抜け切ってない症例では入れますね．われわれも処置が終わった最後に自然脱落型膵管ステントを入れてスコープを抜去します．

藤 森 　自分も同じですね．**膵管へガイドワイヤーが入った状態で処置を完遂した後は，基本的に予防的膵管ステントを入れるようにしてます**[4]．挿入は処置の最後のタイミングです．今回のようにプレカットまで行った挿管困難例では，なるべく膵管ステントを入れておきたいです．**例外としては，膵管ガイドワイヤー法で（プレカットなしに）スムーズに胆管挿管でき，EST をして膵管・胆管と分離開口できた症例は，予防的膵管ステントまでは入れないかもしれません**．そういう症例では EST をした段階で，膵管の GW を抜くこともあるので，処置の最後に改めて膵管を探

りにはいかないかな.

竹中 同意見です. EST をきちんと行えたかどうかは重要な点ですよね.

藤森 膵管にガイドワイヤーが入ったときや, 膵管ガイドワイヤー下に胆管処置をする際に, そのほかの注意点としては, ガイドワイヤーによる膵管損傷ですかね. 特に先端が硬いガイドワイヤーでは, 分枝膵管の損傷により膵炎や膵液瘻など思わぬ偶発症で痛い目に遭うことがあります. 膵管ガイドワイヤーの長時間留置そのものが膵炎のリスクになるといった論文もありますね[4].

竹中 透視画面でまっすぐに見えていても実は先端が分枝膵管に突き刺さっていることもありますし, この症例ではその辺りを鑑みて早めに膵管ステントを留置しているのかもしれないですね. 膵管も胆管も, 偶発症リスクを常に考えて愛護的に処置することが大事です.

Q4 胆管挿管困難症例でいつまで試みるか？ EUS ランデブーあるいは PTBD への変更とそのタイミングは？

藤森 胆管挿管困難症例でいつまで試みるか…. 難しい問題ですねえ. まずはトレイニーがやっているか, エキスパートでやっているかでも大きく異なると思います. トレイニーにいつまでやってもらいますか？

竹中 当院では前述したようにどれだけ事前準備ができているか, 挿管困難時のシュミレーションをスコープを挿入する前にできているか, で交代のタイミングは変わってきますね. 事前準備ができていないトレイニーはそもそもスコープを持つことすら許可しませんし, 基本技術に問題がある場合や, リスクの高い症例などではすぐに交代しますが, 基本的にはトレイニーが, 次の手を想定してこちらにきちんと意思表示できていれば, ある程度はやってもらうことが多いです.
いろいろなテクニック, プレカットしても入らないときに EUS ランデブーや PTBD に移行する症例はありますか？

藤森 症例はあまり多くないですよね. プレカットして胆管へ入らなくても 2～3 日後に再度 ERCP すると, すぐに胆管へ入ったりしますし. ランデブーに関しては, 図6 のように 3 つのスコープポジションがあるので, 症例に応じて検討しています[5]. EUS-HGS と同様に胃から肝内胆管を穿刺する場合は, 乳頭までの距離が長いのでガイドワイヤーの操作性が落ちる点に注意が必要です. 十二指腸球部 (D1) からプッシュポジションで肝外胆管を穿刺する場合はガイドワイヤーの向きが肝門部に向きやすいですね. 十二指腸下行部 (D2) からプルポジションで穿刺する形が, ガイドワイヤーも乳頭部へ向かいやすく, ランデブーとしては最もよいかもしれませんが, この形で全例穿刺できるわけではないですよね. 個人的には, EUS-HGS をして一旦ドレナージを置いて, 二期的に行うことのほうが多いかもしれません. 胆管拡張がなく, EUS-HGS できないなら, スコープをプルポジションにして D2

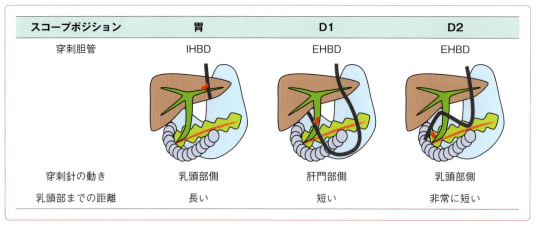

図6 EUS下ランデブー法におけるEUSスコープポジションと胆管穿刺部位の特徴
D1：the duodenal bulb, D2：the second portion of the duodenum, IHBD：intrahepatic bile duct, EHBD：extra-hepatic bile duct

（文献5）より）

から総胆管を穿刺，ランデブーを考えますか？ただ，ランデブーの間にガイドワイヤーが抜けることも結構多くて….
先生の施設ではEUSランデブーやPTBDはどのように行っていますか？

竹中　当院もほとんどランデブーをすることはありません．ストラテジーも同じ感じです．タイミングはどうですか？同じセッションに行うかどうか．

藤森　EUS-BDに関しては，胆管炎の程度や，こちらの準備状況，同意書を取っているかなどによりますね．理想的にはEUS-BDの同意書まで取っておき，同一セッションに行うのがよいのでしょうが，実際は別セッションでEUS-BDをやっていることが多いです．また，感染が強くて，すぐにドレナージが必要なら，PTBDやPTGBDのほうが安全だと思います．一方で，他院での挿管困難例など，胆管挿管困難とわかっていれば，最初からEUS-BDやPTBDの準備をしたうえで臨むと思いますので，その際は同一セッションでやりますね．

竹中　当院も全く同じです．何度も同じことをいっていますが，症例ごとに胆管挿管できないことを念頭にストラテジーを事前に立てておくことが重要ですね．

文献

1) 竹中　完 編：これで完璧！胆膵内視鏡の基本とコツ．羊土社，2021
2) 竹中　完，向井秀一，吉川智恵，他：乳頭形態別の胆管挿管ストラテジー（動画付）．胆と膵 39：1309-1317, 2018
3) Takenaka M, Arisaka Y, Sakai A, et al：A novel biliary cannulation method for difficult cannulation cases using a unique, uneven, double-lumen cannula (Uneven method). Endoscopy 50：E229-E230, 2018
4) Hakuta R, Hamada T, Nakai Y, et al：Early pancreatic stent placement in wire-guided biliary cannulation：A multicenter retrospective study. J Gastroenterol Hepatol 34：1116-1122, 2019
5) 岩下拓司，上村真也，千住明彦，他：EUS下胆管/膵管ランデブー（動画付）．胆と膵 45（臨時増刊特大）：1297-1300, 2024

Ⅵ. トラブルシューティング

25 十二指腸鏡挿入困難

回答者　岩崎栄典・竹中　完　　症例提示　中井陽介

症例 十二指腸狭窄を伴う慢性膵炎による胆管・膵管狭窄の 56 歳男性

良性狭窄に対する胆管・膵管ステント留置中であるが、慢性膵炎に伴う上十二指腸角の狭窄（図1）のためスコープの挿入は毎回困難．ステント交換目的で ERCP 施行したところ，十二指腸の内腔は視認できるが軸が合わず挿入困難であった（図2）．

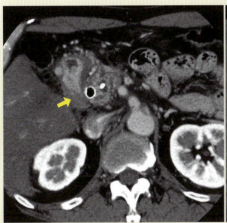
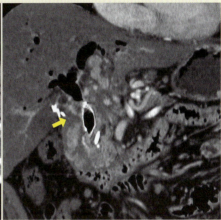

図1　造影 CT

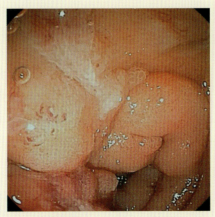

図2　内視鏡像

Ⅵ. トラブルシューティング

> 経過1

カテーテルとガイドワイヤーを十二指腸深部へ挿入したがスコープ挿入できず（図3）.

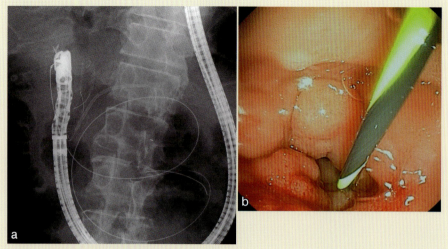

図3 ガイドワイヤー留置時
a：透視像，b：内視鏡像

> 経過2

狭窄部を20 mmのバルーンで拡張後にバルーンをしぼませながらスコープをプッシュしたが挿入できず（図4）.

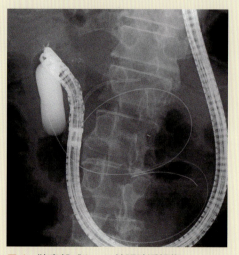

図4 狭窄部バルーン拡張時透視像

> **経過3**
>
> 水平脚でバルーンをアンカーとして拡張した状態でスコープをプッシュしたところ乳頭部まで挿入に成功した（図5）．
>
>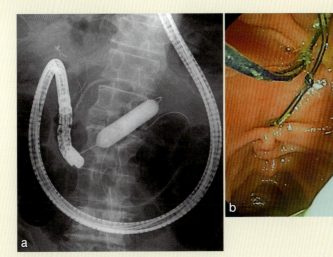
>
> 図5 アンカーバルーン時
> a：透視像，b：内視鏡像

Q1 内視鏡挿入困難症例のためのテクニックは？スコープの選択は？十二指腸狭窄・瀑状胃・肝切除後などのコツは？穿孔しないためのコツは？

岩崎　良性の十二指腸狭窄症例へのアプローチ（図6）はいつも悩むところです．同様に，肝臓切除により十二指腸の裏打ちが失われ，挿入が非常に困難になります．胃内視鏡や小腸内視鏡は通るけれども，側視鏡では通らないということはよくあります．直視か側視かの見え方の違いよりも，内視鏡の硬さや，先端屈曲の長さなどが大きく影響しているのではと思います．内視鏡について，どのメーカーやどのスコープが良いなどはありますでしょうか？

竹中　当院では主にオリンパス社のスコープを使用していますのでその範囲での意見になりますが，このような症例は，JF-260が活躍するのかなと思います．ただ，この症例は非常に難しい症例だと思います．水平脚にバルーンをアンカリングしてプッシュで挿入できたと記載されていますがよく入ったなと思います．水平脚のアンカリングが球部を超えてすぐの腸管を直線化することはないと思いますし，==この症例は結局はスコープの軸合わせで入った症例==なのではないでしょうか．もしくは直前の20 mmのバルーン拡張が効を奏したのかもしれませんね．
先生の施設ではどのようなストラテジーで対応されますか？

VI. トラブルシューティング

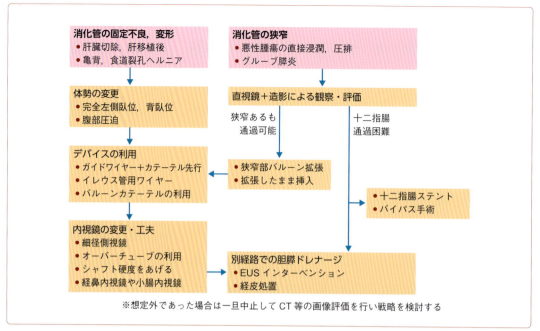

図6　十二指腸挿入困難症例へのアプローチ

岩崎　私の施設であれば，こういった症例についてはまず，TJF-290 などの治療用スコープで挿入が難しければ JF-260 さらに JF-240 などの細い内視鏡に変更，**体位変換（腹臥位→完全側臥位→若干背臥位）**や内視鏡がたわまないように**腹部圧迫する**など大腸内視鏡の挿入と同様の対応です．その後は advanced な方法としてはワイヤーを十二指腸深部まで挿入，カテーテルも追従して，ある程度軸を合わせて挿入します．穿孔リスクも減りますし，ERCP 用にカテーテルも準備してあるのでよく用いる方法です．ワイヤーに EPLBD 用の大きなバルーンを入れ狭窄部を拡張し，内視鏡先端まで引き戻し長い内視鏡のようにして挿入[1]したり，本症例のようにバルーンを十二指腸の深部まで入れてアンカーのようにして挿入[2]といった方法になるかと思います．ただ，アンカーの場合は先端が滑ってしまい，どうしてもガッチリと引っ張れることが少ない印象があります．

これで難しいときは，大腸内視鏡を用いて大腸治療専用オーバーチューブを十二指腸手前まで持っていき，胃内でたわまないようにして側視内視鏡を挿入する方法が報告されていますが，咽頭部がきつそうなので試したことがありません．あとは，ときどき使うのが，通常内視鏡で挿入して，**イレウス管用の 0.049 inch の硬いガイドワイヤーを通して，**側視鏡をかぶせて入れるといった方法です．それと胃内で内視鏡がたわむ場合は硬めの生検鉗子を内視鏡に入れて硬度を強化できないかトライしましたが今ひとつでした．悪性であれば先に十二指腸ステント留置も1つの選択肢ですが，留置後はさらに処置の難易度が高くなりますよね．
先生はどうお考えでしょうか？

竹中 **大腸内視鏡用の太いオーバーチューブを十二指腸手前まで持っていき**，胃内でたわまないようにして深部まで入れる方法は，われわれも報告していますが良い方法と考えています[3]．ただせっかくオーバーチューブを留置しても，いざスコープを挿入しようとするとオーバーチューブがキンクしてしまいスコープが通過しないこともあるので実は細かい調整が必要になります．疾患ごとの特徴などはありますでしょうか？

岩崎 各疾患の挿入の特徴としては，狭窄症例では一度胃内視鏡を挿入して本当にスコープが通らないほどの狭窄をしているのであれば，十二指腸を拡張処置をしてから挿入することも考えられます．また，瀑状胃では体位変換で乗り越えられると思います．

肝切除後や肝移植後の症例は，いつも大変難しいと感じます．穿孔のリスクを注意しながら，軟らかめのJF-260をあまりアングルをかけすぎずにゆっくりとプッシュして，プッシュの状況で十二指腸水平脚まで持っていってしまい，そこからゆっくりと引き戻すのがよいかと思います．肝切除後は幽門輪に着いた時点ですでにスコープの向きが通常と全く違う状況になっていることも多々あります．

十二指腸球部から先がよくわからなくなってしまうことがありますがどのような入り方であっても，十分送気して方向を確認，基本的には右アングルをうまく使いながら挿入と考えます．

竹中 すごく大事なテクニックだと思います．基本的にはプッシュで球部を一旦越えるしかないですよね…．前述したオーバーチューブテクニックは瀑状胃や肝切除後，あるいは重度の食道裂孔ヘルニア症例などで有用なので，オプションとして念頭に置いておくのもよいかと思います．

若い先生を見ていると，プッシュしていく際にどうしても穿孔のリスクが頭をよぎるのか，なかなか強く押せていないことが多いように思います．穿孔についてはいかがですか？

通常であれば胃は穿孔することはまずないと思いますが，膵癌の胃・十二指腸浸潤症例や，本症例のような癒着が強い症例などは少しリスクがあがるのかなと思うのですが．

岩崎 穿孔については，肝切除後などの良性疾患の変形などで挿入中に穿孔した経験はありません．通常のプッシュ操作では穿孔は少ないですが，無理な挿入で先端ではなくて胃内で内視鏡が胃底部側にとぐろを巻いてしまい，食道胃接合部（esophagogastric junction：EGJ）で裂創をきたした経験があります．ですので，**手元の力や押し返す力に注意しながら挿入することが重要**と思います．適宜透視を確認することも重要です．また，内視鏡先端の穿孔については，やはり勢いよく強い力が加わったときに生じますので，引き戻すとき，深部挿入してからプルで引いてくるときも，**ゆっくりとした動きが重要**と思います．とくに右アングル，内視鏡も右トルクを強くかけた状態でぐっと引っ張るとかなり腸管に負担がかかりますので，引いてきて抵抗があるときは内視鏡のアングルロックを解除して，左トルク方

Ⅵ．トラブルシューティング

向へ戻しながらゆっくりと抵抗をほぐしていくことが重要です[4].

竹中 あとは，どうしても挿入できないときは無理せず経皮処置やEUS処置にするのも1つの方法ですよね．繰り返し処置をするときに，医師サイドも患者さんもストレスが大きいですよね．

岩崎 難しい場合は無理をせずに一旦終了し，対策を外科・内科でディスカッションすることは大事です．奇跡的に深部へ内視鏡が挿入できても，二度と入らなくなることもあります．肝移植における術後胆管吻合部狭窄は度々経験されますので，手術中に内視鏡を挿入しやすくするような処置をしておいてくれるといいのにと思ったりします．

竹中 大事な点だと思います．

岩崎 個人的には，十二指腸鏡をもう少し改善できないかと感じています．大腸内視鏡のようなシャフトの硬度可変，マルチベンディング[5]などもあるとよいかもしれませんが適応が少ないので現実的ではないですね．あとは，バルーンのアンカリングですが，海外の大腸内視鏡のESD時に大きなバルーンで腸を把持してスペースを作る報告もあります[6].少なくとも小腸内視鏡の大きさくらいまで広がるバルーンを作ってくれるといろいろと汎用性がありそうな気がします．

文　献

1) Cai X, Zhang H, Luo S, et al：Endoscopic treatment for patients with gastric outlet stricture and biliary obstruction in the absence of endoscopic ultrasound：a retrospective study. Eur J Gastroenterol Hepatol 30：1332-1336, 2018

2) Kikuyama M, Itoi T, Sasada Y, et al：Large-balloon technique for one-step endoscopic biliary stenting in patients with an inaccessible major papilla owing to difficult duodenal stricture (with video). Gastrointest Endosc 70：568-572, 2009

3) Kawano K, Takenaka M, Kawano R, et al：Sliding tube-assisted ERCP in a patient who underwent double tract reconstruction anatomy after proximal gastrectomy. Endoscopy 55 (S 01)：E990-E992, 2023

4) Machado NO：Management of duodenal perforation post-endoscopic retrograde cholangiopancreatography. When and whom to operate and what factors determine the outcome? A review article. JOP 13：18-25, 2012

5) Imazu H, Kanazawa K, Ikeda K, et al：Initial evaluation of a novel multibending backward-oblique viewing duodenoscope in endoscopic retrograde cholangiopancreatography. Endoscopy 44：99-102, 2012

6) Sharma SK, Momose K, Sedrakyan A, et al：Endoscopic stabilization device evaluation using IDEAL framework：A quality improvement study. Int J Surg 67：18-23, 2019

Ⅵ. トラブルシューティング

26 EST 出血・穿孔

回答者　土屋貴愛・金　俊文　　症例提示　中井陽介

> **症例1** 総胆管結石に対する EST 後出血を合併した抗血栓薬内服中の 84 歳男性
>
> 心房細動（atrial fibrillation：AF）に対してリバーロキサバン内服中．総胆管結石に対する ERCP を予定．

経過 1

リバーロキサバン休薬し，ERCP 施行．胆管挿管後に EST 施行したところ出血を認めた（図1）．

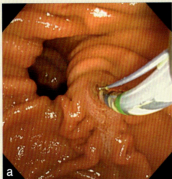
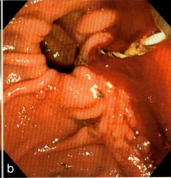

図1　内視鏡像
a：EST
b：EST 後出血

経過 2

出血点は内視鏡的には不明で乳頭奥からの出血が疑われたためバルーンでの圧迫止血を試みたが，止血が得られないため FCSEMS を留置（図2）．内視鏡的止血が得られた．

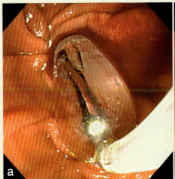
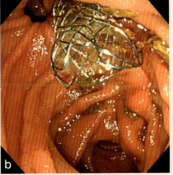

図2　内視鏡像
a：バルーン圧迫止血
b：FCSEMS 留置

ERCP前の抗血栓薬の取り扱いは？

土屋 抗血栓薬の取り扱いに関しては，基本的に抗血栓薬ガイドライン[1])に準拠しています．この症例はAFに対して経口直接抗凝固薬（direct oral anticoagulant：DOAC）であるリバーロキサバンを服用していますが，当院であれば当日のみの休薬として翌日には再開しています．

金 当院でも同様です．2017年度版の抗血栓薬ガイドラインの追補[2])にて，出血高危険度の内視鏡処置においてDOACは処置当日のみの休薬を提言されていますので，基本的にそのとおりの対応としています．

土屋 アスピリンに関してはどう取り扱っていますか？つまり，この症例がアスピリン単剤を服用していた際には，術前に休薬しますか？

金 アスピリンの休薬は現在行っていません．外科手術に際してもアスピリンは休薬しないことが増えてきていますので，内視鏡を含む消化器の観血的処置においては服薬継続下に行います．

土屋 当院では，アスピリンを処方されている循環器内科医や家庭医に休薬不要であることを念のため確認しています．ただし，高齢者では特別な基礎疾患なくアスピリンを服用している方がたまにいらっしゃいますので，その場合には処方した医師に確認のうえ休薬しています．いずれにせよ，私も内視鏡処置に関してはアスピリンの休薬は不要と考えています．逆に，休薬によって脳梗塞など血栓塞栓症の経験はありますか？

金 アスピリンであったかどうかは定かではありませんが，抗血栓薬の休薬中に脳梗塞や肺塞栓を合併した症例の経験はあります．

土屋 私も内視鏡治療の偶発症によって長期に抗血栓薬を休薬し脳梗塞を合併した症例の経験があり，抗血栓薬の必要以上の休薬は避けるべきと考えています．現状ではアスピリン系は休薬不要，チエノピリジン系は休薬を考慮する，という方針でよいのではないでしょうか．

EST後出血に対するストラテジーは？

金 EST後出血に対するストラテジーとして，まずは止血点が見えるかどうかを確認します．その後，結石除去用のバルーンカテーテルを用いて圧迫止血を行います[3,4)](図3)．

土屋 この症例では乳頭拡張用のバルーンカテーテルを使用していますが，当院でも同様に結石除去用のバルーンカテーテルを用います．いずれにせよ，バルーン圧迫により大部分の症例は止血が得られると思います．

金 そうですね．出血の勢いが強い場合には高張エピネフリン局注法（hypertonic

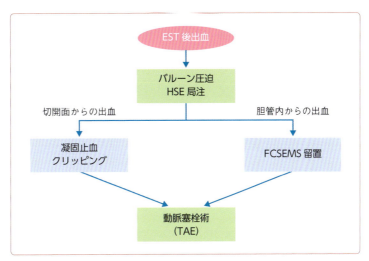

図3 EST後出血に対する治療ストラテジー（金，手稲渓仁会病院）

saline epinephrine solution：HSE）も併用しますが，この2つで対処可能なことが多いです．しかし，止血が得られない場合には，**出血点が十二指腸に露出していれば止血鉗子あるいはアルゴンプラズマ凝固法（argon plasma coagulation：APC）による凝固止血**を試みます[3,4]．

土屋　消化管潰瘍出血と同じように凝固止血を行うのですね．止血鉗子とAPCの使い分けや治療成績はどうでしょうか？

金　側視鏡では起上装置で止血鉗子を上方に向けることが難しいため，出血点が画面の上方に位置する場合にはAPCを用います．一方，出血点が切開の足側にあるなど止血鉗子でアプローチできそうな部位からの出血であれば止血鉗子も試してみます．治療成績については正確にお示しすることはできませんが，多くの症例で再出血なく経過している印象があります．

土屋　ESTナイフを用いて止血するという報告もあります．

金　1つの方法かと思いますが，ナイフの場合には刃全体に通電するため，処置を行う際には注意が必要と思います．出血点以外の部位にも刃が接触した状態で通電すると止血能自体も低下しますし，穿孔のリスクがあるのではないかと懸念します．

土屋　当院では凝固止血は行っておらず，**膵管口から離れた位置に出血点を認める場合にはクリッピング**を行っています[3,4]．この際に使用するクリップは，現在ではSure-Clip®（Micro-Tech社）ですね．

金　そうなんですね．当院ではクリッピングで止血が得られなかった場合に，ほかの止血法を行うことが難しくなってしまうので，クリッピングはあまり多用していません．

土屋　どの止血法を選択するかは術者の得手・不得手や施設の特性もあるかと思いますので，これらの手技のうちから最も止血の可能性が高い手技を順次行うことが重要かと思います．切開面からではなく胆管内からのEST後出血の際にはどのように対処していますか？

VI. トラブルシューティング

金 　**胆管内からの出血では，バルーン圧迫が奏効しなければ最近では FCSEMS を留置**
し，永続的な圧迫に努めます．

土屋 　当院でも同様です．コストの問題もあるかもしれませんが，動脈性の出血で視野確
保すら難渋するような症例では，さまざまな内視鏡止血術を試行して時間をかける
よりも FCSEMS を留置して早急に処置を行うことがよいではないかと考えます．
ただし，それでも止血が得られないならば，内視鏡治療困難と判断して血管造影を
行い，出血点を同定できれば経カテーテル的動脈塞栓術（transcatheter arterial
embolization：TAE）を行います．

金 　そうですね．凝固止血や FCSEMS 留置で止血が得られない場合には，内視鏡的止
血が困難と判断して，迅速に TAE も行います．

土屋 　もちろん施設によっては，TAE による対応がすぐにできない施設もあるかと思い
ます．しかし，内視鏡での止血が得られない場合には**循環動態が悪化する前に高次
医療施設に搬送すべき**と考えます．

Q3 **止血後の抗血栓薬の対応は？　再出血が疑われた場合の対応は？**

金 　抗血栓薬ですが，過度な休薬による脳血管障害などリスクもありますので，当院で
は**止血が得られていると判断した時点で再開します**．本症例では，いつからリバー
ロキサバンを再開するかということになるかと思いますが，消化管出血の所見がな
く翌日の血液検査で貧血を認めなければ再開とします．

土屋 　私も同感です．本症例では FCSEMS を留置した時点で止血が得られていますので，
翌日の血液検査でよほどの貧血がなければ再開します．

金 　再出血が疑われる場合の対応ですが，まずは一般論を話したいと思います．バルー
ン圧迫やクリッピングなどによる止血後に再出血が疑われる場合には内視鏡を再検
しますが，土屋先生はいかがでしょうか？

土屋 　私も同意見ですが，再出血の判断が難しいと思います．例えば，吐血した場合には
必ず内視鏡を行いますし，本症例のように十分止血が得られていると判断した場合
に下血を認めた場合でも内視鏡を行います．しかし，ヘモグロビン（Hb）が 1 g/
dL 程度低下しているなどの場合であれば輸液などの影響もありますし，再出血を
きたしているとは判断しません．

金 　確かに，再出血の判断が難しいことはありますね．術中にそれなりに出血した場合
であれば治療後も少し黒色便が続いたり，Hb の若干の低下を認めることは少なく
ありません．しかし，血便の出現や頻脈，Hb の低下が経時的に続くという場合に
は再出血を考えなければいけないと思います．

土屋 　ただ，本症例では，止血に FCSEMS を留置しており，内視鏡治療終了時点では完
全に止血が得られているように見えます．それにもかかわらず再出血をきたしてい
るとなれば，内視鏡治療困難と判断して血管造影を行い，出血点を同定できれば

	TAE を行います.
金	私も同意見です．内視鏡的止血術で比較的容易に止血が得られた場合には再出血時にも内視鏡治療を行いますが，内視鏡的止血が困難と判断した場合には TAE も躊躇なく行うというストラテジーでよいと思います．
土屋	非動脈性の出血は多くの場合圧迫で止血が得られますので，逆に圧迫止血が得られない場合には太めの動脈が破綻していることが推測されます．従いまして，そのような場合には TAE を施行することは妥当であると考えます．

症例2 EST 後穿孔が疑われた悪性胆道閉塞の 70 歳女性

切除不能肝門部領域胆管癌に対して UCSEMS 留置後胆管炎．ERCP 後膵炎の既往があるため EST 付加の方針．胆管挿管，ガイドワイヤー留置（図 4）．EST 施行したところ筋層が露出，透視を確認したところ後腹膜穿孔が疑われた（図 5）．

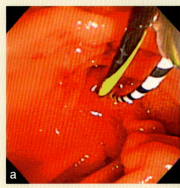
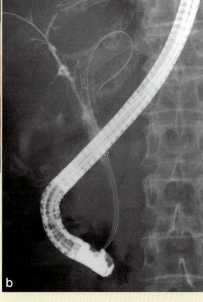

図 4
a：胆管挿管内視鏡像，b：胆管挿管透視像

Ⅵ. トラブルシューティング

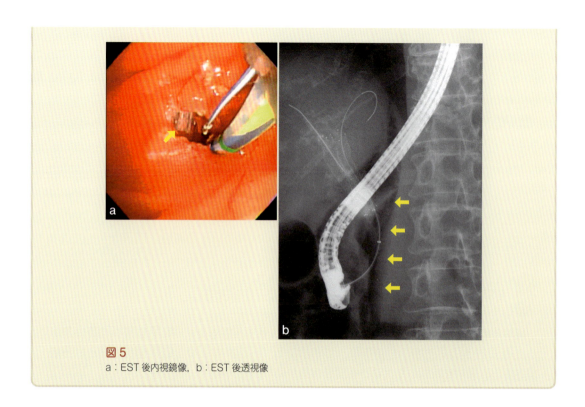

図5
a：EST後内視鏡像，b：EST後透視像

経過

両葉にENBD留置してERCP手技は終了．胃管を留置後にCT施行したところ，後腹膜気腫を認めたが液体貯留やfree airは認めなかった（図6）．

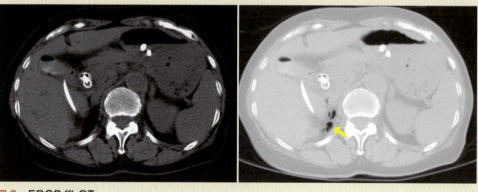

図6 ERCP後CT

Q1 ESTに関連する穿孔が疑われた場合の対応は？

 　ESTに関連する穿孔における対処ですが，すでに「EST診療ガイドライン」が上梓されておりますので，それに準拠することが原則になります．具体的には，**CT**

での穿孔の確認，絶食管理下での抗菌薬投与および胃管留置，そして外科医へのコンサルトなどになります．また，内視鏡処置中あるいは処置後に，不自然な air を認め穿孔を疑うことがありますが，そのような場合には胆道ドレナージも併せて行います．特に，EST に関連する穿孔の場合には後腹膜に air が漏れることが多いので，腎臓・肝臓の周囲を術中・術後に確認することが重要です．本症例であれば，穿孔を疑った時点で治療を中断し，ENBD を留置するか，最近では FCSEMS を留置することもあります[5]．

土屋　確かに，FCSEMS で穿孔部を被覆するのもよいかもしれませんね．ただし，その場合でも ENBD は必ず留置したほうがいいと思います．

金　一方，内視鏡治療終了後に穿孔が発覚する場合もあると思いますが，その場合には胆道ドレナージは行いますか？

土屋　内視鏡治療終了後の CT で点状の air 像を後腹膜に認める場合には追加処置は行いません．しかし，本症例のようにはっきりとした後腹膜気腫を認める場合には，穿孔が明らかですので ENBD などの処置を行います．

金　私も同意見で微小な後腹膜気腫のみであれば経過観察としますが，air の漏出量が多ければドレナージを行います．ただし，ドレナージの方法については少し検討が必要です．例えば，処置直後に穿孔が発覚した際には，内視鏡ドレナージを選択しますが，処置翌日などある程度時間が経過している場合には，浮腫などにより経乳頭的アプローチが困難になっていることもあります．このような状況下で内視鏡ドレナージに固執するとかえって穿孔部を増悪させてしまいますので，経皮的ドレナージを選択します．

土屋　確かにそうですね．その場合，PTBD を行いますか？

金　PTBD と PTGBD の両方を考慮します．もちろん，PTBD が望ましいのですが，内視鏡治療後では胆管拡張を認めないことも少なくありませんので，そのような場合には胆囊からの胆道ドレナージを選択します．とにかく，現状以上に状況を悪化させることなく胆道ドレナージを行うことが重要と考えます．

土屋　後は，穿孔部からの胃液漏出を予防するため胃管は必ず挿入します．ENBD 留置後であれば，胃管挿入による ENBD の脱落がないように透視下に行います．

金　私も同意です．それに加えて，当院では可能であれば膵管ドレナージも行います．

土屋　確かに穿孔部に膵液が曝露するのは好ましくありませんからね．しかし，一度も膵管挿管していない症例に対しては，あえて膵管ドレナージを行わないかもしれません．

金　もちろん，無理に膵管ドレナージを行う必要はないと思います．しかし，穿孔合併時には切開面が大きく開くことによって膵管口を内視鏡下に確認できることもあります．このような膵管挿管が難しくない症例では，ENBD に併せて ENPD も施行します．

土屋　そうですね，膵管ドレナージを行うならばステントではなく ENPD を選択すべきですね．

Q2 後腹膜穿孔例での治療方針は？ 外科的対応を考慮するポイントは？

土屋 当院では，乳頭処置後の穿孔に対して手術を行ったことはほとんどありません．後腹膜膿瘍などの合併でドレナージを追加することはありますが，十二指腸鏡による穿孔と異なり乳頭処置後の穿孔では外科治療以外の方法で対処可能と考えます．もちろん，穿孔発覚時は外科には直ちに報告し，必要があればいつでも対応してもらうようにはしています．

金 内科的治療を主軸に考えるということですね．当院では，穿孔直後のCTにてairだけではなく後腹膜への液体貯留などを認める場合には，外科治療も考慮すべきと考えます．過去に透析中で傍乳頭憩室を伴う症例でのESTに関連する穿孔を経験したことがあり，胆道ドレナージを行ったにもかかわらず状況が改善せず外科治療を実施したことがあります．その症例では，処置翌日のCTで腎下極まで及ぶ広範な炎症波及および液体貯留を伴っていました．もちろん，乳頭処置後の穿孔は胆道ドレナージにより改善することが圧倒的に多いですが，重篤な偶発症では外科的介入を要することを知っておくことも重要と考えます．

土屋 この場合の外科治療は膵頭十二指腸切除（PD）になりますか？

金 いえ，後腹膜ドレナージです．内視鏡穿孔であれば穿孔部への腹膜充填も選択肢にあがりますが，乳頭処置後の穿孔に対しては解剖学的に難しいと思います．外科的アプローチによりドレナージチューブを複数本留置してもらい，炎症が早く改善することを期待するという感じです．

土屋 確かに，当院でも後腹膜に液体貯留を伴ったESTに関連する穿孔の経験があり，EUS下ドレナージなどにより何とか対処できたのですが，改善するまでに長期間の治療を要しました．これが手術治療により入院期間が短縮するのであれば，外科治療も念頭に置いておく必要があるのではないかと考えます．

金 後腹膜ドレナージを考慮するタイミングはどうでしょうか？

土屋 後腹膜腔の増大や液体貯留を認める場合ですね．特に，液体貯留を伴う場合には後腹膜に胆汁・膵液などの消化液に曝露しているということになるので，保存的治療では改善しません．その場合には経皮的，外科的，あるいはEUS下のドレナージを検討すべきです．

文献

1) 藤本一眞, 藤城光弘, 加藤元嗣, 他：抗血栓薬服用者に対する消化器内視鏡診療ガイドライン. Gastroenterol Endosc 54：2075-2102, 2012
2) 加藤元嗣, 上堂文也, 掃本誠治, 他：抗血栓薬服用者に対する消化器内視鏡診療ガイドライン 直接経口抗凝固薬（DOAC）を含めた抗凝固薬に関する追補 2017. Gastroenterol Endosc 59：1547-1558, 2017
3) 良沢昭銘, 糸井隆夫, 潟沼朗生, 他：EST診療ガイドライン. Gastroenterol Endosc 57：2721-2759, 2015
4) 梅田純子, 糸井隆夫, 祖父尼淳, 他：EST後出血に対する予防と対策. 日腹部救急医会誌 36：73-77, 2016
5) Bozbiyik O, Cetin B, Gumus T, et al：Fully covered self-expandable metal stent for intraprocedural or late-diagnosed Type-II endoscopic retrograde cholangiopancreatography-related perforations. BMC Gastroenterol 22：385, 2022

Ⅵ．トラブルシューティング

27 総胆管結石バスケット嵌頓

回答者　土井晋平・白田龍之介　　症例提示　木暮宏史

> 症例　総胆管結石治療の際にバスケット嵌頓を生じた 48 歳男性

他院で総胆管結石に対し ERCP 施行．EST 施行後，EML で結石を把持し破砕を試みたが，結石が非常に硬く EML が破損し，バスケット嵌頓を生じた．バスケットのワイヤーを残してスコープを抜去．口からバスケットのワイヤーが出ている状態で転院搬送．

経過 1

バスケットのワイヤーの脇からスコープを挿入し（図 1a），胆管カニュレーション（図 1b）．

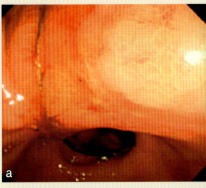
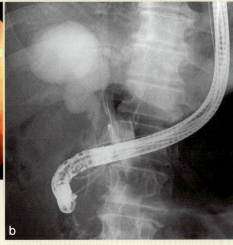

図 1　ERCP ①

VI. トラブルシューティング

> 経過2

ディスポーザブル胆道鏡を挿入し（図2a），バスケットで把持されている結石をEHLで破砕（図2b〜d）．把持鉗子でバスケットのワイヤーを把持して乳頭から引き出すことに成功（図2e）．

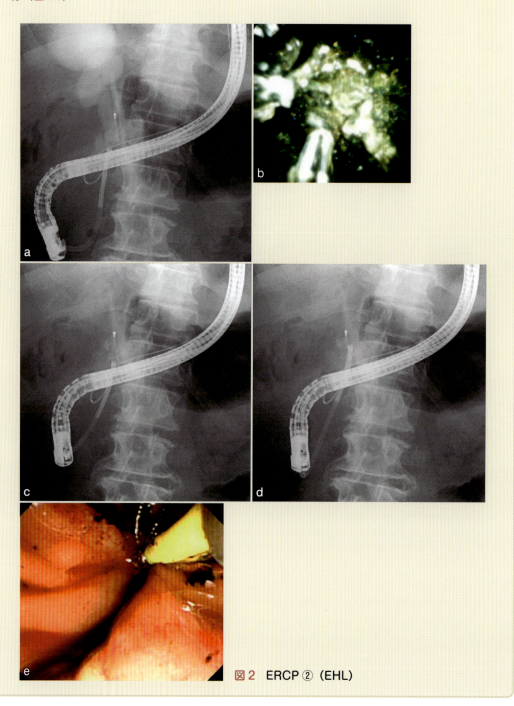

図2　ERCP②（EHL）

バスケット嵌頓をきたした際の対処法は？

 土井　**バスケット嵌頓が生じた場合，まず試みるべきは結石把持の解除です**．4線バスケットであれば，バスケットを全開にした状態で胆管壁や分岐部に押し付けることで解除できる可能性があります．しかし，最近主流のナイチノール製の8線バスケットなどでは，構造上エンドトリプターが使用できないタイプのバスケットもあります．バスケットの種類や構造は事前によく理解しておくことが重要です．8線のナイチノール製バスケットの場合は，基本的にすぐに次の手段に移行すべきでしょう．

白田　そうですね．**解除が困難な場合，次に考慮すべきは結石の破砕ですね**．エンドトリプターは有効な選択肢の1つですが，準備がない施設もあるようです．土井先生はエンドトリプターの使用経験はありますか？

土井　はい，エンドトリプターは効果的ですが，使用には注意が必要です．X線透視を見ながら，**エンドトリプターとバスケットを直線化して胆管や乳頭に負担がかからないようにゆっくりと行う必要**があります（図3）．

白田　エンドトリプターが使用できない場合，EHLも有効な選択肢となりますね．ただ，EHLを行う際には十分な切開が必要になりますよね．

土井　そのとおりです．EHLを行う場合，経口胆道鏡が挿入できるくらいの十分な切開幅が必要になります．切開が不十分な場合は，追加の乳頭処置が必要になるかもしれません．ただし，バスケット嵌頓の状態で追加のESTやEPLBDは危険性が高いので，慎重に判断する必要がありますね．

白田　それでも破砕が困難な場合はどうしますか？

土井　**ESWLが最後の選択肢**になりますかね．エンドトリプター，EHLでも破砕できないような非常に硬い結石の場合にも有効です．ただし，ESWLを行うためには専用の設備が必要なので，すべての施設で対応できるわけではありません．

白田　確かにそうですね．結局のところ，バスケット嵌頓への対処は施設の設備や経験によっても変わってきますね．

土井　だからこそ，**ERCPを行うすべての施設で少なくともエンドトリプターは準備しておく必要**がありますね．また，すべての術者がエンドトリプターの使用方法をシミュレーションしておくことも重要だと思います．

嵌頓を避けるための準備は？

 白田　バスケット嵌頓は発症したときの対処法も重要ですが，そもそも回避できるように最大限注力する必要があると考えています．土井先生がERCP治療前に注意していることを教えてください．

Ⅵ．トラブルシューティング

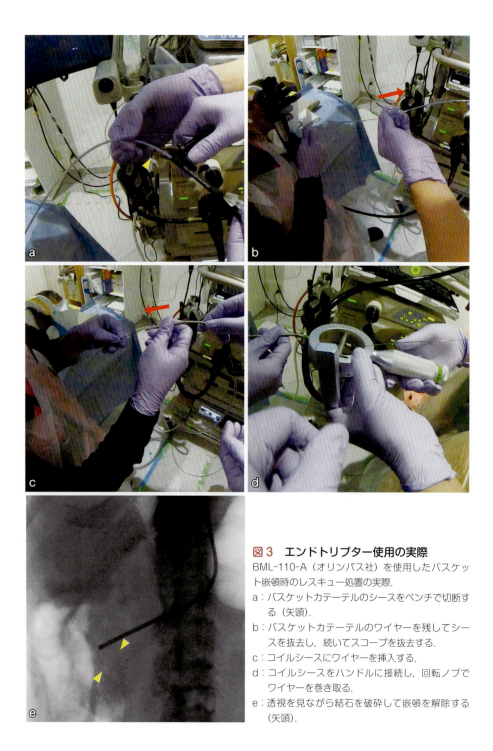

図3　エンドトリプター使用の実際
BML-110-A（オリンパス社）を使用したバスケット嵌頓時のレスキュー処置の実際．
a：バスケットカテーテルのシースをペンチで切断する（矢頭）．
b：バスケットカテーテルのワイヤーを残してシースを抜去し，続いてスコープを抜去する．
c：コイルシースにワイヤーを挿入する．
d：コイルシースをハンドルに接続し，回転ノブでワイヤーを巻き取る．
e：透視を見ながら結石を破砕して嵌頓を解除する（矢頭）．

 土井　術前情報としては，**CTやMRIなどの画像検査で結石の大きさや数を把握しておくことが必須**だと思います．10 mm以上の大結石や多発結石では，バスケット嵌頓のリスクが高く，特に注意が必要と考えています．白田先生は，そのほかに気をつけていることはありますか？

白田 純コレステロール石やカルシウム含有量の多い炭酸カルシウム石などは特に硬く，注意が必要と考えています．純コレステロール石は，カルシウム成分を含まないためCTでは描出されないことが特徴で，MRIではT1強調画像で低信号となります．反対に炭酸カルシウム石は，カルシウム含有量がとても多いため，腹部X線でも描出されることもあります．

次に，ERCP術中での留置点についてはいかがでしょうか？

土井 基本的なことですが，結石の大きさによって乳頭処置を使い分けます．特に大結石に対してはEPLBDが有効です[1]．また機械的砕石具を積極的に用いることも重要です．いざというときには破砕できますからね．結石が大きい場合，少なくとも把持した後に外せない8線バスケットは避けるべきだと思います．

また多発結石の場合には乳頭側のものから1つずつ除去することも重要です．複数個をまとめてバスケットで把持してしまうと嵌頓の原因になりえます．

白田 おっしゃるとおりかと思います．私は乳頭バルーン拡張をする際には，結石径より大きいバルーン径を選択するようにしています．ただ下部胆管径が細い症例では結石よりも小さいバルーンで乳頭拡張をすることになるので，基本的には機械的砕石具を用いますし，直接胆道鏡を行う場合もあります[2]．前述の純コレステロール石や炭酸カルシウム石のような硬い結石では機械的砕石具でも破砕できないこともあるので，EHLやESWLの準備があったほうがよりよいと思っています．

土井 バスケット嵌頓を避けるためには，術前から術中に至る準備が重要ですね．

文 献

1) Itoi T, Ryozawa S, Katanuma A, et al：Japan Gastroenterological Endoscopy Society guidelines for endoscopic papillary large balloon dilation. Dig Endosc 30：293-309, 2018

2) Bang JY, Sutton B, Navaneethan U, et al：Efficacy of single-operator cholangioscopy-guided lithotripsy compared with large balloon sphincteroplasty in management of difficult bile duct stones in a randomized trial. Clin Gastroenterol Hepatol 18：2349-2356, 2020

Ⅵ. トラブルシューティング

28 ステント迷入・逸脱

回答者　谷坂優樹・藤森　尚　　症例提示　木暮宏史

 症例1　胆管ステントが迷入した遠位悪性胆道閉塞の58歳男性

膵癌による遠位悪性胆道閉塞に対して留置していた8.5Fr 7 cmストレートタイプのプラスチックステントが胆管内に迷入している（図1）.

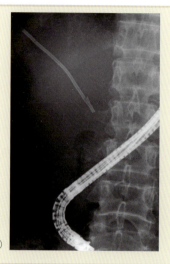

図1　ERCP①

経過

胆管造影を行いプラスチックステント下端の位置を確認し，ガイドワイヤーで探ったところ，うまくステント内部にガイドワイヤーを通すことができた（図2a）.
ステントリトリーバー（Soehendra® Stent Retriever，COOK Medical社）をガイドワイヤー誘導下にステント下端に捻じ込んだ（図2b）. そのまま結石除去の要領でステントを抜去（図2c）.

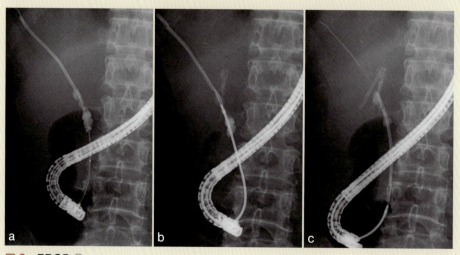

図2　ERCP②

28 ステント迷入・逸脱

Q1 胆管内に迷入したプラスチックステントの回収方法は？

 谷坂

ステント迷入は日常臨床でもよく遭遇します．本症例のように胆管狭窄があり，その上流に迷入してしまうと難易度があがります．焦ってしまいがちですが，落ち着いてストラテジーを立てて行くことが大事かと考えます．

まず第一に行いたいことは，胆管内にガイドワイヤーを留置することです．このガイドワイヤーがあることによって，ガイドワイヤー誘導の種々のデバイスを容易に挿入できるからです．

迷入した際の回収方法としては，①結石除去用 or 胆道拡張バルーン，②把持鉗子〔FG-244NR（オリンパス社），テックグラスパー（Micro-Tech 社）〕，③バスケットカテーテル，④ステントリトリーバー，⑤スネア，⑥ガイドシース〔EndoSheather（パイオラックスメディカルデバイス社），UMIDAS sheath cannula（オリンパス社）〕をステント手前に留置し，シース内に生検鉗子〔Radial Jaw™4P（ボストン・サイエンティフィック社）〕を通して抜去[1]，⑦胆道鏡下に鉗子を挿入し抜去，などが考えられます．当院では①～⑦の順番で行うことが多いですが，スネアは最近はあまり使用していません．本症例のようにガイドワイヤーをステント内に挿入することができた場合は，①，④の方法が有用ですが，ステントリトリーバーが非常に有用です．ステントリトリーバーも各種サイズがありますので，必ずステントと同じサイズのものを選択するとよいです．また，Uneven Double Lumen Cannula（パイオラックスメディカルデバイス社）のシースの根元から25cm部位をカットし，そこからガイドワイヤーの両端を挿入することで，自作スネアとなります．ワイヤーを押し引きすることで，スネアのサイズも調整でき，有用であると報告されています[2]．

ガイドワイヤーがステント内に挿入できない場合は①を頻用しますが，胆管のスペースをみながら，ステント下端付近か，ステント上縁付近のスペースにバルーンを膨らませてうまく両者を密着させ，結石除去の要領（プッシュ，右トルク）で胆管軸に沿わせて抜去します．

 藤森

ガイドワイヤーがステント内に入るかどうかで戦略が変わってきますよね．胆管径が大きいと，ガイドワイヤーのステント内挿入は難しいかもしれません．その場合，個人的には②の把持鉗子を好んで用いています．下端を上手く把持できれば，胆管軸に合わせて慎重に引いてきます．乳頭付近まできたら，谷坂先生のいうとおり，スコープのプッシュ，右トルクがすごく重要ですよね．若い先生は早く抜去したいので，そのまま鉗子口内に引き抜こうとするのですが，胆管軸と合っていなければ，そこでステントが外れたり，さらに厄介なのはステント下端が断裂したりします．バスケットも有用だと思いますが，これも胆管軸と合っていない状態で回収しようとして，口側隆起からステントが飛び出すという恐ろしい偶発症[3]を経験したことがあります．

195

一方，ガイドワイヤーが入れば，ステントリトリーバーも有用ですし，個人的には胆管拡張用の細径バルーン（REN®，カネカメディックス社）をステント内に挿入して一体化させて引き抜く方法が，最も力が伝わりやすいかなと思います．ステント下端がどうしてもつかめない，ステント内にガイドワイヤーを挿入できないときは胆道鏡の出番ですかね[4]．

いずれにせよ，専用デバイスはないので，既存のデバイスや方法を工夫して用いる柔軟な発想が重要ですね．

谷坂 胆管ステントを迷入させないための工夫ですが，ピッグテイル型のステントはやはり胆管内迷入は生じないと思うのでよいと思いますが，遠位胆管狭窄で必ずしもピッグテイルばかりを留置するわけでもありません．ストレート型を留置する際は，当院ではTannenbaum型のプラスチックステントを留置しています．プラスチックステント留置の際に，フラップカバーを敢えて使用しないようにすることで，乳頭部側のフラップが比較的立った状態になることを企図して留置しています．長さに関しては，「狭窄部を十分に超える過不足ない長さ」がよいかと思います．フラップがしっかりしていて，これまで迷入した記憶はないくらいですので，有用かと思います．

藤森 なるほど．フラップが強ければ，迷入・逸脱のリスクは低くなりますね．胆管径が大きい場合はピッグテイル型のステントを用いるといいですね．いずれにせよ，完全な予防策はないと思うので，迷入時のトラブルシューティングの引き出しを多く持っておきたいです．

症例2　総胆管結石治療中に膵管ステントが迷入した72歳男性

ERCP後膵炎予防目的に5Fr 5 cm片側ピッグテイルステント（図3a）を膵管に留置しようとした際に誤って主膵管内に迷入させてしまった．CTでは頭側のピッグテイル部が分枝膵管内に迷入している（図3b）．

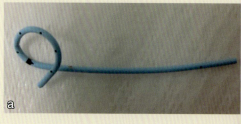
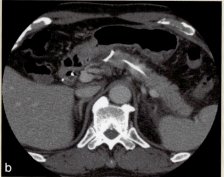

図3
a：5Fr 5 cm片側ピッグテイルステント
b：CT

> 経過

迷入した膵管ステントの尾側からグースネックスネア（Amplatz Goose Neck™ Microsnare Kit，コヴィディエン社）（図4a）を通し，ピッグテイル部まで移動（図4b）．スネアを締めてステントを把持し，十二指腸まで引き出した（図4c）．

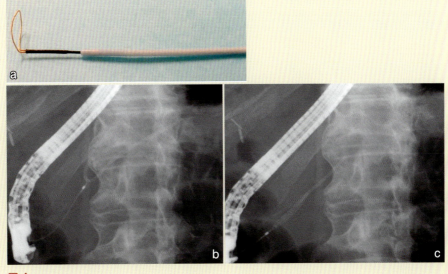

図4
a：グースネックスネア
b，c：ERCP

Q1 膵管内に迷入したプラスチックステントの回収方法は？

藤森　膵管内にステントが迷入した場合は，胆管に迷入した場合より厄介ですね．本症例のように**膵管が拡張していないと，使用できるデバイスが限られてきます**．また，膵頭部の屈曲やループ形成，さらには膵管狭窄によりデバイス挿入が困難なこともあるかと思います．膵管ステント迷入の分類として，松本先生たちの論文[5]では，ステント近位端の部位や膵管狭窄部との関係から迷入のタイプを4つに分類しています（図5）．また，最近のシステマティックレビュー[6]で，迷入した膵管ステントの回収法は3つに分類され，内視鏡的治療の成功率が86.6%，外科手術への移行率が0.3%，処置後の偶発症が12.1%と報告されています．

ステント迷入のタイプや回収法を事前にイメージできるとよいですが，なかなか難しいことも多いと思います．本症例は限られたデバイスで素晴らしい工夫を講じていますね．個人的には生検鉗子や把持鉗子を用いることも多いです．膵管鏡を使用した報告[7]や，最近では新規デリバリーシースを用いるなどの工夫[8]が報告されています．谷坂先生はどのようなデバイスを用いてステント回収を試みますか？

Ⅵ．トラブルシューティング

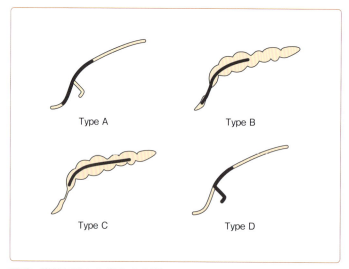

図5 膵管ステント迷入の分類（文献5）より）
Type A：ステント近位端が主膵管内に存在し，膵管狭窄がないもの．
Type B：ステントが膵管狭窄部をまたいでいるもの．
Type C：ステント近位端が膵管狭窄部より尾側へ迷入しているもの．
Type D：ステント近位端が分枝膵管内にあるもの．

谷　坂　　私も藤森先生と同様に**生検鉗子・把持鉗子を用いるか，先端taperedの細径バルーン（REN）を用いることが多い**です．いずれの方法も，まずは膵管カニュレーションをしてガイドワイヤーを膵管内に留置しておいて膵管軸をなるべくまっすぐにして，デバイス挿入を試みます．ガイドワイヤーを目安にカニュレーションできますので，デバイス挿入は容易になるかと思います．

藤　森　　そうですね．やはり胆管と同じように，いろいろなデバイスや方法を駆使して回収を試みる必要がありますね．もう1つの注意点は，ステント回収が難しい場合は深追いせずに追加の膵管ステントやENPDを留置して，後日落ち着いた状態でステント回収を試みること，が重要かと思っています．回収に夢中になるあまりに処置時間が長くなると，乳頭浮腫も増悪するし，ERCP後膵炎のリスクが高くなると思います．その辺りはどうですか？

谷　坂　　まさに先生のおっしゃるとおりで，本症例では膵管は細く，膵萎縮もそれほど目立ちませんので，頑張りすぎるとERCP後膵炎をきたしてしまいそうですね．迷入もしてひどい膵炎にもなると目も当てられませんので，難しい場合は一度クールダウンの意味も踏まえて，**膵管ステントやENPD留置を行い撤退**したほうがよいと思います．その後，じっくりみんなで話し合うことで，手技中には思いつけなかったアイデアが浮かぶこともありますよね．

症例3 胆管ステントが逸脱し十二指腸穿孔をきたした胆管癌の67歳女性

　原発性硬化性胆管炎を背景とした広範囲胆管癌．傍大動脈リンパ節転移を認め，切除不能の判断．胆管が細く，SEMSではなくプラスチックステントを選択（図6）．

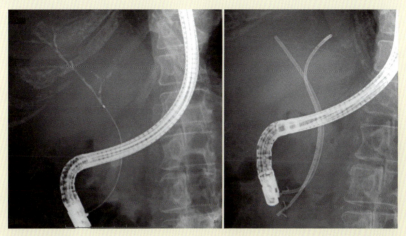
図6　ERCP

経過

　3日後に腹痛を認め，CTでステントのdistal migrationによる十二指腸穿孔が判明（図7）．ステント抜去，クリッピング（図8）．ガストログラフィンを用いた造影で消化管外への漏出がないことを確認し，ENBD留置．保存的治療で軽快．

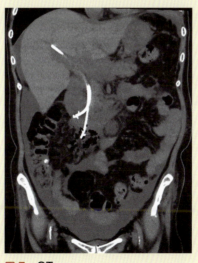
図7　CT

Ⅵ. トラブルシューティング

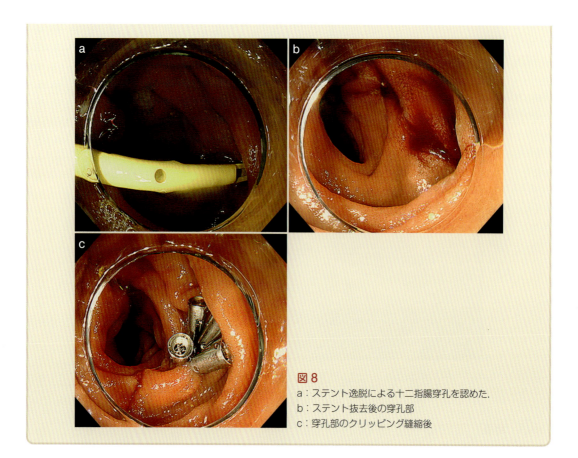

図8
a：ステント逸脱による十二指腸穿孔を認めた．
b：ステント抜去後の穿孔部
c：穿孔部のクリッピング縫縮後

Q1 ステントが逸脱した際に消化管穿孔を生じないようにするには？

 谷坂　ステント逸脱による消化管穿孔は恐ろしいですね．個人的には，逸脱は経験しますが，穿孔までは経験したことはありません．少し文献を調べてみましたが，2021年のオランダの研究[9]では，629例にプラスチックステントを留置した結果，13例（2.1％）に穿孔が生じたそうです．穿孔のリスクファクターとしては，肝門部狭窄，12 cm以上のプラスチックステント留置，左の肝内胆管にstentingを行った症例でした．

穿孔を防ぐためには，まずは逸脱させないように工夫することだと思います．**ピッグテイル型のプラスチックステントを留置するのも手**ですし，当院では，肝門部狭窄症例に対して留置するプラスチックステントとして，**肝門部側のフラップが2つ付いているプラスチックステント**（Through & Pass® K-Hilar™，ガデリウス・メディカル社）を頻用しています．このステントはstraight typeですが，フラップがしっかりしているので，逸脱が非常に少ないです．そのほかには，**ステントの"座り"**も大事だと思いますので，同じstraight typeのステントを左の肝内胆管に留置するにしても，**しっかり曲がりきって安定するために長めのものを選択する**ほ

うが逸脱を防ぐにもよいかと考えます．**留置したい枝に応じてステント形状や長さを選択する**ということが最も重要と考えます．

自分も胆管ステント逸脱による消化管穿孔の経験はないですが，恐ろしいステント関連偶発症の1つですよね．実際にステントが逸脱してしまった場合には，穿孔を完全に防ぐ方法はないですよね．

Q2 消化管に完全に逸脱したステントは回収に行くか経過観察するか？ 経過観察するといつまでか？

消化管へ逸脱した症例に関しては，ステントを回収するか，しばらく経過観察するか，どういう対応をされていますか？

逸脱したステントに関しては，ちょうどERCPを行うタイミングで気づき，**内視鏡が届く範囲内にあれば回収しますが，そうでない場合には経過観察**しています．理想は2週間後くらいにX線検査を行い，さらに残存している場合には回収したほうがよいのかもしれませんが，現状そのままにしていることも多いです．幸い，穿孔をきたした経験はありません…．

そうですね．自分は1〜2週間後にX線検査でチェックして，体内に残存していれば，内視鏡的に回収を行うようにしています．場所が小腸か大腸かでも変わってきますよね．プラスチックステントの逸脱は問題なく体外に排出されることが多いと思いますが，大腸に狭窄があり，ステントが排出されず痛い目にあったことがあります．憩室炎によりS状結腸に軽度の狭窄がある症例で，自然脱落型の膵管ステントがS状結腸の壁に突き刺さり動かなくなっていました．その意味でもX線検査でステントが動いていない場合は，早めの回収を試みるようにしています．

谷坂　そうですよね．やはり，経過観察するにしても，1〜2週間以内に画像検査をしてチェックをして，残存していたら，回収を検討したり，以前のCT検査などで，消化管狭窄の有無などを確認したほうがよいですね．

文献

1) Yamamoto K, Tsuchiya T, Tanaka R, et al：Endoscopic retrieval of a proximally migrated fully covered self-expandable metal stent using biopsy forceps with a guiding sheath cannula. J Hepatobiliary Pancreat Sci 30：e81-e83, 2023
2) Kamada H, Kobara H, Kobayashi K, et al：Endoscopic retrieval of a migrated pancreatic stent using a handmade catheter with a guidewire loop. Endoscopy 51：E7-E9, 2019
3) Fujimori N, Ohno A, Ueda K：Rescue technique for basket impaction with a plastic stent, a rare complication of biliary inside stenting. Dig Endosc 36：738-739, 2024
4) Fujimori N, Yasumori S, Oono T：Successful endoscopic retrieval of an embedded biliary stent using an intra-stent balloon inflation technique assisted by direct per-oral cholangioscopy. Dig Endosc 33：e97-e99, 2021
5) Matsumoto K, Katanuma A, Maguchi H：Endoscopic removal technique of migrated pancreatic plastic stents. J Hepatobiliary Pancreat Sci 21：E34-40, 2014
6) Cai YL, Wang F, Li ZS, et al：Endotherapy for the proximal migration of pancreatic stents: A systematic review. Pancreas

Ⅵ．トラブルシューティング

53：e694-e699, 2024
7）Al-Shahrani AA, Swei E, Wani S, et al：Pancreatoscopy-guided retrieval of a migrated pancreatic duct stent. VideoGIE 7：417-418, 2022
8）Matsumi A, Matsumoto K, Uchida D, et al：Successful removal of a proximally migrated pancreatic stent using a novel device delivery system. Endoscopy 55：E641-E642, 2023
9）Stassen PMC, de Jong DM, Poley JW, et al：Prevalence of and risk factors for stent migration-induced duodenal perforation. Endosc Int Open 9：E461-E469, 2021

Ⅵ. トラブルシューティング

29 SEMS 留置後胆嚢炎

回答者　岩下拓司・中原一有　　症例提示　中井陽介

> **症例** 悪性胆道閉塞に対する FCSEMS 留置後胆嚢炎を合併した 75 歳男性

黄疸を契機に診断された局所進行膵癌による遠位胆管狭窄．CT 検査では Groove 領域の膵癌（図 1a 矢印），胆嚢管は閉塞部位から分岐（図 1b 矢印）．ERCP を施行，FCSEMS 留置（図 1c, d）．留置翌日から黄疸は改善傾向であったが腹痛あり，留置 2 日後に発熱し，WBC 14,000/μL，CRP 6.70 mg/dL と上昇．腹部エコーで胆嚢の腫大と圧痛あり，急性胆嚢炎と診断．

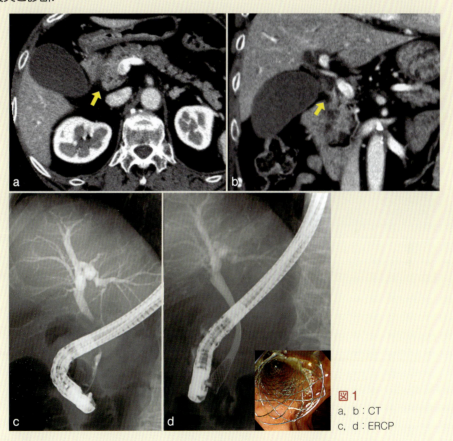

図 1
a, b：CT
c, d：ERCP

> **経過 1**

抗菌薬を開始すると同時に PTGBA を施行したが，腹痛と炎症反応高値が遷延．腹部エコーで胆嚢は再度腫大．

Ⅵ. トラブルシューティング

> **経過2**
>
> 急性胆嚢炎再発に対して EUS-GBD 施行（図2a, b）後，胆嚢炎は改善し，化学療法を導入可能となった．

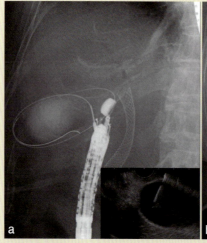
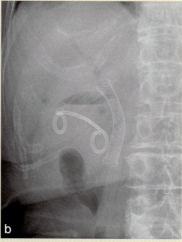

図2 EUS-GBD
a：EUS 下に十二指腸球部から胆嚢を穿刺．
b：ピッグテイルステントを留置．

Q1 SEMS 留置後胆嚢炎に対する自施設での治療ストラテジーは？

SEMS 留置後胆嚢炎に対しては，絶食，抗菌薬投与の治療方法を基本とし，必要に応じて PTGBA を施行します．これら治療に対して抵抗性の場合には，ドレナージを行います．PTGBD を施行し状態が改善後に，チューブ抜去を試み，可能であれば抜去，困難であれば経乳頭的・経消化管的なドレナージへの切り替えを検討します．**PTGBD チューブから胆嚢造影を行い胆嚢管の通過性・分岐形態・胆管閉塞部位との関係や留置されている SEMS 抜去の可否**などから，経乳頭的に胆嚢管挿管が技術的に可能と考えられる場合には ETGBD を試み，困難が予想されるようであれば EUS-GBD の施行を検討します[1]（図3）．

当院では，基本的には **PTGBD を第一選択**としています．しかし，**外瘻が許容できない症例では EUS-GBD もしくは PTGBA** を選択しますが，PTGBA は再発が多い印象があるため，最近では EUS-GBD を優先しています．SEMS 留置後胆嚢炎ではSEMS が胆嚢管分岐部をまたいでおり，腫瘍の胆嚢管浸潤をきたしている症例も多いため，**ETGBD は手技難度が高く，凝固異常や腹水などで PTGBD や EUS-GBD が困難な場合**や，減黄不良や FCSEMS による閉塞性膵炎で FCSEMS の抜去を含めた再 ERCP が必要な場合に施行しています（図4）．

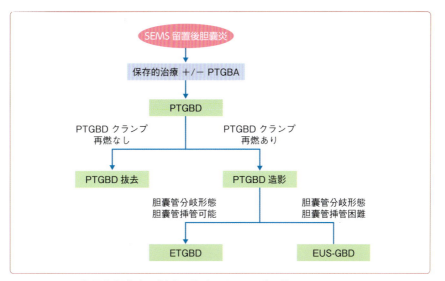

図3 SEMS留置後胆嚢炎に対する治療ストラテジー① （岩下，岐阜大学）

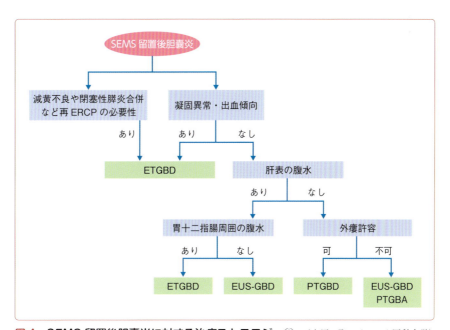

図4 SEMS留置後胆嚢炎に対する治療ストラテジー② （中原，聖マリアンナ医科大学）

| 岩下 | 手技に注目するか，病態に注目するかで，治療ストラテジーが大きく異なりますね．

Ⅵ．トラブルシューティング

Q2　PTGBAで改善しない場合の治療法は？（PTGBD，EUS-GBD，ステント抜去＋ETGBD）

中原　PTGBAで改善しない場合，ということなんですが，実はわれわれはPTGBAではすぐ再発する印象があるので，外瘻が許容できる症例ではなるべく最初からPTGBDにしています．
　　第一選択でまずPTGBAを施行している施設では，PTGBAで改善がなければPTGBDにする場合が多いんじゃないかと思いますが，どうでしょうか？

岩下　そうですね．**PTGBDは手技が確立されていて最も普及してる**からね．ただ**PTGBDは外瘻だから患者のQOL低下がデメリット**ですね．提示症例ではPTGBAで改善せず，次にEUS-GBDをやっているけど，EUS-GBDやETGBDはどんなときにやっていますか？

中原　PTGBDをクランプすると再発するような**PTGBD抜去困難例では，QOLを考慮してEUS-GBDかETGBDで内瘻化**しています[2]．ただ，PTGBD後は造影しても胆囊が十分膨らまずEUS-GBDの穿刺が難しいことも多いので，どちらかというと当院ではETGBDが多い気がします．ETGBDは胆囊管が探れなければPTGBDからのランデブーもできます．
　　また，そもそも外瘻が許容できずPTGBDが難しい患者さんではいきなりETGBDかEUS-GBDですかね．

岩下　患者さんの背景や合併している病態でも選択が変わってくるよね．例えば抗血栓薬内服なんかの出血傾向の場合はどうしていますか？

中原　やっぱり穿刺系の手技はちょっとやりづらいので，ETGBDですかね．ただ，**FCSEMS留置後胆囊炎の場合には，FCSEMSを抜去しなければならなかったり，胆囊管浸潤があればseekingが難しいなどとハードルが高い**です．ETGBDが難しければ出血傾向でも穿刺系の手技をやらざるをえないと思いますが，そのときは**穿刺ルートを圧迫する意味でカテーテルかステントをしっかりと置いて**，PTGBAはなるべく避けたほうがよい気がします．

岩下　じゃあ，腹水があるときはどうしますか？

中原　**ETGBDは腹水を気にせず施行できます**けど，PTGBDやEUS-GBDは穿刺ルートに腹水があると難しいですよね．ただ，EUS-GBDの穿刺ルート付近に腹水が出ることは少ない印象ですが．

岩下　そうだよね．**病態や状況に応じて方法を選択していく**必要があると思います．PTGBDは確立された手技だけど，ETGBDやEUS-GBDももっと普及して確立された手技になると，さらに出番が増えるかもしれませんね．

Q3 EUS-GBD のステント選択は？

岩下　全身状態不良や手術困難な胆嚢炎症例を中心に EUS-GBD の有用性が報告されているよね．ただ，多くの報告は海外からでステントは LAMS を使用しています．

中原　日本でも LAMS の EUS-GBD の使用に対して薬事承認が下りましたね．

岩下　胆嚢は基本的に十二指腸との癒着がなく，限られた内腔しかないから，LAMS は**胆嚢壁と消化管を離れていくことを予防して，胆汁漏出のリスクも減らすことができ，安全に瘻孔を形成するのに有用**とされているね．

中原　LAMS は基本的には外科的な胆嚢摘出術の適応にならない患者さんが対象になりますね．

岩下　これまでは LAMS が使用できなかったのでステントの逸脱リスクを減らすために，**ダブルピッグテイルステント**が**基本的には使用**されていて，施設によっては経鼻胆嚢ドレナージを併用したり，複数本のダブルピッグテイルステントを留置したりしています．

中原　ダブルピッグテイルステントだけだと，胆嚢と十二指腸の癒着がないので，胆汁漏出が心配じゃないですか？

岩下　そうだね．だから，最近だと，胆管用の FCSEMS を留置した報告もされています．ただ，FCSEMS の逸脱が心配なので，FCSEMS のなかにダブルピッグテイルステントを留置するなどして逸脱の予防をしています．

あと，胆汁漏出を減らすもう 1 つの工夫としては，一旦 **PTGBD で胆嚢内容液を吸引して必要に応じて EUS-GBD に切り替える**のも有用な可能性がありますね．ただ，PTGBD 後の胆嚢は，造影剤などを注入しても胆嚢腔が膨らみにくくて，胆嚢壁も硬化しているので，処置の難易度が高くなっていることがあるので注意が必要だね．

中原　各施設でいろいろと工夫しているのですね．

岩下　そうですね．今後，日本でも LAMS の使用経験が増えてくれば症例に応じた手技やステントの選択ができるようになるだろうね．

文献

1) Matsumi A, Kato H, Ogawa T, et al : Risk factors and treatment strategies for cholecystitis after metallic stent placement for malignant biliary obstruction : a multicenter retrospective study. Gastrointest Endosc 100 : 76-84, 2024
2) Chantarojanasiri T, Matsubara S, Isayama H, et al : Feasibility of conversion of percutaneous cholecystostomy to internal transmural endoscopic ultrasound-guided gallbladder drainage. Saudi J Gastroenterol 23 : 318-322, 2017

Ⅵ. トラブルシューティング

30 胆管損傷・胆汁漏

回答者　白田龍之介・塩見英之　　症例提示　木暮宏史

症例 胆嚢摘出術後胆汁漏の50歳女性

15 mm大の胆嚢ポリープに対し，腹腔鏡下胆嚢摘出術施行．術後6日目に腹痛増悪し，CT施行したところ，胆嚢窩に液体貯留を認め（図1），胆汁漏が疑われた．
血液検査では，WBC 12,500/μL, Hb 13.0 g/dL, Plt 25万/μL, Alb 3.5 g/dL, AST 80 U/L, ALT 75 U/L, ALP 250 U/L, γ-GT 210 U/L, T.Bil 1.5 mg/dL, D.Bil 0.9 mg/dL, CRP 4.8 mg/dL.

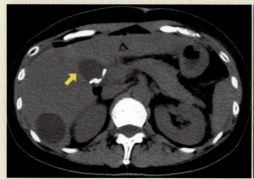
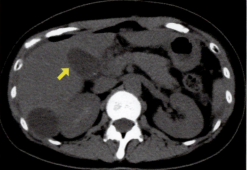

図1　腹部単純CT

経過1

ERCPを施行したところ，右肝管より造影剤漏出を認め（図2a），5Fr straight ENBDを留置（図2b）.

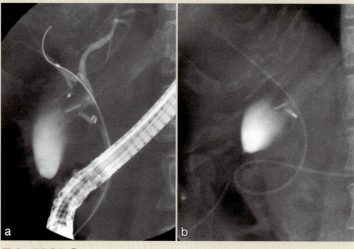

図2　ERCP①

> 経過 2

　7 日後に再度 ERCP 施行．右肝管から分岐する胆嚢管断端から造影剤が漏出していることが判明し（図 3a 矢印），肝門部胆管の狭窄も認めた．左右肝管にインサイドステントを留置（図 3b）．

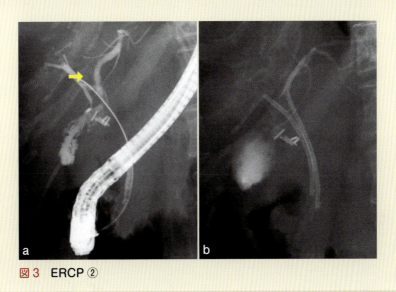

図 3　ERCP ②

> 経過 3

　6ヵ月後の ERCP では胆汁漏，胆管狭窄ともに改善しており，ステントフリーで治療終了とした（図 4）．

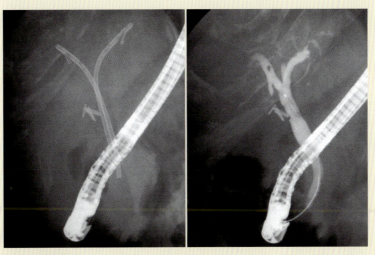

図 4　ERCP ③

Ⅵ. トラブルシューティング

Q1 経皮的ドレナージや EUS 下ドレナージを先行するか？

 白田　胆嚢摘出術後の胆汁漏ですね．術直後はドレーンが留置されている症例が多いと思いますが，この症例は術後 6 日経過しているので抜去後の biloma の形成でしょうか．本症例では ENBD による胆道ドレナージが先行されていますが，biloma に対するドレナージはどうしていますか？

 塩見　私は，**biloma 感染を示唆する所見がなければ胆道ドレナージを先行**しています．ERCP を施行して胆道造影をすることにより，**胆汁漏の部位の同定や程度を評価**することができます．biloma に対するドレナージは，その後の経過をみながら追加しています．

白田　私も同意見です．まずは胆道ドレナージを先行して，その後に腹部エコーなどの画像検査で biloma を経過観察し，増大傾向もしくは感染を合併すれば biloma へのドレナージを検討します．胆道ドレナージのみで改善する症例もありますからね．
経皮的ドレナージか EUS 下ドレナージかに関してはいかがでしょうか？

塩見　私は**経皮的ドレナージを第一選択**としています．biloma に対するドレナージの際には被包化が問題となるときがあり，また偶発症に対する治療という点もありますので，確実な経皮的治療を選択しています．ただ，経皮的ドレナージの場合は瘻孔が形成されるまでの間，外瘻管理継続となりますので，QOL が低下することが問題点です．**経皮的ドレナージでは穿刺ルートの確保が困難な場合は，EUS 下ドレナージを検討**します．

白田　EUS 下ドレナージは近年 biloma に対しても施行されるようになっています．しかしまだ少数例の観察研究や症例報告がなされるのみであり[1,2]，エビデンスレベルは十分とはいえません．EUS 下胆道ドレナージの有効性・安全性は確立していますが，術後胆汁漏に対する EUS 下ドレナージの実現可能性については今後さらなる検討が待たれるところですね．

Q2 胆汁漏に対して ERCP を行う場合のドレナージの選択は？ ENBD, プラスチックステント, FCSEMS？

 塩見　胆汁漏に対する経乳頭的ドレナージ法として ENBD，プラスチックステント，FCSEMS がありますが，どの方法を選択されますか？

 白田　私は，5Fr の **ENBD を選択**することが多いです．その理由として，**胆汁の排液量が随時モニターできること，また ENBD 造影にて胆汁漏の改善状況を簡便に確認できる**ためです．

塩見　私も先生と同意見で ENBD を第一選択としています．使用するサイズは 6Fr が多いですね．ENBD であれば，非侵襲的に胆汁漏後の狭窄合併の有無も確認できま

すし，狭窄がなければそのまま抜去して治療を終了できるため，不必要な内視鏡処置を避けられます．では，ENBD を抜去するタイミングはどのくらいでしょうか？

白田 術後にドレーンが留置されている場合は，ドレーンからの胆汁の排液がなくなった時点で ENBD 造影を行い，胆汁漏出がないことを確認して抜去します．ドレーンが留置されていない場合は，1 週間を目処に ENBD 造影を行い，胆汁漏出がなければ抜去します．ただし，胆汁漏出が持続している場合はもう 1 週間程度継続して，漏出が消失していれば抜去しています．胆管狭窄を合併している場合は，本症例のように内瘻ステントを留置しますが，詳細については次の **Q3** を参照ください．

また，肝切除後で肝内胆管から胆汁漏があるような症例では，胆汁漏の部位をENBD で橋渡しすることができないので，可能なかぎり近傍までチューブを留置しドレナージの効果をあげるようにしています．

塩見 ENBD 留置時に EST は付加していますか？私は，胆汁漏の部位が総胆管レベルかつ損傷部が大きい場合は，胆道内圧をより低下させるために EST を付加することもあります．しかし，肝門部より上流レベルであれば，狭窄を合併した場合を考慮して付加していません．先生はいかがでしょうか？

白田 私も同意見です．肝門部より上流の症例に対しては，狭窄を合併した場合に逆行性感染のリスクがあるため施行していません．

塩見 本症例でもわれわれの施設でも ENBD が選択されていることを考えると，日本においては内瘻よりも外瘻が好まれる傾向がありますね．しかし海外からの報告では，プラスチックステントによる内瘻でも良好な成績が得られているようです[3]．ENBD とプラスチックステントはともに同等の臨床効果があると考えられるので，両手技の利点，欠点を認識したうえで選択するのがよいと考えます．

Q3 ▶ 胆汁漏に胆管狭窄や胆管離断を伴う場合は？

白田 胆管離断はより重篤な偶発症ですが，どのように治療しますか？

塩見 胆管離断は，胆嚢管分岐異常（**図5**）を合併する症例で，胆嚢摘出術時に胆管を切離してしまった場合などが該当します．このような場合，**ERCP による胆道ドレナージ単独で改善する見込みはなく，経皮的胆道ドレナージを追加**します．ただ当然，胆汁漏を伴っていますので，胆管拡張が乏しい症例がほとんどで手技的難易度はかなり高いですね．経皮的ドレナージが成功すれば，ランデブー法で内瘻化が可能な場合もあります．

白田 胆管離断を伴う症例は治療困難なので，**内科的治療のみにこだわりすぎず，外科的治療も検討していくことも重要**ですね．胆管狭窄に対するストラテジーはいかがでしょうか？胆汁漏に胆管狭窄のあり / なし，また狭窄があれば部位が総胆管 / 肝門部か，で治療方針が変わってくるかと思います．

Ⅵ. トラブルシューティング

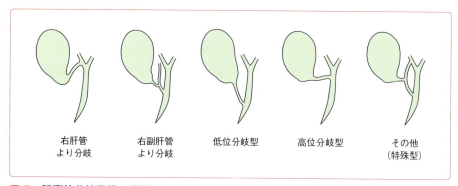

図5 胆嚢管分岐異常の分類（野村俊之，他：胆道 8：3-8，1994 より）

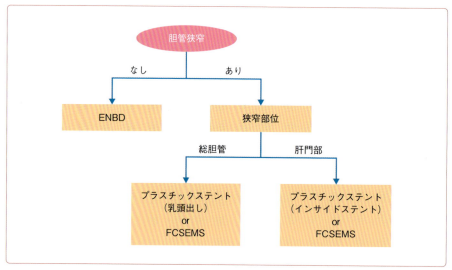

図6 胆汁漏に対する治療ストラテジー

塩見 図6に治療ストラテジーを提示します．狭窄非合併例では，まずENBDを留置し，胆汁漏改善後にENBD造影をしてから抜去します．総胆管に狭窄がある症例では，乳頭出しのプラスチックステントを留置しますが，狭窄改善がみられなければ複数本のステント留置を検討します．肝門部領域の狭窄に関しては，プラスチックのインサイドステントによる全肝ドレナージを基本としています．

白田 私のストラテジーも基本的には同様ですが，近年ではFCSEMSの有効性も報告されています[4]．そのため総胆管の狭窄を伴う胆汁漏では一期的にFCSEMSによるbridge-and-sealを行っています．肝門部の狭窄に関してもFCSEMSは有効ですが，分枝の閉塞が危惧されます．そのため複数本のプラスチックステントを組み合わせた治療が必要となり[5]，少なくともENBDで胆汁漏がしっかりと改善した後の治療が望ましいと考えています．肝内胆管の拡張が乏しい症例ではプラスティックのインサイドステントを選択しています．

塩見 胆汁漏の病態は多岐にわたるため，症例ごとに最適な治療を選択することが重要で

すね.

文　献

1) Lorenzo D, Bromberg L, Arvanitakis M, et al：Endoscopic internal drainage of complex bilomas and biliary leaks by transmural or transpapillary/transfistulary access. Gastrointest Endosc 95：131-139, 2022

2) Sakamoto J, Ogura T, Ueno S, et al：Evaluation of exclusive internal endoscopic drainage for complex biloma with transluminal and transpapillary stenting. Endosc Int Open 12：E262-E268, 2024

3) Abbas A, Sethi S, Brady P, et al：Endoscopic management of postcholecystectomy biliary leak：When and how? A nationwide study. Gastrointest Endosc 90：233-241, 2019

4) Fukuda K, Nakai Y, Mizuno S, et al：Endoscopic bridge-and-seal of bile leaks using a fully covered self-expandable metallic stent above the papilla. J Clin Med 11：6019, 2022

5) Sato T, Kogure H, Nakai Y, et al：A prospective study of fully covered metal stents for different types of refractory benign biliary strictures. Endoscopy 52：368-376, 2020

索　引

欧　文

ApoA2-i	132
autoimmune pancreatitis（AIP）	90
Billoth I（B-I）法	168
CA19-9	53, 71, 104, 132
caliber change	128
CEA	71
comprehensive genome profile（CGP）	121
disconnected pancreatic duct syndrome（DPDS）	61
DUPAN-2	71
EBD	110
EBS	88, 110
EGBS	42, 47
EHL	8, 82, 161, 191
EML	8, 189
ENBD	110, 187
endoscopic pancreatic stenting（EPS）	170, 171
ENGBD	42, 47
ENPD	187
EPBD	7, 154
EPLBD	7, 154
ERCP	2, 10, 19, 27, 41, 79, 90, 100, 106, 116, 121, 153, 159
ERCP 後膵炎	19, 29, 132, 198
ERP	127
ESBD	7
EST	7, 106, 154
EST 後出血	181, 184
ESWL	79, 191
ETGBD	36, 47, 204
EUS	2, 11, 27, 41, 127, 140
EUS-BD	84, 116, 138, 174
EUS-FNA	50, 90, 121, 129, 135
EUS-GBD	37, 204
EUS-HGS	136
EUS-PDD	82
EUS-PFD	61
EUS 下胃空腸バイパス術	136
EUS ガイド下治療	153, 159

EUS ランデブー	173
FCSEMS	86, 114, 124, 163, 181, 203, 210
FNB 針	122
focal pancreatic parenchyma atrophy（FPPA）	132
gastric outlet obstruction（GOO）	136
high risk stigmata（HRS）	143, 146, 151
IDUS	41
IgG4 関連硬化性胆管炎	113
IgG4 関連疾患	95
intraductal papillary mucinous neoplasm（IPMN）	140, 144, 145
LAMS	58, 63, 136, 207
macroscopic onsite quality evaluation（MOSE）	123
Mirizzi 症候群	47
MRCP	2, 27, 41, 61, 70, 95, 98
multigateway	59
needle knife precut sphincterotomy	171
Pancreatitis Bundles 2021	62
PBD	110
POCS	8
POPS	147
PTBD	110, 138, 174, 187
PTGBA	204
PTGBD	36, 45, 204
rapid on-site cytologic evaluation（ROSE）	121
re-intervention	112, 116
SEMS 留置後胆囊炎	203
serial pancreatic juice aspiration cytological examination（SPACE）	80, 130, 151
SPan-1	71
transpancreatic sphincterotomy（TPS）	170
UCSEMS	114, 124
uneven 法	169, 171
worrisome features（WF）	143, 151
xanthogranulomatous cholecystitis（XGC）	48

和　文

あ行

悪性胆道閉塞 ……………… 104, 121, 135
圧迫止血 …………………………… 182
アルコール性膵炎 ……………… 65, 84
アルコール多飲者 ………………… 71
アルゴンプラズマ凝固法 ………… 183
胃切除 Roux-en-Y 再建術 ………… 152
栄養 ……………………………… 56, 71
遠位胆管閉塞 ……………………… 133
エンドトリプター ………………… 191
黄色肉芽腫性胆嚢炎 ……………… 48

か行

仮性嚢胞 …………………………… 61
家族性膵癌 ………………………… 142
がんゲノム検査 …………………… 121
鉗子生検 …………………………… 107
肝切除後 …………………………… 177
肝胆道系酵素上昇 ……………… 2, 40
肝内結石 ……………………… 159, 165
肝門部胆管癌 ……………… 104, 112
肝門部胆管閉塞 …………………… 113
肝門部領域胆管癌 ………………… 112
急性膵炎 ………………………… 55, 64
急性膵炎の重症度判定基準 ……… 62
急性胆管炎 ………………………… 9
急性胆管炎の重症度判定基準 …… 10
急性胆嚢炎 ……………… 34, 40, 102, 203
急性胆嚢炎の重症度判定基準 …… 38
急性胆嚢炎のドレナージ法 ……… 39
金属ステント ……………… 118, 123, 136
クリッピング ……………………… 183
経口摂取再開 ……………………… 66
経腸栄養 …………………………… 66
経乳頭的胆管生検 ………………… 135
経乳頭的胆嚢ドレナージ ………… 42
経皮的肝生検 ……………………… 50

外科的胆管空腸吻合 ……………… 84

外科的胆管空腸吻合 ……………… 84
血清 IgG4 …………………………… 91
結石 …………… 2, 9, 17, 26, 40, 159, 165, 189
限局性膵萎縮 ……………… 127, 132
限局性肥厚 ………………………… 102
原発性硬化性胆管炎 ……………… 113
抗菌薬 ……………………… 10, 35, 57, 64
抗血栓薬 …………………… 3, 33, 34, 181
高張エピネフリン局注法 ………… 182
後腹膜穿孔 ………………………… 188
骨粗鬆症 ……………………… 76, 93

さ行

擦過細胞診 ……………… 80, 107, 130
自己免疫性膵炎 …………………… 90
自己免疫性膵炎臨床診断基準 2018 … 95
脂質制限 …………………………… 72
重症膵炎 …………………………… 55
十二指腸鏡 ………………………… 175
十二指腸狭窄 ……………… 133, 175
十二指腸浸潤 ……………………… 133
十二指腸挿入困難 ………………… 178
十二指腸閉塞 ……………………… 135
主膵管拡張 ………………………… 145
主膵管破綻症候群 ………………… 61
出血 ………………………………… 181
術前胆道ドレナージ ……………… 108
術前病理診断 ……………………… 149
消化管穿孔 ………………………… 200
症候性胆管結石 …………………… 2
迅速細胞診 ………………………… 121
膵・胆管合流異常 ………………… 97, 103
膵炎 …………… 26, 32, 55, 64, 65, 70, 77, 84, 90
膵仮性嚢胞 ………………………… 67
膵癌 …………………… 76, 78, 127, 142
膵管ガイドワイヤー法 …………… 169
膵管拡張 …………… 77, 84, 127, 145
膵管鏡 ……………………………… 151
膵管狭窄 ……………………… 77, 175
膵管ステント ……… 19, 29, 43, 81, 172

膵管ステント迷入	196, 198
膵管内乳頭粘液性腫瘍	140, 145
膵石	74, 77
膵頭部癌	120, 133
膵嚢胞性腫瘍	140
ステロイド	92
ステロイドの有害事象	96
ステント逸脱	199
ステント迷入	194
穿孔	181, 188, 199
総胆管拡張	97
総胆管結石	152, 189
挿入困難	177

た行

体尾部膵管拡張	127
多房性嚢胞	140
胆管・膵管狭窄	175
胆管炎	9, 18, 26, 84, 113
胆管拡張	2
胆管癌	104, 112
胆管狭窄	84, 211
胆管空腸吻合	159, 163
胆管結石	2, 9, 17, 29, 41, 152, 168, 181, 189, 196
胆管結石胆管炎	9
胆管挿管	167
胆管損傷	208
胆管ドレナージ	13, 29, 47, 84
胆管離断	211
断酒	72
胆汁細胞診	100
胆汁漏	208, 212
胆石性膵炎	26
胆石性膵炎の診療方針	32
胆道・十二指腸閉塞	133
胆道鏡	106, 161
胆道ドレナージ	108, 113, 121, 138, 161, 187, 210
胆道閉塞	104, 121, 135
胆嚢炎	34, 40, 48, 53, 102, 203
胆嚢癌	48, 98, 103

胆嚢管分岐異常	212
胆嚢結石	2, 26, 40
胆嚢周囲脂肪織混濁	40
胆嚢腫大	34, 40
胆嚢腺筋腫症（びまん型）	102
胆嚢摘出（胆摘）	5, 8, 22, 31, 39, 45, 52, 100
胆嚢ドレナージ	36, 42
胆嚢壁肥厚	97
蛋白分解酵素阻害薬	64

な行

内視鏡的ネクロセクトミー	59
乳頭処置	3, 7, 29, 42, 154

は行

瀑状胃	177
バスケットカテーテル	4
バスケット嵌頓	189
バルーン内視鏡下 ERCP	153, 159
被包化壊死	61, 67
腹部エコー	142
ブラシ擦過細胞診	107
プラスチックステント	80, 86, 108, 114, 123, 163, 194, 210
プレカット	170
閉塞性黄疸	84, 120, 135

ま行

マッピング生検	106
慢性膵炎	70, 77, 84
慢性膵炎臨床診断基準 2019	75
慢性胆嚢炎	53, 102
無症候性膵石	78
無症候性胆管結石	17

や行・ら行

輸液	56, 65
予防的膵管ステント	24, 172
レーザー砕石術	82
連続膵液細胞診	80, 151

あとがき

「実況カンファレンス 胆膵診療エキスパートの"勘どころ"」を皆様のお手元に届けることができ，大変嬉しく思います．

本書は，中井陽介先生の序文にもあるように，「胆膵診療の"文化"を共有する」というコンセプトを大切にしています．胆膵診療においては，単なる技術や知識の習得だけでなく，診療の流れや判断の仕方を身につけることが不可欠です．専門施設のカンファレンスでは，エキスパート同士が日々の診療で培ってきた経験や判断基準を共有し，それが"文化"として形成されていきます．

本書では，実際のカンファレンスのような議論の流れを意識しながら，各執筆者の先生方に症例をベースとした診療の進め方を解説していただきました．診断・治療のアプローチ一つをとっても，医師ごとに微妙な違いがあり，施設の特色や個々の経験が大きく影響します．どの方法が絶対的に正しいというわけではなく，患者ごとの状況に応じた最適解を見出すことが求められます．

本書を通じて，エキスパートの先生方の多様な視点や考え方に触れることで，若手の先生方が新たな胆膵診療の"文化"を確立し，自身の診療スタイルを磨くきっかけとなれば，これほど嬉しいことはありません．

胆膵診療の多様性と奥深さを，本書の作成を通じて改めて実感しました．疾患の診断・治療においては，ガイドラインに基づく標準的なアプローチが推奨される一方で，患者の背景や施設ごとの経験則に応じた柔軟な対応も求められます．エキスパートの先生方が持つ「診療の勘どころ」は，そのような多様な状況のなかで培われたものです．本書を通じて，そのエッセンスを伝えることができていれば，私たちの試みは成功したといえるでしょう．

最後に，お忙しいなか，本書の企画に賛同し，ご協力いただいた多くのエキスパートの先生方に心より感謝申し上げます．また，「真の締切はいつですか？」と遅々として作業が進まない私に，呆れや憤りを感じていたに違いありませんが，中井陽介先生，文光堂の黒添勢津子氏，照屋綾乃氏には，辛抱強くお付き合いいただきました．この場を借りて，お詫びとお礼申し上げます．

本書が，胆膵診療に携わる先生方の日々の診療の指針となり，より良い医療の提供に貢献することを願って——．

2025 年 3 月

木暮　宏史

日本大学医学部内科学系消化器肝臓内科学分野 主任教授

検印省略

実況カンファレンス
胆膵診療エキスパートの"勘どころ"
30のケーススタディから学ぶ！多様な診療アプローチ

定価（本体 7,200円＋税）

2025年4月24日　第1版　第1刷発行

編集者　中井　陽介・木暮　宏史
　　　　なかい　ようすけ　こぐれ　ひろふみ
発行者　浅井　麻紀
発行所　株式会社 文光堂
　　　　〒113-0033　東京都文京区本郷7-2-7
　　　　TEL（03）3813 - 5478（営業）
　　　　　　（03）3813 - 5411（編集）

©中井陽介・木暮宏史. 2025　　　　　　印刷・製本：シナノ印刷

ISBN978-4-8306-2121-5　　　　　　　　Printed in Japan

・本書の複製権，翻訳権・翻案権，上映権，譲渡権，公衆送信権（送信可能化権
　を営む），二次的著作物の利用に関する原著作者の権利は，株式会社文光堂が
　保有します．
・本書を無断で複製する行為（コピー，スキャン，デジタルデータ化など）は，
　私的使用のための複製など著作権法上の限られた例外を除き禁じられています．
　大学，病院，企業などにおいて，業務上使用する目的で上記の行為を行うことは，
　使用範囲が内部に限られるものであっても私的使用には該当せず，違法です．
　また私的使用に該当する場合であっても，代行業者等の第三者に依頼して上記
　の行為を行うことは違法となります．
・JCOPY 〈出版者著作権管理機構 委託出版物〉
　本書を複製される場合は，そのつど事前に出版者著作権管理機構（電話03-
　5244-5088，FAX 03-5244-5089，e-mail：info@jcopy.or.jp）の許諾を得てください．